소아재활 핵심노트

역자 김성현 외

Peds Rehab Notes

Evaluation and Intervention Pocket Guide

Robin L. Dole, PT, DPT, EdD, PCS
Ross Chafetz, PT, DPT, MPH

영 문 출 판 사

■ 옮긴이 (가나다순)

고은경	마산대학 물리치료과 교수	안소윤	부산가톨릭대학교 물리치료학과 교수
김성현	러스크 분당병원 재활의학과 과장	오명화	동신대학교 작업치료학과 교수
김재현	신성대학 물리치료과 교수	이규리	김천대학교 물리치료학과 교수
김태호	대구보건대학 물리치료과 교수	최재원	경북전문대학 물리치료과 교수

Peds Rehab Notes Evaluation and Intervention Pocket Guide

by Robin L. Dole, PT, DPT, EdD, PCS & Ross Chafetz, PT, DPT, MPH

알림
치료적 중재는 기초적이고 임상적인 연구를 통해서 얻어지는 새로운 과학적 정보에 의해서 변화되어야 합니다. 저자 및 출판사는 이 책을 정확히 기재하도록 가능한 한 최선을 다하고 있습니다. 저자, 편집자, 출판사는 이 책의 인용에 의해서 발생할 수 있는 어떠한 표현의 오류와 결락에 대해서도 그 책임을 지지 않습니다. 또한 이 책에 기재되어 있는 임상실행은 어느 것도 그 적용에 있어서는 각각의 임상상황에 맞춰서 전문가의 규범에 준하여 시행할 필요가 있습니다.

소아재활 핵심노트

2011년 11월 25일 초판인쇄
2011년 11월 30일 초판발행

지은이 : Robin L. Dole & Ross Chafetz
옮긴이 : 김 성 현 외
발행인 : 박 병 조
발행처 : 도서출판 영문출판사
등 록 : 1987년 12월 21일 제2-419호
주 소 : 서울시 강남구 삼성동 69-1
전 화 : (02)514-5590, 776-5590
팩 스 : (02)756-8943
E-mail : yeongmunsa@empal.com
정 가 : 30,000원
ISBN 978-89-7224-271-0 93510

• 파본은 교환해 드립니다.

소아재활 핵심 노트

Peds Rehab Notes Evaluation and Intervention Pocket Guide

역자서문

이 책은 모두 8장으로 구성되어 있으며, 재활치료가 필요한 소아 환자의 평가, 진단, 치료 및 의뢰를 해야 할 상황에 대하여 근거 중심으로 기술하고 있다. 표와 그림, 차트 등을 사용하여 간결하면서도 많은 내용을 효과적으로 전달하려고 하였으며, 흔히 접할 수 있는 질환에 대한 개요 및 임상 양상, 약물치료, 검사 등을 요약하여 입원 환자, 외래 환자의 재활 치료시, 또는 학교에서 수업을 들을 때에도 필요한 부분을 쉽게 찾아볼 수 있도록 구성되어 있어 물리치료사뿐만 아니라, 작업치료사, 간호사, 의사, 학생 모두에게 도움이 되리라 믿는다.

마지막으로 이 책이 나올 수 있도록 도와주신 박병조 사장님과 영문출판사 직원 여러분께 감사의 말을 전한다.

2011년 11월 역자 대표

목차(Contents)

제 1 장 법적보호 (ADVOCACY)

제 2 장 검사/평가 (Examination/Evaluation)

제 3 장 진단(Diagnoses)

제 4 장 임상검사 (Laboratory Test)

제 5 장 약제(Medications)

제 6 장 중재 (Intervention)

제 8 장 보조공학 (Assistive Technology; AT)

제 1 장

법적보호 (ADVOCACY)

미국 장애인법 (Americans with Diabilities Act; ADA)

3장 – 장애아동에 대한 주요 내용

이 규정은 공립학교 및 사립학교, 공적 자금으로 운영되지 않는 프로그램인 아동 보호 센터, 유치원, 방과 전/후 프로그램 및 지역사회 프로그램에 모두 적용된다.

- 센터는 장애아동의 존재가 다른 아동의 건강 및 안전에 직접적인 위해를 가하거나 프로그램을 근본적으로 수정해야 하지 않는 한 장애아동을 배척할 수 없다.
- 센터는 장애를 지닌 아이, 부모 및 보호자를 수용하기 위해 프로그램을 근본적으로 수정을 하지 않는 범위 내에서 정책 및 운용을 ***합리적으로 수정***해야 한다.
- 센터는 과도한 부담이 되지 않는 범위 내에서 장애아동 또는 성인과의 효과적인 의사소통을 위한 보조기구를 제공해야 한다.
- 센터는 장애인에게 접근성이 용이해야 한다. 기존의 시설은 문턱 제거 등의 기준을 준수해야 하며, 새로 짓는 시설과 기존 시설의 새로 공사한 부분은 완전한 접근이 가능해야 한다.
- 공적 자금으로 운영되는 프로그램인 Early Head Start와 Head Start 등은 가계 수입 수준 등의 조건을 만족시킬 경우 장애아동을 배척할 수 없다.
- 의료진은 가족과 시설에 미국 장애인법(ADA) 규정을 알려야 하며, 적절한 교정을 통해 이들이 포함될 수 있도록 도와야 한다.

미국 장애인 교육법 (Individuals with Diabilities Education Act; IDEA)

장애아동과 가족의 권리

- 무거부
  - 이 법률을 적용받기 위해서, 아이는 13가지의 장애 중 하나를 반드시 지녀야 하며, 이 장애가 아이의 교육에 영향을 미쳐야 한다.
  - 모든 아이는 장애의 정도와는 무관하게 교육을 받을 수 있다.

■ 최소 규제 환경

- 아이는 가능한 한 같은 연령군의 아이들과 같은 환경에서 교육 받아야 한다.

■ 적절한 과정의 권리

- 부모는 공정한 공청회, 대표위원회 및 회의록에 대한 권한을 지닌다.

■ 비차별적 평가

- 모든 시험 및 검사는 인종이나 문화에 대한 편견없이 시행되어야 하며, 필요한 경우 아이의 모국어로 시행해야 한다.

■ 부모 참여

- 부모는 아이의 교육 계획에 참여토록 권고되며, 수용할지 항소할지에 대한 최종적인 권한을 지닌다.

■ 관련 서비스

- IDEA는 아이가 적절한 무상교육(Free and Appropriate Education; FAPE)을 받기 위해 필요한 특수 교육과 관련 서비스를 제공해야 한다.
- 이들 서비스는 작업치료, 물리치료 및 언어치료, 청각치료, 이동, 교통수단 및 평가를 위한 의학적 진단 서비스를 포함한다.

■ 장애아동을 위한 적절한 무상교육
(Free and Appropriate Education; FAPE)

■ IDEA – Part C

- ***목적:*** 장애를 지닌 영아 및 유아의 발달을 증진시키고, 발달 지연의 가능성을 최소화하며 생후 3년간 발생하는 중요한 뇌 발달을 인지하기 위함
- ***문서화:*** 개별화 가족 서비스 계획(Individual Family Service Plan/Program; IFSP)은 가족 중심의 문서로 장점, 필요사항, 자원, 주요 성과, 중간 단계 및 목표일 및 점검일을 포함한다. IFSP는 적어도 6개월마다 확인해야 한다.

■ IDEA – Part B

- ***목적:*** 3~21세 아동이 "적절한 무상"교육을 받는데 필요한 특수 설비를 위해 주정부 (및 지방 교육 단체)에 예산을 제공하기 위함
- ***문서화:*** 개별화 교육 계획(Individual Education Plan/Program; IEP)은 아이의 학습 욕구를 충족시키기 위한 교육 계획이다. 이는 아이의 현재 수준, 연간 목표, 특수 교육 및 관련 서비스와 비장애 급우들과의 참여 정도를 포함한다. IFSP와 IEP의 주요 차이점은 가족 중심에서 아이 중심으로 아이의 능력에 초점을 맞추는 것이다. IEP는 적어도 1년마다 확인해야 한다. 다년간의 IEP도 일부 주에서는 가능하다.

1973년 미국 재활법 - 504절 (Rehabilitation Act of 1973 - Section 504)

- **비차별법**: 장애로 인한 차별로부터 능력있는 개인을 보호함
  - 능력있는 개인은 필요한 경우, 합리적인 수용을 통해 직업 또는 역할에 필수적인 기능을 수행할 수 있는 사람임
- 연방정부의 예산을 받는 모든 고용주나 기관에 적용됨
- 장애아동에 대한 서비스 거부를 막거나 교육과 관련된 장소로의 출입 거부를 막기 위해 적용될 수 있음
- 합리적 수용을 제공할 필요가 있을 수 있음

보조공학법 (Assistive Technology Act)

- 장애를 지닌 개인이 필요한 보조기구를 만들기 위한 주정부 프로그램에 대한 연방정부의 예산을 제공함
- 많은 프로그램이 도서대출, 전문적 기술적 지원 및 전문적 발달에 필요한 보조기구를 제공
- 주정부 프로그램은 다음 주소에서 확인 가능
  http://www.resna.org/content/index.php?pid=133

건강 보험 이동성 및 책임에 관한 법 (Health Insurance Portability and Accountability Act; HIPAA)

환자 보호

- 의료 정보로의 접근
  - 30일 이내의 기록에 대한 접근 제공
  - 기록의 복사 또는 전송에 비용 부과 가능

- 개인정보에 대한 고지
  - 환자의 권리에 대해, 또한 개인의 의학적 정보가 어떻게 사용되는지에 대해 고지해야 함
- 개인의 의학적 정보 사용 제한
  - 환자의 치료에 필요한 정보를 공유하는데에는 제한하지 않음
  - 환자의 서면상의 동의없이 의료와 무관한 목적(생명보험 등)으로 사용되어서는 안 됨
- 홍보 제한
  - 환자 정보를 홍보 목적으로 사용하는 것을 제한
- 보다 엄격한 주정부 법
  - 주는 더욱 강력한 개인정보 보호법을 적용할 수 있음
- 보안상의 의사소통
  - 환자는 개인정보 보호를 위해 특정 의사소통 수단(집이 아닌 사무실에서의 통화, 음성 메일 제외 등)을 요구할 수 있음
- 불만제기
  - 환자는 기관에 직접 또는 시민권 사무국에 불만을 제기할 수 있음

건강 계획 및 제공자

- 서면상의 개인정보 보호 절차
  - 건강 계획 및 제공자는 서면상의 정책 및 절차를 지녀야 함
- 피고용자 훈련 및 개인정보 보호 사무관
  - 피고용자는 반드시 훈련을 받아야 하며, 이의 준수를 위해 지정된 사람이 있어야 함
- 공공 책임
- 정부에 대한 동등한 요구

아동 및 가족 보호법에 의해 수정된 아동 학대 방지 및 치료와 입양법 (Child Abuse Prevention and Treatment and Adoption Act (CAPTA) as amended by the Keeping Children and Families Safe Act)

각각의 주는 아동 학대 및 방치가 의심될 때 이를 보고하는 체계를 갖추어야 한다. 추가적인 정보를 위해서는 해당 기관에 확인한다. 일부 면허 교부 기관은 면허 소지자가 아동 학대에 대해 반드시 보고할 것을 요구하기도 한다. 추가적인 정보를 위해 다음의 정부 웹사이트를 참조하라: http://www.childwelfare.gov/systemwide/laws_policies/state/

아동 학대와 방치의 흔한 징후

- 신체적 학대
  - 화상
  - 자상
  - 물린 자국
  - 맞거나 쓸려서 피부가 부푼 자국
  - 골절
  - 머리 손상
  - 장기 손상
- 성적 학대
  - 성적 활동에 대한 부적절한 관심 또는 성적 지식
  - 유혹
  - 특정인에 대한 두려움
- 방치
  - 극도의 배고픔/영양결핍
  - 의학적 방치
  - 교육적 방치
  - 날씨에 부적절한 옷/더럽고 단정하지 못함

장애아동에 대한 정부의 혜택 (Governmental Benefits for Disabled Children)

- 보조적 소득 보장(Supplemental Security Income) – 장애아동(18세 미만)에 대한 보조금; 소득 수준에 기초함
- 사회보장 장애보험(Social Security Disability Insurance) – 아동기부터 장애를 지녀온 성인을 대상으로 함
- 저소득층 의료보장제도 (메디케이드; Medicaid) – 소득이 낮은 개인을 위한 보험 프로그램; 특정 주에서는 장애아동도 자격이 됨

법적 보호를 위한 인터넷 자료 (Selected Internet Resources for Advocacy)

- United States Department of Health and Human Services:
  - Administration for Children and Families
    http://www.acf.hhs.gov/programs/cb/
  - Families and Children information page
    http://www.hhs.gov/children/index.shtml
  - Physical Activity Guidelines for Americans: Active Children and Adolescents
    http://www.health.gov/paguidelines/guidelines/chapter3.aspx
  - Office of the Surgeon General: Childhood Overweight and Obesity Prevention Initiative
    http://www.surgeongeneral.gov/obesityprevention/index.html
  - Centers for Medicare and Medicaid Services: Children's Health Insurance Program
    http://www.cms.hhs.gov/home/chip.asp
  - Health Resources and Services Administration: Maternal and Child Health Bureau
    http://mchb.hrsa.gov/
  - Child Welfare Information Gateway
    http://www.childwelfare.gov/
  - National Mental Health Information Center: Child and Adolescent Mental Health
    http://mentalhealth.samhsa.gov/child/childhealth.asp
- State Children's Health Insurance Programs
  - http://www.ncsl.org/programs/health/chiphome.htm
  - http://www.insurekidsnow.gov/states.asp
- Children's Defense Fund
  - http://www.childrensdefense.org/

제 2 장

검사/평가 (Examination/Evaluation)

환자-고객 관리 모델 (Patient-Client Management Model)

검사

다음으로부터 정보 수집:

- 병력
- 체계별 문진
- 검사 및 측정

평가

- 검사 결과에 근거한 임상적 판단
- 타과 협진 또는 전원을 요하는 문제

진단

- 검사 결과를 평가하는 과정
- 과정의 결과물
  - 군, 증후군, 카테고리로 체계화
  - 예후 및 치료 계획의 결정

예후

- 최적의 호전 수준을 결정
- 이 수준에 도달하기 위한 내원 시간 및 방문 횟수 결정
- 치료 계획 - 치료적 중재와 그 시기 및 빈도 결정

중재

- 협조, 의사소통 및 문서화
- 환자/고객과 연관된 지시
- 순차적 중재

결과

- ICF의 모든 요소에 대한 중재의 영향
- 위험 요인 감소, 예방, 환자/고객 만족도 포함

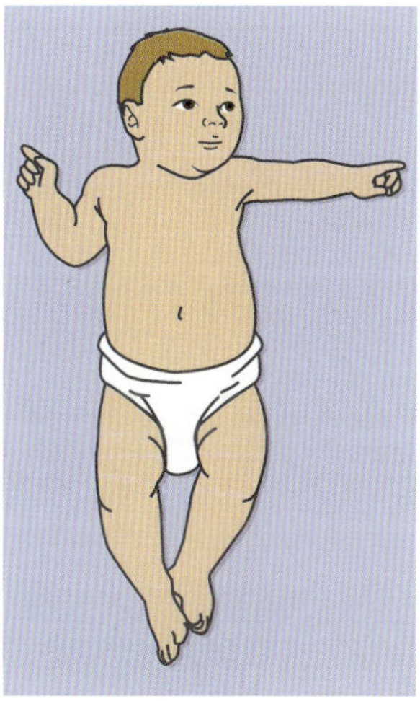

Adapted from American Physical Therapy Association. Guide to Physical Therapist Practice (2nd ed). *Physical Therapy.* 81(1). Copyright 2001 by the American Physical Therapy Association.

병력 청취 – 연관 내용 (History Taking – Relevant Items)

전병력/태생력

- 생물학적 부모의 중요한 병력
- 임신, 진통, 분만과 연관된 엄마의 병력
- 임신, 진통, 분만과 연관된 아이의 병력
- 형제자매를 포함한 친적의 중요한 병력
- 전반적 건강 상태
- 주요 소아기/청소년기 질병력
- 수술 또는 내과적 처치의 병력
- 음식, 약물, 물질 등에 대한 알레르기 기왕력
- 신생아 선별검사 및 예방접종력
- 과거력에 관련된 진단적 또는 의학적 검사

현병력

- 현재의 징후 및 증상
- 현 질환의 발병, 유병기간 및 정도
- 현재 아이의 치료에 관계된 의료진(의사, 치료사, 심리학자, 보조기사 등)
- 현재 투여 약물 – 목적, 용량 및 부작용
- 최근의 의학적 및 진단적 검사의 날짜 및 결과(가능한 경우)
- 현재 및 추후 예정된 의학적 및 수술적 중재
- 현재 기능 및 활동 수준
- 보호장비 및 기구의 사용

발달력

- 영아/소아의 기질
- 소아/보호자 간의 상호관계
- 성장 및 영양 (신장, 체중, 머리둘레의 성장 속도; 이돋이 시점 포함)
- 섭식 – 매일 섭취량, 선호도, 어려움
- 주요 이정표의 달성 (감각운동, 사회–감정, 인지, 언어, 개인위생 등)
- 배변 및 배뇨 조절/배변 훈련

사회력

- 부모/보호자의 고용 상태
- 집안 배치 및 환경 (안전 문제/아이 보호; 납, 담배 또는 다른 위험물질에 대한 노출 포함)
- 수면 상태, 아이의 수면 자세
- 카시트 사용
- 아이의 관리 및 학력
- 학대 및 방치의 징후

체계별 문진/기본 선별검사 (Systems Review/Basic Screening)

심혈관-호흡기계*

- *생체 징후:* 심박동수, 호흡수, 혈압, 체온, 통증
- *관찰:* 호흡곤란 또는 울음곤란, 과도한 울음, 청색증, 수축, 코벌렁임, 기침, 자세 변화에 대한 반응, 활동; 피로, 체중 감소 또는 증가
- *촉진:* 말초 맥박, 촉각진동감
- *청진:* 심장음 및 폐음
- *타진:* 폐야의 둔탁한 부위

** 보다 자세한 내용은 심혈관-호흡기계의 검사 참조*

신경근계*

- *신생아:* APGAR, 재태연령, 출생 체중; 빨기 및 삼키기; 보챔/잘 달래짐, 상태 조절
- *관찰:* 수동적 움직임에 대한 일반적 저항; 속도에 비례하는가?
- *관찰:* 눈맞춤 및 물체를 따라가는 능력

** 보다 자세한 내용은 신경근계의 검사 참조*

근골격계*

- *인체 측정:* 신장, 체중, 머리둘레
- *관찰:* 머리, 얼굴, 머리뼈의 크기 및 모양; 눈, 귀, 코, 입, 입천장, 이빨의 이상; 뼈대의 비대칭성; 부종, 멍
- *호소증상:* 통증; 체중지지, 보행, 이동 거부; 발열; 야간 통증

** 보다 자세한 내용은 근골격계의 검사 참조*

피부계*

- *관찰/촉진:* 질감, 온도, 색 및 색조침착, 흉터, 털의 존재, 피부긴장도/습도, 부종
- *관찰:* 피부병변의 존재, 발진, 피부 감염, 기태의 변화 (색, 크기, 모양, 통증, 가려움, 출혈)

** 보다 자세한 내용은 피부계의 검사 참조*

내분비계

- *호소증상:* 갈증 증가, 잦은배뇨(특히 밤에), 활동 감소, 지속적 변비 또는 설사, 발한 증가, 배고픔 또는 식욕 감소, 두통, 어지러움 또는 머리가 텅빈듯한 느낌, 정서적 불안정성, 월경주기의 변화
- *관찰:* 작은 신장, 성조숙, 잇몸 부종, 특징적 통증/찰과상을 동반한 지연된 치유 시간, 체중 감소 또는 증가

위장관계

- *호소증상:* 오심, 구토, 발열, 역류, 산통, 복통, 만성적 배고픔 또는 식사 거부, 비정상적 변 또는 설사, 소변배출의 변화
- *관찰:* 입 및 코의 과도한 점액, 식사 시 목의 폄 또는 머리의 움직임, 탈수 징후, 체중 감소 또는 증가

림프/면역계

- *호소증상:* 발열, 인후통, 발진, 권태, 야간발한, 관절 부종 또는 통증, 체중 감소
- *촉진:* 림프절(목, 빗장뼈 부위, 겨드랑, 샅굴부위), 지라(왼쪽 갈비모서리에서 1-2 cm 아래), 간(오른쪽 갈비모서리에서 2 cm 미만 아래) - 커졌는지 확인

림프절, 비장, 간의 촉진

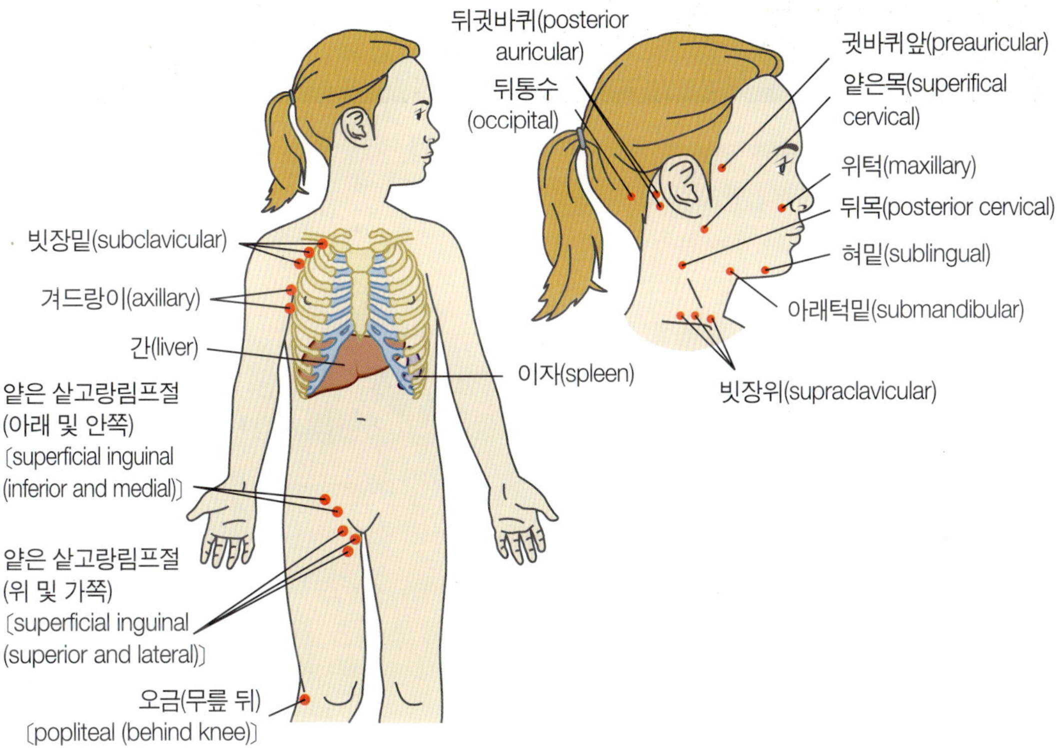

주의: 크기, 위치, 통증, 경도를 확인; 소아에서 촉지되는 림프절은 정상일 수 있지만(움직이고, 부드럽고, 무통성), 10mm 이상인 경우에는 검사를 해야 함; 빗장위, 엉덩(iliac) 및 오금 부위는 항상 정상이 아님; 소아에서 가장 흔한 림프절병의 원인은 감염, 즉 가운데귀염, 인두염 등임.

비뇨생식계

- *호소증상:* 장/방광 기능의 문제 또는 변화; 반복적인 요로감염; 발열; 구토; 오한; 복통; 배뇨 시 통증; 허리, 옆구리, 안쪽 넙다리, 다리, 편측 어깨로 전이되는 통증; 월경주기의 변화
- *관찰:* 수분 저류, 탈수, 체중 감소 또는 증가, 부종, 보챔, 이상한 냄새, 분비물, 학대의 징후
- *생체징후:* 혈압, 체온(발열)

검사 - 일반적 정보 (Examination-General Information)

- 의뢰의 이유/주요 호소증상/요구 사항 – 아이와 가족에 대한 질문의 예
  - 이번 방문의 이유는? 얻고자 하는 것이 무엇인지?
  - 내원하게 된 주된 문제는 무엇인지?
  - 즐겨하는 것이 무엇인지? 아이와 함께 즐겨하는 것이 무엇인지? 아이가 무엇을 하는 것을 좋아하는지?
  - 어떤 일이 어려운지? 아이와 어떤 일을 하는 것이 어려운지?
  - 무엇이 당신을 호전시키는데 도움이 되는지? 무엇이 아이를 호전시키는데 도움이 되는지?
- 다양한 상황/문맥에서의 행동적 반응
- 매일의 일상
  - 수면 양상
  - 식이 양상; 음식/음료수의 양, 종류 및 질감
  - 놀이
- 지남력(사람, 장소, 시간에 대한)/기억력

소아 지남력 및 기억력 상실증 검사 (COAT)

일반 지남력 (3-15세 대상)		최대 점수
이름이 무엇인가?	2점 – 이름 3점 – 성	5
나이가 얼마나 되는가? 생일이 언제인가?	3점 1점 – 월 1점 – 년	5

계속

소아 지남력 및 기억력 상실증 검사 (COAT) – *계속*		
일반 지남력 (3–15세 대상)		최대 점수
어디 사는가?	3점 – 도시 2점 – 주	5
아버지의 이름은? 어머니의 이름은?		
어느 학교에 다니는가? 몇 학년인가?	3점 2점	5
지금 어디 있는가? 또는 지금 집에 있는가? 병원에 있는가?	5점 둘 다 맞춰야 5점	5
낮인가 밤인가?	5점	5
총점		

소아 지남력 및 기억력 상실증 검사 (COAT)		
일반 지남력 (8–15세 대상)		점수
몇 시인가?	5점 – 정답 4점 – 1시간 이내 오차 3점 – 1시간 오차 2점 – 1시간 이상 오차 1점 – 2시간 오차	5
무슨 요일인가?	5점 – 정답 4점 – 1일 오차 3점 – 2일 오차 2점 – 3일 오차 1점 – 4일 오차	5
몇 일인가?	5점 – 정답 4점 – 1일 오차 3점 – 2일 오차 2점 – 3일 오차 1점 – 4일 오차	5

계속

소아 지남력 및 기억력 상실증 검사 (COAT) – *계속*		
일반 지남력 (8–15세 대상)		**점수**
몇 월인가?	10점 – 정답 7점 – 1달 오차 4점 – 2달 오차 1점 – 3달 오차	10
몇 년인가?	10점 – 정답 7점 – 1년 오차 4점 – 2년 오차 1점 – 3년 오차	15
총점		
기억		**점수**
아래 숫자를 같은 순서로 따라 말하기 • 3 5 • 58 42 • 643 926 • 7216 3279 • 35296 81493 • 539418 724856 • 8129365 4739128	각각 7개로 된 두 그룹에 대해: 2점 – 모두 정답 1점 – 하나만 정답 중단 – 둘 다 틀리는 경우	14
손가락을 몇 개 들고 있는가?	2점 = 2 손가락 맞춤 3점 = 3 손가락 맞춤 5점 = 10 손가락 맞춤	10
"Sesame Street" (아니면 다른 주요 TV 프로그램)에 누가 나오는가?	10점	10
내 이름은?	10점	10
총점		
전체 총점		

Source: Ewing-Cobbs, L., Levin, H.S., Fletcher, J.M., Miner, M.E., and Eisenberg, H.M.: The children's orientation and amnesia test: Relationship to severity of acute head injury and to recovery of memory. *Neurosurgery.* 1990; 27:683–691.

■ 인지 – 연령에 따른 빠른 선별검사 및 도구의 예

- *영아* – 눈맞춤, 사람과 환경에 대한 관심, 대상영속성, 원인/결과, 보호자 찾음; *BINS* – Bayley Infant Neurodevelopmental Screener(3–24개월; 5–10분; 1–13항목; 신경학, 인지, 청각, 시각, 운동 및 발화 반응 선별검사)
- *유아* – 물체/신체 부위를 가리키며, 이름을 댐, 자신의 이름을 앎, 간단한 명령을 수행, 단순한 문제 해결; *SCCIT* – Screening for Communication and Cognition in Infants and Toddlers(6–24개월; 5분; 18개 질문; 전원을 필요로 하는 상황을 확인)
- *학령전기 아이* – 요구사항을 알림, 찬성/반대를 인지, 놀이 기술의 진보, *ASQ* – Ages and Stages Questionnaire (0–60개월; 10–15분; 30항목; 언어, 개인–사회, 운동 및 인지 부분 선별검사)
- *학령기 아이* – 학교에서의 수행 (학급 수준별), *SYSTEMS* – School–Years Screening Test for the Evaluation of Mental Status (5–12세; 7–12분; 46항목; 인지 문제 또는 변화가 의심되는 경우 선별검사)
- *청소년* – 학교에서의 수행 (학급 수준별), *BRIEF* – Behavior Rating Inventory of Executive Function(5–18세; 10–15분; 87 항목; 자기조절 및 문제해결능력 선별검사)

■ 의사소통/언어/발화 – 아이와 가족의 주요 언어; 의사소통의 수단

- *영아* – 초기 옹알이, 옹알이, 적절한 웃음, 음의 반복, 몸짓, 12–15개월까지 3–5단어, 표현성 언어보다는 수용성 언어
- *유아* – 2–3단어의 문장을 구성, 어휘의 빠르게 확장, 2세까지 적어도 50단어를 알아야 함
- *학령전기 아이* – 물체를 가리키며 줄거리에 대해 간단한 질문을 함. (누가/무엇을/어디서/언제/왜)에 관한 질문을 이해하고, 사용함
- *학령기 아이* – 연령에 적절한 수용성/표현성 언어; 읽기, 맞춤법, 쓰기 능력의 향상; 농담 등 적절한 언어 암시; 최근의 교육적 평가 자문
- *청소년* – 복잡한 읽기, 맞춤법, 쓰기 능력 발달; 최근의 교육적 평가 자문

■ 나이에 따른 요구 표현능력의 평가

■ 아이 및 가족의 학습 스타일 및 선호 (교육 요구사항, 학습 장애물)

- 청각 (auditory)
- 시각 (visual)
- 촉각 (tactile)
- 운동 (kinesthetic)

■ 시각

- *영아* – 중심선까지 또는 이를 넘어서서 물체를 추적, 눈 움직임의 대칭성, 각막빛반사
- *유아* – 3세까지 모든 아이들은 시각 선별검사를 해서 부모에게 결과를 알려줘야 함; 양쪽 눈 및 각각의 한쪽 눈의 추적을 확인; Lea 차트(사과, 집, 원, 사각형 등의 모양의 사용)를 사용하여 시력 측정
- *학령전기 아이* – Allen 차트(여러 방향의 "E" 차트)를 사용하여 시력 측정; 시각 추적 및 눈모음을 확인
- *학령기 아이* – 문자를 아는 경우 HOTV 체계 또는 Snellen 차트를 사용할 수 있음
- *청소년* – Snellen 차트

HOTV는 http://www.preventblindness.org/eye_tests/Adult_distance_test.html에서 무료로 평가 가능함

■ 청각

- *영아* – 큰 소리에 깨거나 놀람; 3개월까지 말을 걸면 눈을 돌리고 웃음; 6개월까지 소리에 머리를 돌리고 이름에 반응하고 옹알이를 시작함; 많은 주에서 영아 청각 선별검사를 출생시 시행함
- *유아* – 12개월까지 음/단어를 이해하기 시작하며 소리를 모방하기 시작함; 2세까지 이름을 부른 그림/신체 부위를 가리키며, 노래를 듣고, 언어를 발달시킴
- *학령전기 아이* – 질문을 하거나 대답할 수 있고, 낯선 음성을 구분하며, 간단한 이야기에 관심을 보이며 반응함
- *학령기 아이 및 청소년* – 정상 볼륨으로 TV 시청 가능; 발음 문제가 의심되면 주의; 구두 지시의 단서를 얻기 위해 타인을 관찰, 구두 요구에 부적절한 반응, 지시를 반복하기를 요구하기도 함, 산만하게 보일 수 있음

- 문맥적 요소 – 개인적 상황
  - 나이
  - 성별
  - 문화
  - 사회경제적 지위

문맥적 요소 – 환경적 상황 (개인 및 환경적 요소를 포함) :

- 보조기구의 사용, 환경 또는 일상생활의 조정
- 사회적 지지 체계 및 관계
- 기타 서비스 및 관계기구
- 다양한 환경에서 아이와 가족/보호자에게 중요한 가능한 장애물
  - 계단, 경사로, 문(폭 및 열리는 방향)
  - 복도(폭, 회전 반경)
  - 주요 방: 욕실, 침실, 거실
  - 카페트의 존재, 문턱의 종류
  - 안전/아이보호(난방기구, 문 자물쇠, 전기 콘센트)
  - 환경 조절

검사 – 심혈관-호흡기계 (Examination–Cardiovascular–Pulmonary System)

심혈관계

- 관찰/호소증상
  - 전체 색(청색증, 창백 등)
  - 가슴 대칭성, 가슴 기형 (예; 오목가슴, 새가슴 등)
  - 영아: 섭식 장애, 성장 장애, 호흡기 증상
  - 소아: 가슴통증(특히, 활동 후), 실신, 운동 불내성
- 심박동수
  - 횟수
  - 리듬
  - 진폭

■ 모세혈관 재충전 – 손톱바닥 또는 연부조직에 압력을 가한 후 정상 색으로 돌아오기까지 소요되는 시간을 측정; 탈수 및 관류 저하 의심 (모세혈관 재충전 2초 이상)

■ 말초 맥박/순환 – 최소 30초간 측정; 일부 맥박(노동맥, 발등동맥, 뒤정강동맥)은 영아 및 어린 소아에서 촉지하기 어려울 수 있어 맥박이 약하거나 소실된 것으로 오해되기도 함; 넙다리동맥 박동이 약하거나 소실되면 대동맥 축착을 시사함

- 횟수
- 규칙성
- 대칭성
- 진폭
  - 4+ = 박동성
  - 3+ = 증가
  - 2+ = 정상
  - 1+ = 감소
  - 0 = 소실

말초 맥박의 촉진(palpation of peripheral pulses)

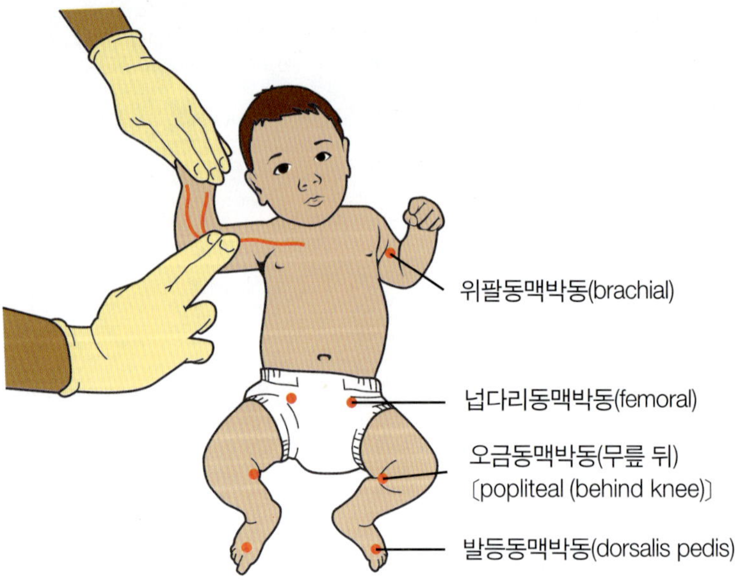

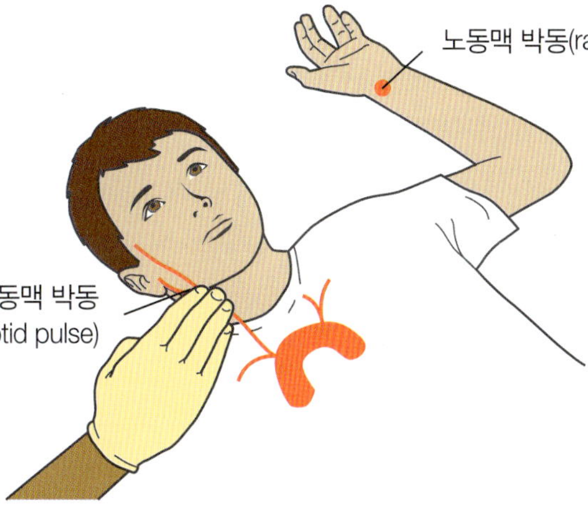

주의: 영아 및 매우 어린 소아에서는 위팔동맥박동이 목동맥박동에 비해 심박동수를 측정하는데 선호됨.

심음의 청진 (청진기를 통한)

- ***일반적 원칙:*** 아이의 나이/체구에 맞는 적절한 크기를 사용; 심장의 바닥에서 시작해서 끝부분으로 진행; 낮은 또는 중간 피치의 심음/심잡음에는 종형(bell)을 사용(영아는 3/4″, 소아는 1″); 판형(diaphragm)은 높은 피치의 심잡음에 가장 적합
- ***S_1 (첫 번째 심음):*** 복장뼈 아래왼쪽모서리에서 들림; 승모판 및 삼첨판의 닫힘을 나타냄; 하나의 음이여야 함; S_1의 부재는 심실사이막 결손, 방실판막역류, 동맥관개존증을 나타냄; 두 개의 음 또는 째깍음은 판막의 비동기 닫힘을 나타냄; 위오른쪽 복장뼈부위에서는 대동맥판, 위왼쪽 복장뼈부위에서는 폐동맥판, 아래왼쪽 복장부위에서는 심실사이막결손, 그리고 심장끝에서는 대동맥판 또는 승모판을 청진함
- ***S_2 (두 번째 심음):*** 복장뼈 위왼쪽모서리에서 들림; 대동맥판 및 폐동맥판의 닫힘을 나타냄; 들숨 시 이 음은 나뉘어야 함(A_2[대동맥], P_2[폐동맥]); 하나의 음은 폐동맥고혈압 또는 반달판막 이상을 나타냄
- ***부가음 (S_3 및 S_4):*** 이들 음은 청진기의 판형(diaphragm)을 사용하여 아이가 왼쪽으로 누워 있을 때 가장 잘 평가할 수 있음; S_1–S_1 주기 중 위치과 시간에 주목; S_3는 정상 소견일 수 있음

- ***수축기잡음:*** S_1과 S_2 사이의 음으로 심실가로막결손, 판막역류(승모판 또는 삼첨판) 또는 동맥관개존증에 의한 와류를 나타냄; 다수의 수축기잡음은 "기능적" 즉, 양성임; 수축기잡음은 시기에 따라 초기, 중기 또는 말기로 분류됨
- ***이완기잡음:*** S_2 이후에 나타나는 음으로 판막역류(대동맥 또는 폐동맥) 또는 협착(승모판 또는 삼첨판)을 나타냄; 이완기잡음도 시기에 따라 초기, 중기 또는 말기로 분류됨; 대부분의 이완기잡음은 병적이며, 심장전문의에게 의뢰해야 함
- ***정맥잡음:*** 아이가 앉아 있을 때 지속적으로 들리는 음으로 머리와 목에서 가슴까지의 정맥혈흐름에 의해 초래됨; 기능적 심잡음 중에서 가장 흔함; 목정맥을 가볍게 누르거나, 머리를 돌리거나 자세를 바꾸면 소실됨

심잡음의 등급 척도*	
I	가장 낮은 강도, 전문가에 의해서도 종종 들리지 않음 (심음보다는 분명히 작음)
II	낮은 강도, 대부분의 경우 들림 (심음과 거의 같은 강도)
III	중간 강도, 쉽게 들리지만 떨림이 촉지되지는 않음 (심음보다는 분명히 큼)
IV	중간 강도로 떨림이 촉지됨
V	큰 강도, 떨림이 촉지되며, 청진기의 판형에서도 들림
VI	가장 큰 강도, 떨림이 촉지되며, 가슴보다 높은 부위에서도 청진기로 들림

* III 등급보다 심한 모든 심잡음은 병적임.

Source: Adapted from Keren, R., Tereschuk, M., Luan, X. Evaluation of a novel method for grading heart murmur intensity. *Ach Pediatrc Adolesc Med.* 2005;159:329–334.

심음의 청진(Auscultation of Heart Sounds)

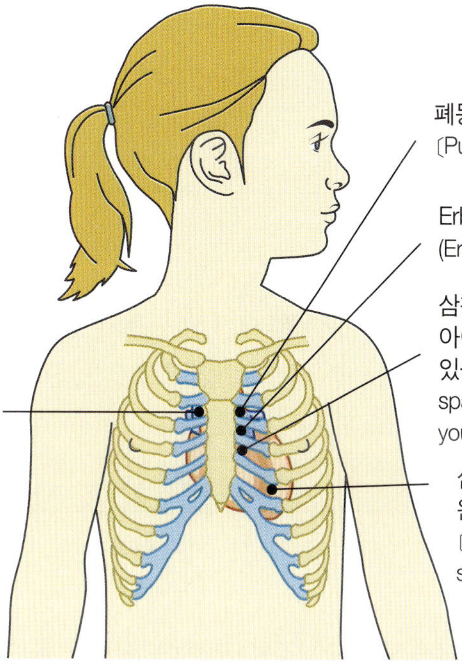

호흡기계 – 환기 및 호흡/가스 교환

- 관찰
  - 자세 – 비대칭성, 가슴 기형 (예; 오목가슴, 새가슴 등), 갈비뼈의 위치/각도
  - 특이한 박동
  - 곤봉지
- 촉진
  - 촉각 진동감
  - 가슴 운동
  - 갈비뼈 움직임
- 타진
  - 두 번째 손가락을 가슴벽 위치에 놓고, 반대편의 집게손가락으로 촉지하는 손의 먼쪽손가락뼈사이관절(DIP) 부위를 두드림
  - 오른쪽과 왼쪽, 모든 엽(lobes)을 비교함

- 정상적으로 공기가 찬 폐는 낮은 피치의 북과 같은 소리가 나야함
- 보다 크거나 텅빈 듯한 소리는 가슴막의 공기 또는 과다팽창을 나타냄
- 보다 둔탁한 소리는 가슴막의 삼출액 또는 경화를 나타냄

■ 호흡수

- 비율
- 리듬
- 깊이

■ 폐/호흡음의 청진(청진기를 통한)

- ***일반적 원칙:*** 아이의 나이/체구에 맞는 적절한 크기를 사용; 판형을 사용하여 들숨 및 날숨 시 청진하며, 양쪽으로 최소 2번의 호흡을 청진함; 등에서 시작하며, 위에서 아래로 내려오고, 다시 가슴 앞쪽으로 이동

호흡음 (breath sound)	기술 (description)
기관지호흡음 (bronchial)	중간 강도 및 피치로 들숨 및 날숨 시 동일하며, 정상보다 소리가 큼
공동성호흡음 (cavernous)	깊은 텅빈 소리(병에 대고 바람을 부는 것과 유사)
거친 거품소리 (course crackles)	불연속적(시작/멈춤); 미세하거나 중간 또는 거친 소리 (들숨 및 날숨); 폐포열림(미세한), 세기관지 삼출액(중간), 큰 기도 삼출액(거친)
미세한 거품소리 (fine crackles)	들숨의 끝에서 들리는 큰 소리
가슴막마찰음 (pleural rub)	낮은 피치의 거친 마찰음으로 들숨의 끝과 날숨의 시작에서 들림
거품소리 (rale)	딸깍음, 끓는소리, 꾸르꾸륵 소리
삑삑거림 (rhonchi)	거친, 젖은,낮은 피치의, 지속적이며 다량의 분비물에 의함; 코고는 것과 유사(기침하면 제거될 수도 있음)
마찰음(rub)	귀에 거슬리는 삐걱거리는 소리 (가죽을 비비는 것과 유사)
폐포호흡음(vesicular)	낮은 피치의 부드러운 소리로 날숨 시보다 들숨 시 길게 들림
쌕쌕거림(wheezes)	지속적인 음(들숨 및 날숨 시), 좁아진 기도 내강을 통한 공기 흐름; 단선율 또는 다음(여러 피치)

폐/호흡음의 청진(Auscultation of Lung/Breath Sounds)

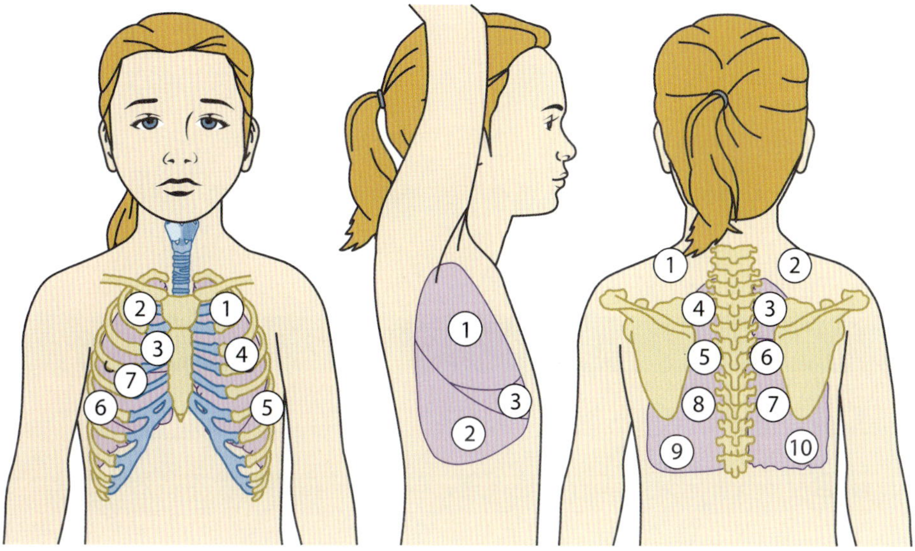

가래

가래 유도는 6세 이상의 아이에서 안전함(천식이나 낭성섬유증을 동반한 아이에서 가장 흔히 시행); 젖은기침은 다음을 평가해야 함:

- 양(소량, 중등도, 다량)
- 색

투명	정상
흰색	기관지염, 낭성섬유증
흰색 및 거품	폐부종
옅은 노란-초록색	감염
쇠녹	폐렴

- 경도/특성

물	천식, 급성기관지염
점성	기관지확장증, 호흡기 감염
반액체	정상
거품	폐 부종, 울혈심장기능상실(CHF)

■ 냄새

냄새 없음	정상
악취	무산소균 감염, 폐농양, 낭성섬유종, 기관지확장증

■ 피의 유무

객혈	폐렴, 급성 기관지염, 폐암, 결핵(TB)

■ 임상병리검사를 시행하여 적혈구 및 백혈구의 존재 유무를 파악할 수 있음

산소용량/지구력/운동

간단한 임상 검사의 예:

■ ***6분 보행 검사*** - 5세 이상의 소아에서 시행; 보조 기구가 필요한 경우 사용; 6분 동안 도달한 거리를 측정(휴식도 가능); 매우 아픈 아이에서는 2분 검사로 단축 가능; 4-11세 정상치(Lammers, A.E. 등, 2007), 7-16세 정상치(Li, A.M. 등, 2007); 호흡부전(낭성섬유종 등)을 지닌 소아에서 흔히 사용되지만, 11-17세 보행이 가능한 뇌성마비 환자도 시행 가능 (Maher 등, 2008)

■ ***3분 계단 검사*** - 15cm 높이의 단일 계단을 분당 30번의 속도로 3분 동안 올라갔다 내려갔다 반복(메트로놈이나 음악으로 속도 조절), 멈추고 5초 이내에 최소 15초 동안의 심박동수를 측정; 산소 소모량 측정을 위해 운동 후 심박동수를 측정에 사용될 수 있음(Balfour-Lynn 등, 1998)

■ ***생리적 소모량 지수(Physiologic Cost Index; PCI)*** - 보행의 "소모량"을 측정하기 위해 사용될 수 있음; 원하는 보행 속도로 보행(대개 50 m); 안정 시 및 보행 시 심박동수와 보행 속도 측정; 장애가 없는 3-12세 소아의 전형적인 PCI(신발을 신었을 때)는 0.4 회/m (Butler 등, 1984); Raja 등에 의하면 발달중인 아이에서의 PCI는 0.1이며, 뇌성마비 아이(웅크림보행을 하는 대표적인 경우)에서는 6배 높은 것으로 보고함

PCI = {보행 시 심박동수(회/분) - 안정 시 심박동수(회/분)}/속도(미터/분)

■ ***15 숨가쁨 점수*** - 심호흡을 하고 15까지 크게 셈, 15까지 셀 동안의 호흡수가 점수임; 주관적 측정(Bord 또는 VAS 등)과 더불어 객관적 측정도 권고됨 (Ammani Prasad 등, 2000)

■ ***수정된 Borg의 운동자각도 척도(Modified Borg Rate of Perceived Exertion Scale)***

– 활동 시 노력에 대한 자가 측정으로 나이가 든 아이에서 적합함

0	전혀 없음
0.5	매우, 매우 경도
1	매우 경도
2	경도
3	중등도
4	약간 힘듬
5	힘듬
6	
7	매우 힘듬
8	
9	
10	매우, 매우 힘듬
*	최대

Source: Adapted from Borg, G.A.V.: Psychophysical bases of perceived exertion. *Med Sci Sports Exerc.* 1982; 14:377–381.

■ ***Dalhousie 호흡곤란 척도*** – 3가지 그림에 의한 척도로 목의 막힘, 가슴 답답함 및 신체적 노력에 대한 주관적 정도를 측정함

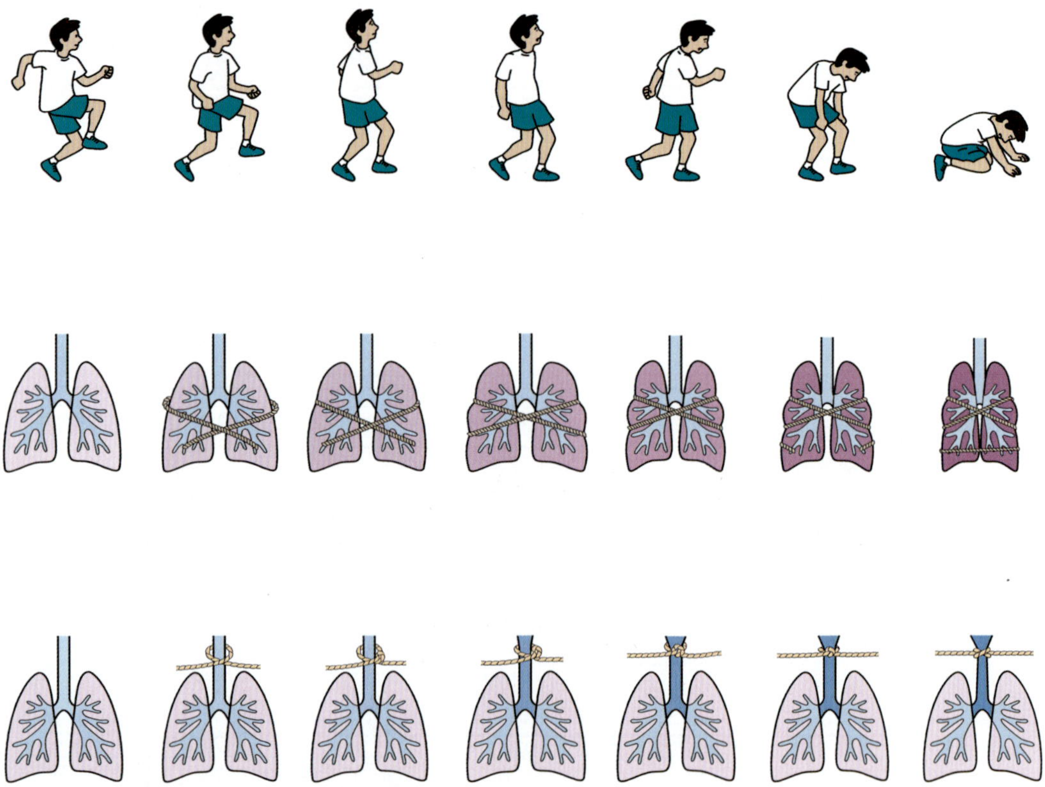

Source: McGrath, P.J., Pianosi P.T., Unruh, A.M., Buckley, CP.: Dalhousie dyspnea scales: Construct and content validity of pictorial scales for measuring dyspnea. *BMC Pediatrics*. 2005; 5:33, with permission.

■ ***소아 노력 단계 표(Children's Effort Rating Table; Pictorial CERT)*** - 운동 강도의 측정을 그림과 단어로 기술함

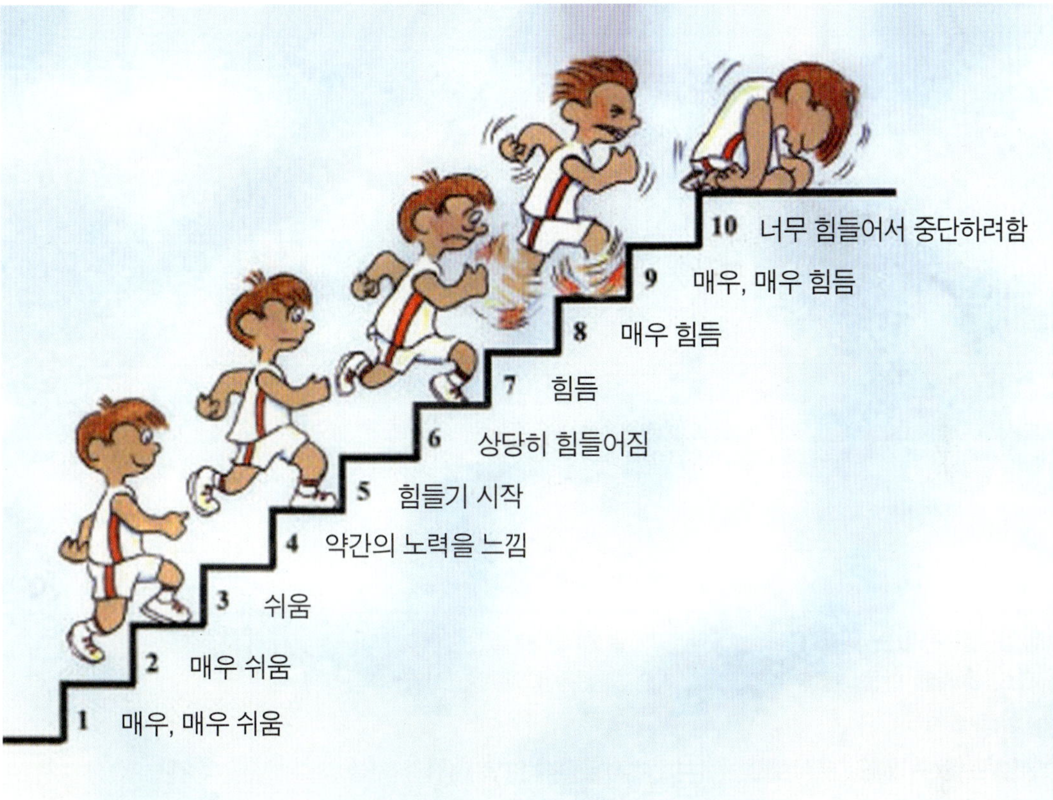
10 너무 힘들어서 중단하려함
9 매우, 매우 힘듬
8 매우 힘듬
7 힘듬
6 상당히 힘들어짐
5 힘들기 시작
4 약간의 노력을 느낌
3 쉬움
2 매우 쉬움
1 매우, 매우 쉬움

Source: Daley AJ., Copeland R.J., Wright NP., and Wales, J.K.H.: Protocol for Sheffield obesity trial (SHOT): A randomised clinical controlled trial of exercise therapy and mental health outcomes in obese adolescents. *BMC Public Health.* 2005; 5:113, with permission.

검사 - 신경근계 (Examination-Neuromuscular System)

각성, 주의 및 인지

- 지남력(시간, 날짜, 사람, 장소 등)
- 의식수준

소아 혼수 척도

눈 뜨기		점수
자발적		4
음성 자극에 대해		3
통증에 대해		2
없음		1
음성/비음성 반응		**점수**
말을 할 수 없는 아이	**말을 할 수 있는 아이**	
미소, 소리에 반응, 물체 추적, 상호 반응	지남력이 있고 대화가 가능	5
울면 달랠 수 있음, 부적절한 상호작용	지남력이 없고 대화가 가능	4
지속적으로 달랠 수 없고 신음함, 입으로 소리를 냄	부적절한 단어	3
달랠 수 없음, 보챔, 안절부절 못함, 울음	이해할 수 없는 소리	2
무반응	무반응	1
운동 반응		**점수**
지시 수행		6
통증을 국소화		5
굽히면서 움츠림		4
비정상적인 굽힘 (겉질제거경축)		3
폄 (대뇌제거경축)		2
무반응		1

계속

소아 혼수 척도 – *계속*

세 부분의 총점:

- 15 = 매우 좋은 예후; 3 = 매우 나쁜 예후
- 7+ = 회복 가능성이 높음
- 3–5 = 치명적일 가능성
  (고정동공, 눈안뜰반응의 소실 또는 머리속압력의 증가 시 가능성 증가)

Source: Simpson, DA., Cockington, R.A., Hanieh, A., Raftos, J., Reilly, P.L.: Head injuries in infants and young children: The value of the Paediatric Coma Scale. Review of literature and report on a study. *Childs Nerv Syst*. 1991; 7:183–190.

뇌 및 말초신경 상태

뇌신경	주요 기능
I. 후각신경(olfactory)	냄새
II. 시각신경(optic)	시각
III. 눈돌림신경(oculomotor)	눈꺼풀 및 눈의 움직임, 동공크기
IV. 도르래신경(trochlear)	위빗근에 신경분포하여 눈을 아래 및 가쪽으로 돌림
V. 삼차신경(trigeminal)	씹기, 얼굴 및 입의 감각과 통증
VI. 가돌림신경(abducens)	눈을 가쪽으로 돌림
VII. 얼굴신경(facial)	대부분의 얼굴 표정, 눈물 및 침의 분비를 조절, 미각
VIII. 속귀신경 〔vestibulocochlear (auditory)〕	청각, 평형 감각
IX. 혀인두신경 (glossopharyngeal)	미각, 목동맥 혈압을 감지
X. 미주신경(vagus)	대동맥 혈압을 감지, 심박동을 늦춤, 소화기관을 자극, 미각
XI. 더부신경 (spinal accessory)	등세모근 및 목빗근을 조절, 삼킴운동을 조절
XII. 혀밑신경(hypoglossal)	혀의 움직임을 조절

신경운동발달 및 감각통합

원시반사 – 발생 및 시기

	나이 (개월)							
	0	0.5	1	2	3	4	5	6
빨기/삼킴반사(suck/swallow)	전형적 시기	전형적 시기	전형적 시기	전형적 시기	소실 반응	소실 반응	소실 반응	
먹이찾기반사(rooting)	전형적 시기	전형적 시기	전형적 시기	전형적 시기	소실 반응			
갈란트반사(galant)	전형적 시기	전형적 시기	전형적 시기	전형적 시기	소실 반응			
손바닥쥐기반사(palmar grasp)	전형적 시기	전형적 시기	전형적 시기	전형적 시기	전형적 시기	소실 반응	소실 반응	소실 반응
발바닥쥐기반사(plantar grasp)	전형적 시기	전형적 시기	전형적 시기	전형적 시기	소실 반응	소실 반응	소실 반응	소실 반응
모로반사(moro)	전형적 시기	전형적 시기	전형적 시기	전형적 시기	전형적 시기	전형적 시기	전형적 시기	
보행반사(stepping)		전형적 시기	전형적 시기	전형적 시기	소실 반응	소실 반응		

색 코드 :

- 전형적 시기 (파란색)
- 소실 반응 (노란색)

자세반사 – 발생 및 시기

	나이 (개월)					
	2	4	6	8	10	12
비대칭긴장목반사(ATNR)	전형적 시기	전형적 시기				
긴장목반사(TLR)	전형적 시기	전형적 시기	전형적 시기			
대칭긴장목반사(STNR)		전형적 시기	전형적 시기	전형적 시기	전형적 시기	소실 반응

직립반사 – 발생 및 시기

	나이 (개월/세)				
	2–3개월	4–5개월	1세	5세	평생
시각직립반사(optical)					
미로직립반사(labyrinthine)					
머리에 대한 몸직립반사					
란다우직립반사(landau)					
목에 대한 목직립반사					
몸에 대한 몸직립반사					

보호폄반응 – 발생 및 시기

	나이 (개월)				
	4–5	6–7	8–10	12–15	평생
낙하산하지					
낙하산상지					
앉은 자세에서 앞으로					
앉은 자세에서 옆으로					
앉은 자세에서 뒤로					
선 자세					

자세고정/경사 반응 – 발생 및 시기

	나이 (개월)				
	5–6	7–8	9–10	12–15	평생
엎드린 자세(prone)					
바로 누운 자세(supine)					
앉은 자세(sitting)					
네발기기 자세(quadruped)					
선 자세(standing)					

일부 반사의 검사		
이름/ 전형적 자세	그림	자극/반응
먹이찾기반사/ 빨기반사 – 자세무관	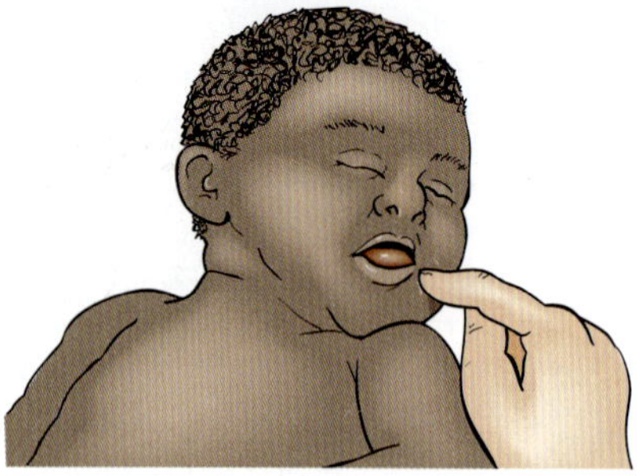	• ***자극*** – 배고플 때 입 주위를 문지름 • ***반응*** – 자극을 향해 머리를 돌리고, 입을 벌림
손바닥쥐기반사 – 자세무관	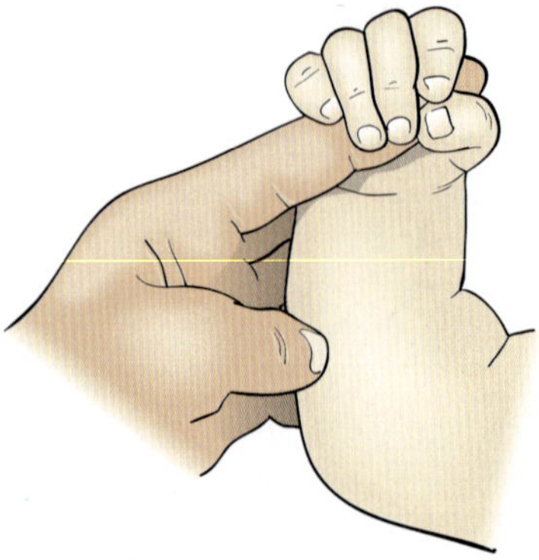	• ***자극*** – 손바닥에 압력을 가함 • ***반응*** – 손가락을 굽힘
발바닥쥐기반사 – 자세무관	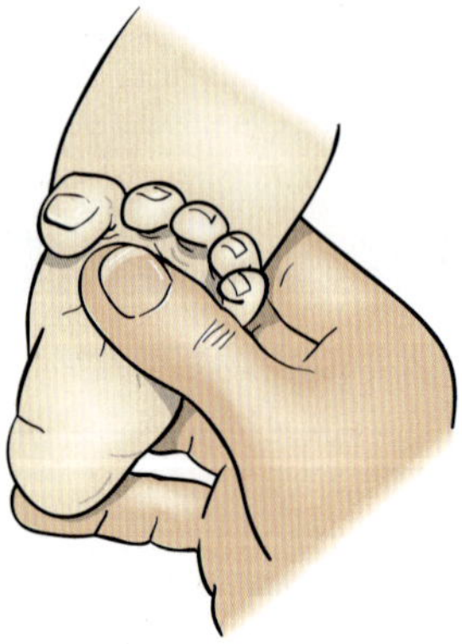	• ***자극*** – 발바닥에 압력을 가함 (발허리뼈 머리 높이에서 발의 볼 부위) • ***반응*** – 발가락을 굽힘

계속

<table>
<tr><th colspan="3">일부 반사의 검사 – *계속*</th></tr>
<tr><th>이름/전형적 자세</th><th>그림</th><th>자극/반응</th></tr>
<tr><td>갈란트반사 –
엎드린 자세</td><td>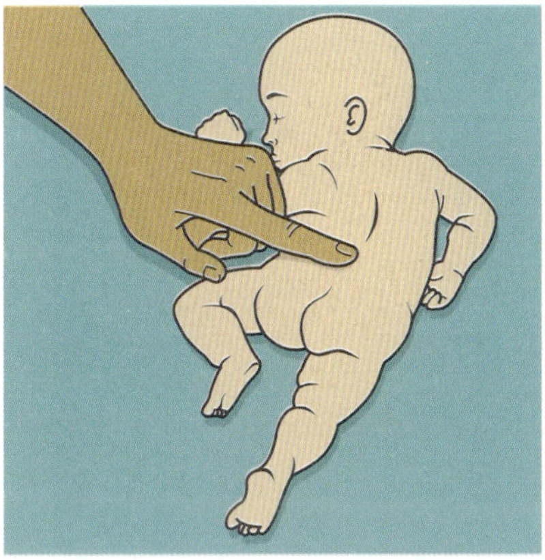</td><td>• <u>*자극*</u> – 척추옆부위의 피부를 문지름

• <u>*반응*</u> – 문지른 쪽으로 몸통이 굽혀짐</td></tr>
<tr><td colspan="3">***의미:*** 원시반사(*이 페이지와 다음 페이지에 열거된 것과 같은*)의 지속은 중추신경계 이상을 나타내는 징후의 가능성이 있으며 뇌성마비, 자폐증, 아스퍼거증후군, 언어 기능부전 등 심각한 질환의 초기 징후를 파악하는데 도움이 될 수 있음. 이들 반사의 지속은 또한 자세조절의 발달, 이동 및 운동이정표의 달성을 방해함.</td></tr>
<tr><td>모로반사 –
지지한 채 앉은 자세</td><td>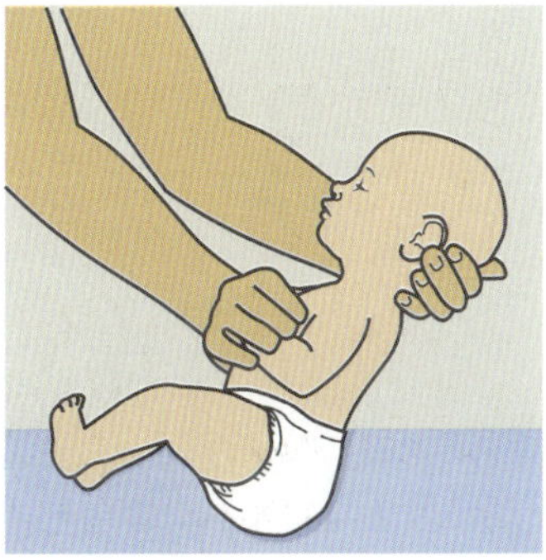
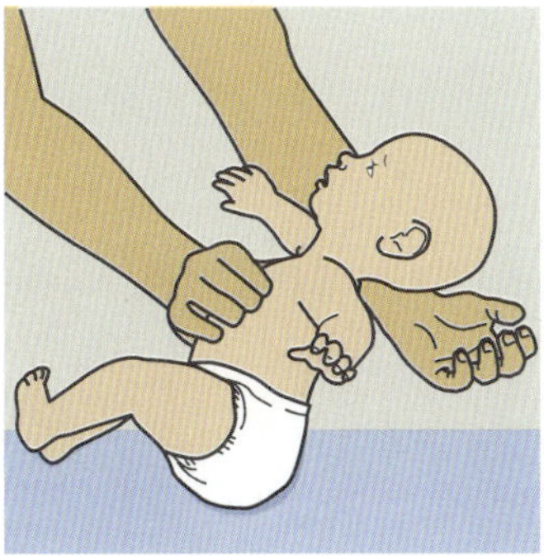</td><td>• <u>*자극*</u> – 빠르게 목을 30° 정도 폄 (머리를 위로 떨어뜨림)

• <u>*반응*</u> – 팔을 펴면서 벌리고, 손가락을 벌림; 팔의 굽힘 및 모음이 이어질 수 있음.</td></tr>
</table>

계속

일부 반사의 검사 – *계속*

이름/전형적 자세	그림	자극/반응
비대칭긴장목반사 (ATNR) – 바로 누운 자세	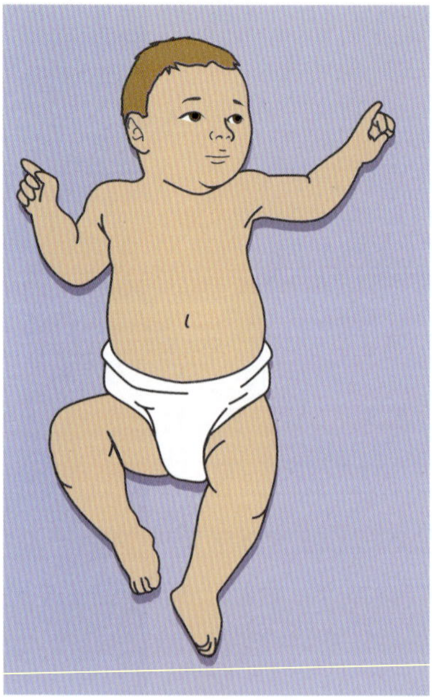	• ***자극*** – 머리의 회전 • ***반응*** – 얼굴이 돌아간 쪽으로 팔을 폄, 머리뼈쪽의 팔을 굽힘, 다리에서도 유사하지만 보다 약하게 반응
대칭긴장목반사(STNR) – 엎드린 자세/ 네발기기 자세	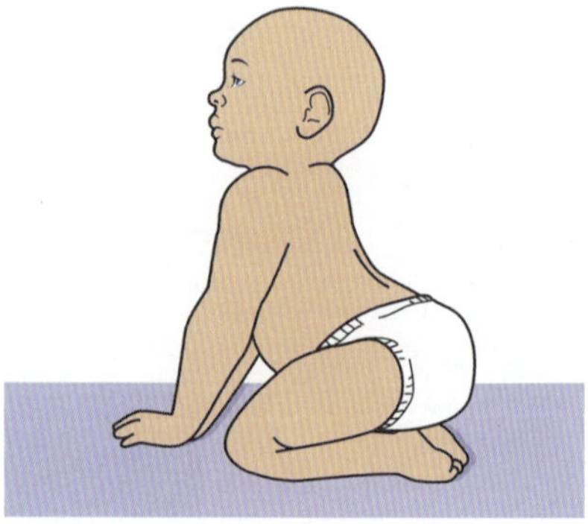 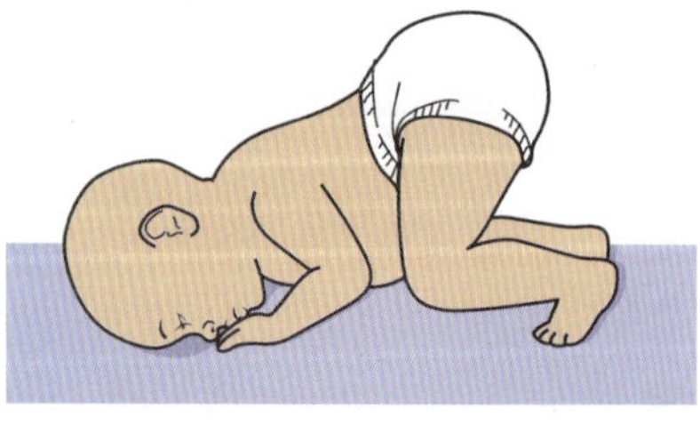	• ***자극*** – 머리의 굽힘 또는 폄 • ***반응*** – 머리를 굽힐 때 팔을 굽히고 엉덩이도 폄; 머리를 펼 때 팔을 펴며 엉덩이를 굽힘

계속

일부 반사의 검사 – *계속*

이름/전형적 자세	그림	자극/반응
보행반사 – 지지한 채 선자세	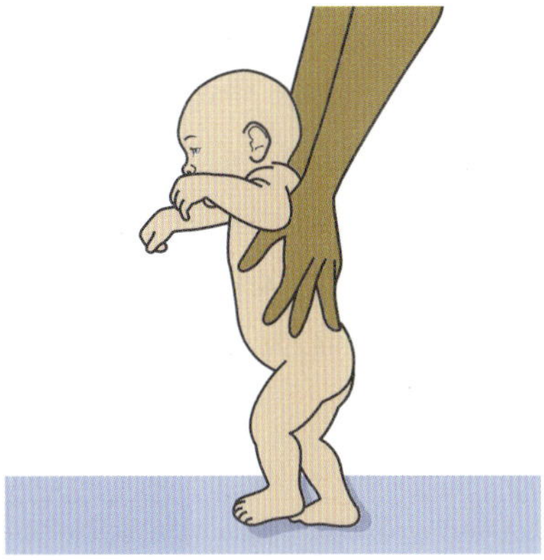	• *자극* – 선채로 지지하고, 발을 바닥에 닿게 하면서 체중을 앞으로 이동 • *반응* – 리듬있게 교대로 걷는 듯한 움직임 (대부분은 엉덩관절 굽힘 기능임)

일부 자세 반사의 검사

이름	검사 방법	의미
직립반사(righting) (head and trunk)	몸을 옆쪽, 앞쪽 또는 뒤쪽으로 기울이면서 (아이를 공중 또는 움직이는 표면에서 잡고) 머리와 몸통의 수평면에 대한 직립을 관찰함; 미로 반응만을 검사하려면 시각직립 반응을 감소시키기 위해 시각을 차단	직립반사가 발달되지 않는 경우에는 앉기, 서기 및 이동을 위한 머리와 몸통 조절 발달에 영향을 줄 수 있음
보호폄반응 (protective extension)	"낙하산" 검사 방법은 아이를 표면을 향해 빠르게 움직여야 함(상지의 경우 머리를, 하지의 경우 발을 아래로); 아이가 표면을 향해 사지를 펴면 양성 반응; 아이가 지지면에서 바깥쪽으로 충분히 벗어나도록 팔을 뻗게 하거나(내적 동요),	보호폄반응이 발달하지 않는 경우에는 균형의 소실로 인해 기능적 자세로 들어가거나 벗어나거나 유지하는 능력이 감소되며 부상을 예방하는 능력도 떨어짐;

계속

일부 자세 반사의 검사		
이름	검사 방법	의미
보호폄반응 (protective extension) – 계속	무게중심이 지지면의 한계를 넘어서도록 아이를 빠르게 움직여서(외적 동요), 기능적 자세에서(앉은 자세, 네발기기자세, 선 자세) 그리고 모든 방향에서(앞쪽, 옆쪽, 뒤쪽) 검사가 가능함	움직임에 대한 두려움을 유발할 수 있음
평형반응 (Equilibrium)	전신에 대한 복잡한 직립반응, 검사는 움직이는 표면에서 시행할 수도 있고(외적 동요), 균형을 깨뜨리면서 시행할 수도 있음(내적 동요); 양성 반응은 기울이는 방향으로 (또는 지지면으로 무게중심을 이동하기 위해) 머리와 몸이 직립되는 것이며, 수평면에서의 움직임 (몸통 회전)과 사지의 폄이 동반될 수 있음	평형반응이 발달하지 않는 경우에는 정적 및 동적 자세에서의 균형 및 조절이 감소될 수 있음

반사 상태 (Reflex Integrity)

깊은힘줄반사 (Deep tendon Reflexes)

신생아에서는 정상적으로 반사가 항진되어 있으며, 6세가 되면 성인과 동일한 정상 반응이 나타나나, 어린 소아에서는 주의를 분산시키는 방법이 필요할 수 있음

척도 (Scale)	
0 = 반사 반응이 없음 1 = 최소 반응 2 = 중등도 반응 3 = 짧고 강한 반응 4 = 클로누스	
근육(뿌리) 및 신경	**부위/검사 방법**
위팔두갈래근(biceps) (C5–6) 근육피부신경(musculocutaneous)	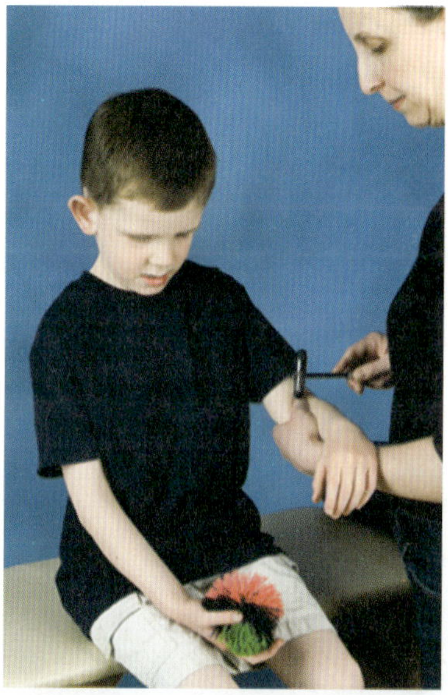
위팔노근(brachioradialis) (C5–6) 노신경(radial)	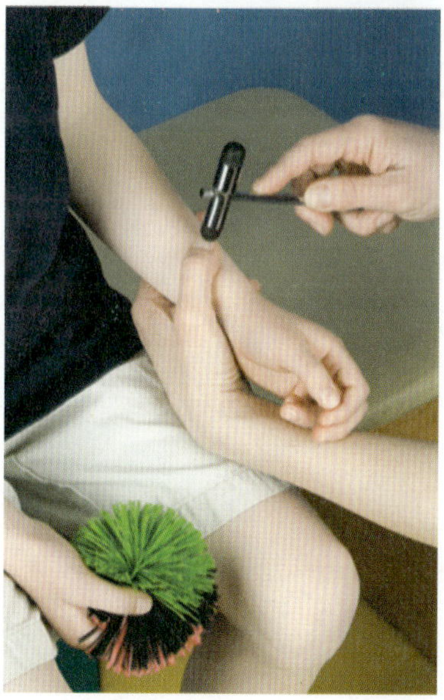

계속

<table>
<tr><th colspan="2">척도 (scale)</th></tr>
<tr><td colspan="2">0 = 반사 반응이 없음
1 = 최소 반응
2 = 중등도 반응
3 = 짧고 강한 반응
4 = 클로누스</td></tr>
<tr><th>근육(뿌리) 및 신경</th><th>부위/검사 방법</th></tr>
<tr><td>위팔세갈래근(triceps)
(C7)
노신경(radial)</td><td>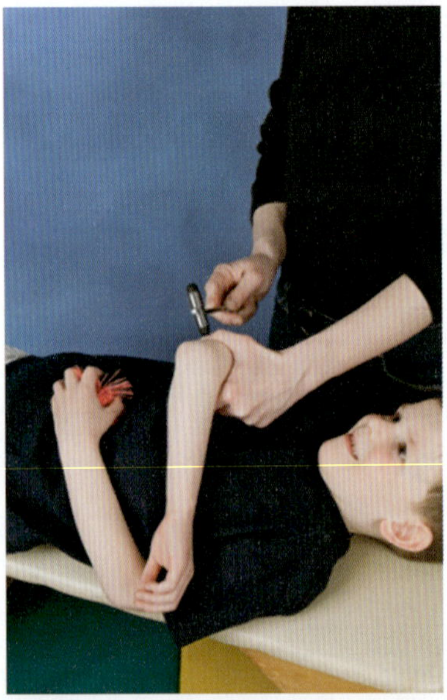</td></tr>
<tr><td>넙다리네갈래근(quadriceps)
(L3-4)
넙다리신경(femoral)</td><td>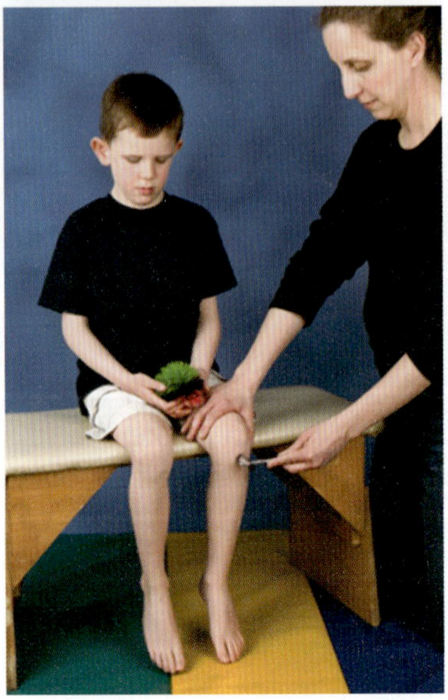</td></tr>
</table>

계속

<table>
<tr><th colspan="2">척도 (scale)</th></tr>
<tr><td colspan="2">0 = 반사 반응이 없음
1 = 최소 반응
2 = 중등도 반응
3 = 짧고 강한 반응
4 = 클로누스</td></tr>
<tr><th>근육(뿌리) 및 신경</th><th>부위/검사 방법</th></tr>
<tr><td>종아리근(gastrocnemius)
(S1)
궁둥신경/정강신경(sciatic/tibial)</td><td>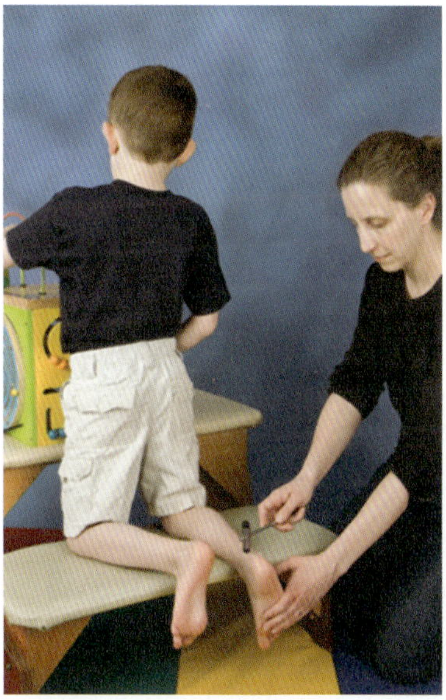</td></tr>
<tr><td colspan="2">주의: 소아에서 바빈스키반사(발뒤꿈치에서부터 발바닥의 가쪽모서리를 따라 발바닥 자극 시 발가락이 위로 올라감)가 나타나면 중추신경계 이상을 나타내지만 신생아나 어린 유아에서는 정상일 수 있음</td></tr>
</table>

감각 상태 (Sensory Integrity)

피부분절 분포 - 말초신경의 피부 부위 신경분포

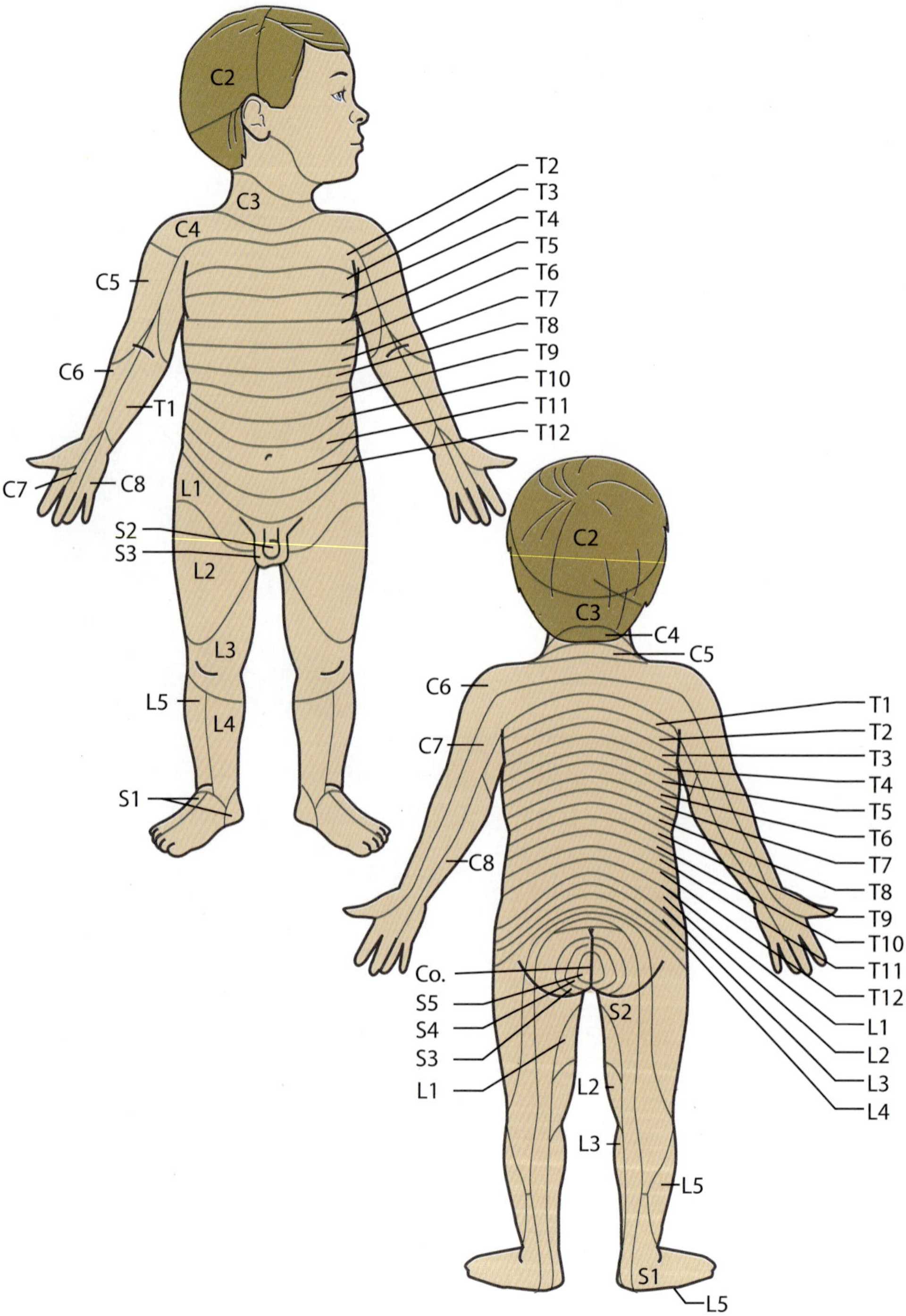

감각 검사의 종류

- 얕은감각
  - 날카로움/무딤의 구별
  - 온도
  - 가벼운 촉각
  - 압력
- 깊은감각(고유감각)
  - 운동감각
  - 위치감각
  - 진동
- 복합감각(겉질)
  - 촉각 국소화
  - 두점식별
  - 양측 동시 자극
  - 입체감각인식
  - 무게인식
  - 피부그림감각
  - 질감의 인식

용어 – 흔한 감각 결손

용어	정의
무통증 (Analgesia)	통증 감각의 완전 소실
무감각 (Anesthesia)	감각의 소실
입체인식불능 (Astereognosis)	물체의 형태와 모양을 인지하지 못함 (촉각인식 불능)
작열통 (Causalgia)	통증을 동반한 타는 듯한 느낌
통각저하 (Hypalgesia)	통증에 대한 예민성 감소
통각과민 (Hyperalgesia)	통증에 대한 예민성 증가
감각과민 (Hyperesthesia)	감각 자극에 대한 예민성 증가
감각저하 (Hypoesthesia)	감각 자극에 대한 예민성 감소
감각이상 (Paresthesia)	이상 감각

운동 기능

근육분절 분포(myotomal distribution)

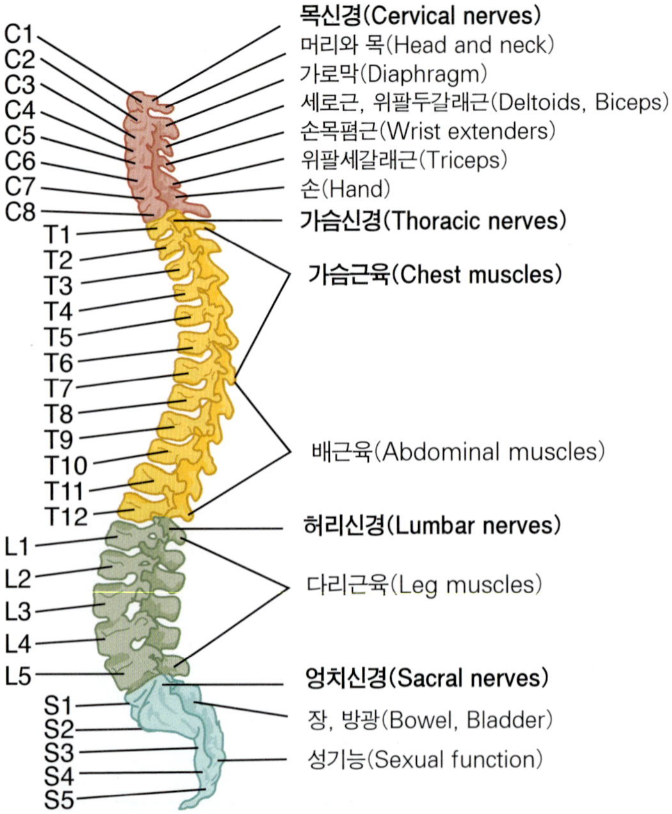

운동검사의 종류

- 근육 활성화/근력 유발/힘
  - 근육 힘살을 문지름
  - 도수근력검사*(근골격 부분 참조)*
  - 동력측정기(포켓용)
  - 일회반복 최대치
- 근수축 시점 및 순서
  - 근전도(EMG)
- 근지구력
  - 동력측정기(등속성)
- 기능 수행*(근골격 부분 참조)*

용어 – 흔한 운동 조절 결손(중추신경계; CNS)		
운동불능(Akinesia)	동작을 시작하지 못함	바닥핵
실조(Ataxia)	동작의 협동이 잘 안되거나 소실됨	소뇌
느린비틀림운동(Athetosis)	느린, 비자발적, 비트는, 뱀과 같은 동작	바닥핵
운동완만(Bradykinesia)	느린 동작	바닥핵
무도병(Chorea)	비자발적, 빠른, 불규칙적, 격동적 동작	바닥핵
무도느림비틀림운동 (Choreoathetosis)	느린 비틀림운동과 무도병의 혼합	바닥핵
조음장애(Dysarthria)	언어 질환	소뇌
상반운동반복장애 (Dysdiadochokinesia)	동작을 빠르게 교대로 하는 능력의 장애	소뇌
측정이상(Dysmetria)	거리를 측정하거나 동작의 범위를 측정하지 못함 (측정과대 또는 측정과소)	소뇌
근육긴장항진 (Hypertonia)	근육 긴장도/강직의 비정상적인 증가	대뇌겉질; 척수
근육긴장저하 (Hypotonia)	수동적 동작에 대한 저항의 감소	소뇌
눈떨림(Nystagmus)	눈의 리듬있는, 진동 동작; 몸의 회전후에 정상적으로 나타남	소뇌
마비(Paralysis)	근육 기능의 완전 소실	대뇌겉질; 척수
불완전마비(Paresis)	근육 기능의 부분적 소실	대뇌겉질; 척수
경직(Spasticity)	수동적 움직임에 대한 저항의 속도에 의존적인 증가	대뇌겉질; 척수
경축(Rigidity)	수동적 움직임에 대해 관절운동범위 전체에 걸친 근육 긴장도 및 저항의 증가	바닥핵

근긴장도/경직의 측정 (Measurements of Muscle Tone/Spasticity)

점수	연축 빈도 척도(Spasm Frequency Scale)
0	연축 없음
1	자극에 의해서만 유발되는 경도의 연축
2	시간당 1회 미만으로 발생하는 불규칙적인 강한 연축
3	시간당 1회 이상의 연축
4	시간당 10회 이상의 연축

Source: Penn, R.D., Savoy, S.M., corcos, D., Latash, M., Gottlieb, G., Parke, B., and Kroin, J.S.: Intrathecal baclofen for severe spinal spasticity. *N engl J Med.* 1989; 320:1517–1521

점수	수정된 Ashworth 척도(Modified Ashworth Scale)
0	근긴장도 증가 없음
1	근긴장도의 약간의 증가로 붙잡았다가 놓는 듯한 느낌이 들거나 해당 부위가 굽힘 또는 폄 상태로 움직일 때 관절운동범위의 끝에서 최소한의 저항으로 나타남
1+	근긴장도의 약간의 증가로 붙잡는 듯한 느낌이 들었다가 남은 관절운동범위(절반 이하) 동안 최소한의 저항이 이어짐
2	관절운동범위의 대부분에 걸쳐 근긴장도의 상당한 증가가 있지만 해당 부위는 쉽게 움직임
3	근긴장도의 상당한 증가로 수동적 움직임이 어려움
4	해당 부위가 굽힘 또는 폄 상태로 굳음

Source: Bohannon, R.W., and Smith, M.B.: Interrater reliability of a modified Ashworth scale of muscle spasticity. *Phys Ther.* 1987; 67:207–208.

점수	수정된 Tardieu 척도(Modified Tardieu Scale)
근육 반응의 정도(quality of muscle reaction)	
0	수동적 움직임 전반에 걸쳐 저항이 없음
1	수동적 움직임 전반에 걸쳐 약간의 저항; 특정 각도에서 명확히 "붙잡는 느낌"은 없음
2	특정 각도에서 명확히 "붙잡는 느낌"으로 수동적 움직임을 방해하며 이후 놓는 느낌이 이어짐
3	특정 각도에서 클로누스가 나타나나 곧 소실됨 (압력 유지 시 10초 미만)

계속

점수	수정된 Tardieu 척도(Modified Tardieu Scale)
근육 반응의 정도(quality of muscle reaction)	
4	특정 각도에서 소실되지 않는 클로누스 (압력 유지시 10초 이상)
5	관절이 움직이지 않음
관절 각도(joint angles)	
R1	근육 반응 각도; 빠른 신장시 근육의 "붙잡는 느낌" (속도 = V3)
R2	수동적 관절운동범위 전체 각도 (속도 = V1)
속도(velocity)	
V1	가능한 천천히 (중력하에서 사지가 떨어지는 것보다 느리게)
V2	중력하에서 사지가 떨어지는 속도
V3	가능한 빨리 (중력하에서 사지가 떨어지는 것보다 빠르게)

Source: Yam, W.K.L., and Leung, M.S.M.: Interrater reliability of modified Ashworth scale and modified Tardieu scale in children with spastic cerebral palsy. *J child Neurol.* 2006; 21:1031-1035

운동 발달/운동 이정표

나이에 따른 주요 운동 이정표와 발달 영역 – 1세			
나이	대운동	소운동/ 잡기	입 운동
0–1개월	머리를 들고 회전; 발을 동시에 참	손을 폈다 쥐었다 함; 팔을 뻗어 닿으려 함	먹기 위해 먹이찾기반사 및 빨기반사를 보임
2–3개월	당겨서 앉힐 때 머리 쳐짐이 감소; 팔꿈치로 지지하기 시작(엎드린 자세에서)	팔 뻗어 닿아 손에 쥠; 놓는 것은 잘 조절하지 못함	손을 입에 가져감; 모유수유 또는 분유수유 시 빨기, 삼키기, 숨쉬기를 조절
4–5개월	누워서 손을 발에 가져가서 장난침; 옆으로 돌려고 시도함; 지지한채 앉을 수도 있음; 엎드린 자세에서 팔을 펴고 밀 수도 있음	손바닥으로 쥐기; 두 손으로 장난감을 잡을 수 있음	입으로 질감을 파악(반쯤 누운 자세에서 머리를 똑바로 들 수 있다면); 혀를 내밀기도 함
6–7개월	지지없이 앉음; 손과 무릎으로 기기 자세를 취함; 바로 누운 자세에서 엎드린 자세 또는 반대로 굴림; 배밀이를 시도	작은 물체를 움켜쥠; 물체를 손가락과 엄지를 사용하여 노쪽 손바닥쥐기 (radial palmar grasp) 가능	마시기 위해 병을 쥠; 손가락으로 먹기 시작(쉽게 부서지는 쿠키 또는 크래커), 수직적 씹기

계속

나이에 따른 주요 운동 이정표와 발달 영역 – 1세– *계속*

나이	대운동	소운동/잡기	입 운동
8–9개월	자세를 바꿈; 당겨서 일어남; 네발기기; 배밀이 시도	물체를 놓는 조절이 발달; 노쪽 손가락쥐기 사용	윗입술을 이용하여 숫가락에서 음식을 먹음; 혀를 사용하여 음식을 옆으로 움직임; 시피컵을 사용
10–11개월	가구를 잡고 순항; 손 잡고 걷기도 함; 빠르게 배밀이; 잠깐동안 혼자 섬	손가락끝잡기 (inferior pincer grasp; 엄지와 집게손가락의 중간으로 잡기) 발달	부드러운 음식부터 견고한 음식까지 씹고, 입에 대부분을 머금고 있다가 질식없이 삼킴
12개월	손과 무릎을 사용하여 일어남; 처음으로 독립 보행; 선자세에서 몸을 낮출 수 있음	섬세한 손가락끝잡기(fine pincer grasp; 엄지와 집게손가락의 끝으로 잡기)	숫가락을 떠 먹고, 손가락으로는 잘 집어먹음; 보다 견고한 음식도 질식없이 잘 씹고 삼킴

세계보건기구 - 6가지 주요 운동 이정표의 창
(World health organization- Windows of achievement of six major motor milestones)

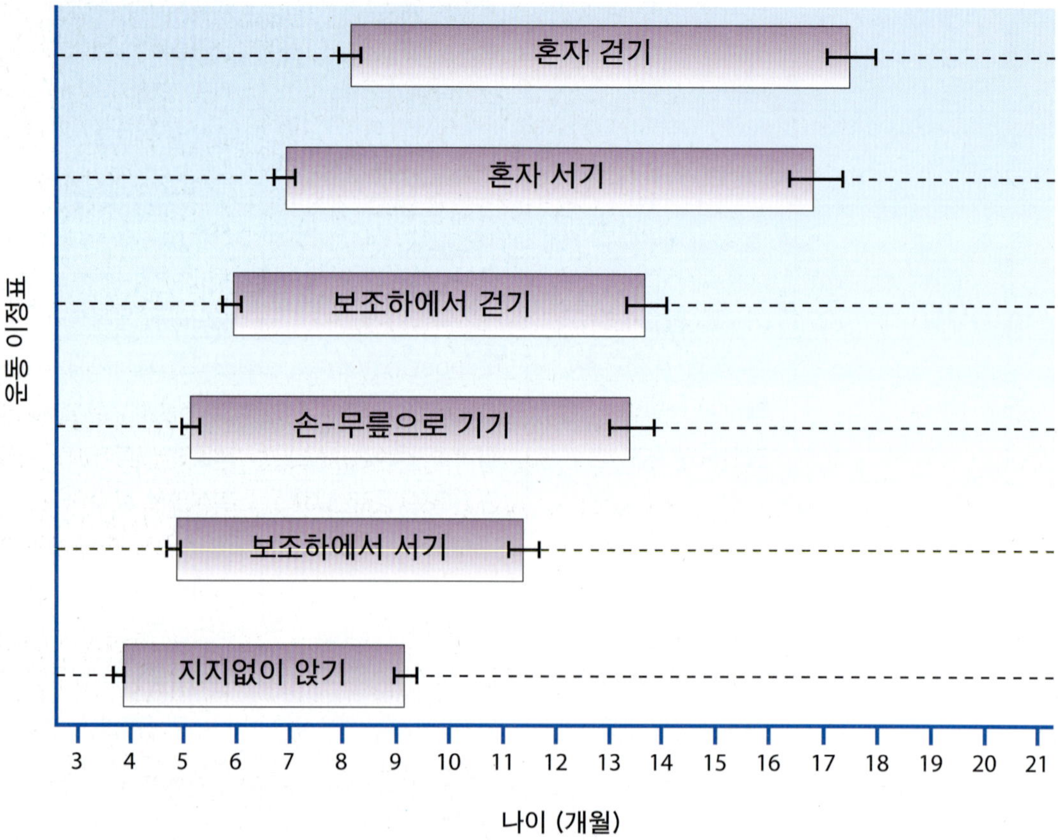

Source: WHO Multicentre Growth Reference Study Group: WHO Motor Development Study: Windows of achievement for six gross motor development milestones. *Acta Paediatr Suppl.* 2006; 450:86–95, with permission. Note: For other helpful data about these motor milestones, see: http://www.who.int/childgrowth/standards/motor_milestones/en/index.html

나이에 따른 주요 운동 이정표와 발달 영역 – 유아기 및 초등학교 저학년 시기
(Key motor milestones by age and domain of development–toddler and early elementary school age)

나이	대운동	소운동/잡기
18개월	계단을 기어 오르락내리락함; 뻣뻣하게 달림	글씨를 휘갈겨쓰기 시작; 손바닥 뒤침잡기(palmar–supinate grip)로 기구를 잡음; 모양 끼워맞추기 놀이
2세	계단에서 난간 잡음; 작은 보폭으로 점프함; 공을 참	수직 또는 수평으로 치려고 함; 손가락엎침잡기(digital–pronate grip)로 기구를 잡음; 간단한 퍼즐을 할 수 있음
3세	세발자전거를 탐; "실제로" 뜀; 계단 올라갈 때 발을 교대로 함; 작은 물체 위를 뛰어 넘음	원을 따라 그릴 수 있음; 10개의 블록을 쌓음; 옷을 벗음; 큰 구슬을 꿤
4세	계단을 내려갈 때 발을 교대로 함; 공을 던질때 약간의 몸통 회전을 동반; 공을 가두면서 잡음; 넓은 보폭으로 뜀	마름모 위를 따라 그릴 수 있음; 십자가를 따라 그림; 정적 세손가락잡기(static tripod grip)로 기구를 잡음; 가위로 직선을 자름; 이빨을 닦음
5세	한 발로 8–10번 뜀; 10피트 거리에서 공을 던져 목표물을 맞춤; 한발로 10초 동안 균형을 잡음; 깡총깡총 뜀; 평행봉에서 걸음	세모를 따라 그릴 수 있음; 동적 세손가락잡기(dynamic tripod grip)로 기구를 잡음; 글자와 숫자를 씀; 작은 단추를 잠금; 간단한 아침식사를 준비; 공을 잘 잡음; 대부분의 개인위생을 스스로 함
6–8세	사방치기 놀이를 함; 스케이트를 사용; 두발자전거를 탐; 줄넘기를 함; 배트로 공을 침; 여러 계단을 뛰어 내림	지퍼를 다룰 수 있음; 신발끈을 묶음; 마름모를 따라 그림; 가위를 사용하여 모양대로 자름; 글쓰기가 잘 조절되고 세련되어짐; 모든 개인위생을 스스로 함; 정자체로 잘 쓰고, 필기체로도 쓸 수도 있음

운동 학습 – 평가 개념의 정의

- ***학습과 수행을 구분:*** 학습은 행동이 상대적으로 영구히 변화하는 형태로 나타나며, 시간이 지나도 반복될 수 있음
- ***학습 스타일:*** 아이 및 가족/보호자가 새로운 정보를 학습하기에 선호하는 방법을 선택; 운동 학습의 경우, 구두 지시/상기, 신체적 지도, 시각적 설명, 동료의 시범 등이 아이에게 효과적일지 고려함
- ***학습의 전이:*** 다른 또는 연관된 과제에서의 경험을 통해 얻어진 새로운 과제에 대한 학습으로 나타남
- ***일반화:*** 한 상황에서 발생한 과제를 다른 상황에서 학습하는 것으로 나타남
- ***보류 :*** 학습되었지만 한 동안 실행되지 않았던 기술이나 동작에 대해 다시 평가함
- ***피드백 :*** 동작의 수행, 동작의 요소(수행 지식) 또는 동작의 결과/성공여부(결과 지식)에 대한 정보를 제공하는 피드백의 빈도(피드백이 주어진 백분율, 즉 100%, 50% 등) 및 종류를 지칭
- ***실행:*** 실행 스케줄을 사용하여 아이의 새로운 과제 학습 능력을 평가; 같거나 거의 변화 없는 환경에서 반복적으로 실행되는 경우 집결된 실행이라 함(처음 과제 또는 동작을 수행할 때 매우 도움이 될 수 있음); 한 세션 내에서 다른 요소 또는 다르지만 연관된 과제를 실행할 때 임의 또는 가변적 실행이라 함(학습에는 더 나음)

균형

- 한 다리로 서 있기
  - 4세가 되면 아이는 눈을 뜬 채 최소 5초 동안 한 다리로 균형을 잡을 수 있어야 함
  - 4–9세 아이는 6–7초 동안 눈을 감은 채 한 다리로 균형을 잡을 수 있을 수 있음(Atwater 등, 1990)

"한 발로 균형잡기" (눈 뜬 상태)에 대한 ***한계치(cutoff points)***: Stay in Step (5–7세 소아의 대운동 선별검사)의 한 항목

나이	낮음	중간	높음
5세 (여아)	10–17초	18–45초	46–63초
5세 (남아)	9–17초	18–49초	50–72초
6세 (여아)	17–29초	30–79초	80초
6세 (남아)	15–22초	23–79초	80초
7세 (여아)	31–56초	57–79초	80초
7세 (남아)	35–46초	47–79초	80초

Available from: http://www.sseh.uwa.edu.au/about/services/unigym/movement_assessment/norms

■ 기능적 팔 뻗어닿기 검사(Functional Reach Test; FRT)

- 성인을 대상으로 개발된 검사에서 수정
- 나이, 신장 및 지지면의 크기에 따라 수행이 변화
- *기술(description)*: 자를 아이의 어깨뼈봉우리 높이로 벽에 붙이고, 아이가 발을 땅에 붙인 채 팔을 바닥과 평행하게 든 다음, 주먹 쥔 손을 넘어지지 않는 범위에서 최대한 앞으로 뻗으면서 시작지점에서 끝지점까지의 거리를 측정함
- Bartlett과 Birmingham (2003)은 수정된 FRT에서 측면 팔 뻗어 닿기를 포함시킴

나이에 따른 전형적인 팔 뻗어닿기 거리 (cm)	
나이	평균 (95% 구간)
3세	11.4 (10.7 – 12.1)
4세	13.6 (12.7 – 14.5)
5세	15.7 (13.8 – 17.7)
5–6세	21.17 (16.70 – 24.91)
7–8세	24.21 (20.56 – 27.96)

계속

나이에 따른 전형적인 팔 뻗어닿기 거리 (cm)	
나이	평균 (95% 구간)
9–10세	27.97 (25.56 – 31.64)
11–12세	32.79 (29.68 – 36.18)
13–15세	32.30 (29.58 – 36.08)

Source: Adapted from Norris, R.A,, Wilder, E., Norton, J.: The functional reach test in 3- to 5-year-old children without disabilities. *Pediatric Physical Ther.* 2008; 20:47–52; and Donohoe, B., Turner, D., Worrell T.: The use of functional reach as a measurement of balance in boys and girls ages 5 to 15 years. *Pediatric Physical Ther.* 1994; 6:189–193.

■ 일어나서 걸어갔다 오기(Timed Up and Go; TUG)

- 성인을 대상으로 개발된 검사에서 수정
- *기술:* 3미터 보행로를 바닥에 표시; 아이가 적정 높이의 의자에 앉아서 시작; 일어서서 3미터를 걷고, 돌아서 다시 걸어와서 의자에 앉음; "출발" 신호에서부터 바닥에 두 발을 붙이고 완전히 앉을 때까지의 시간을 기록
- Williams 등(2005)에 의하면 3–5세 소아에서 평균 TUG 점수가 6.7초 였고, 6–9세 소아에서는 5.1초로 나타났음

■ 계단 올라갔다 내려오기(Timed Up and Down Stairs (TUDS)

- *기술:* 아이는 14층 계단 바닥에서 30 cm 떨어진 곳에서 출발하여 가능한 빠르게 올라갔다 내려오며, "출발" 신호에서부터 두 발이 바닥층에 닿을 때까지 시간을 기록
- Zaino 등(2004)에 의하면 8–14세 소아는 평균 7–9초에 이 과제를 수행하였고, 뇌성마비 아이들은 평균 14–24초에 수행함

■ 소아 균형 척도(Pediatric Balance Scale; PBS)

- 성인을 대상으로 한 Berg 균형 척도에서 수정
- *기술:* 학령기 아동에 대해 14항목 검사(지시 및 점수 측정은 Franjoine 등, 2003 참조)

PBS 점수표	0-4점	초
1. 앉은 자세에서 일어서기		
2. 선 자세에서 앉기		
3. 이동		
4. 지지없이 서기		
5. 지지없이 앉기		
6. 눈 감고 서기		
7. 양발을 붙이고 서기		
8. 한 발을 앞으로 내밀고 서기		
9. 한 발로 서기		
10. 360° 돌기		
11. 뒤돌아보기		
12. 바닥의 물체 집어올리기		
13. 낮은 의자에 발을 교대로 올리기		
14. 팔 뻗어 앞으로 닿기		
총점		

■ 소아 임상 균형감각 검사(Pediatric Clinical Test of Sensory Interaction for Balance; P-CTSIB)

- 성인 임상 균형감각 검사에서 수정; 균형에 대한 시각, 몸감각 및 안뜰감각 평가
- *기술:* 아이가 세 가지 조건에서(눈 뜨고, 눈 감고, 돔 사용–시각 고정) 정적 서 있기 상태에서 2.5° 단위로 자세가 흔들리는 것을 측정; 두 자세에서 반복(바닥에서 서기 및 매트리스에서 서기) (Westcott 등, 1994 참조)

■ 롬버그 징후(Romberg's sign)

- *기술:* 아이가 발을 모으고 서서 20초 동안 눈을 감음; 흔들림이 증가하거나 균형을 잃거나 검사 중단하면 양성 반응
- 아이가 지지없이 서서 지시를 수행할 수 있어야 검사 가능; 양성 롬버그 징후는 안뜰기능 이상을 시사; 소아에서는 척수 질환과 흔히 연관됨

보행 및 이동

발달 시 고려사항 (Developmental consideration)

0-9개월

- 출생 시 존재한 생리적 굽힘이 시간이 지나면서 감소
- 높은 체지방 비율
- 신체 대비 큰 머리 비율
- 사지 길이가 빠르게 증가
- 전반적 체격이 커짐
- 바닥 이동 기술이 발달: 구르기(rolling), 배밀이(creeping), 자세 취하기
- 지지한 채 서기

9-15개월

- 잡아당겨 세우기 및 가구잡고 순항하기
- 초기 보행: 엉덩관절 굽힘, 벌림 및 바깥돌림으로 지지면이 넓음; 무릎은 무게중심을 낮추기 위해 굽힘 상태; 발목은 외번 및 엎침
- 초기 보행: 상지는 "높은 가드" 상태
- 무게중심이 높음 – 몸통 회전은 거의 없고, 전진하기 위해 가쪽으로 체중 이동
- 보행 역학: 발이 평평한 채 접지, 매우 짧은 한 발로 서기, 작은 보폭, 빠른 박자, 유각기 시 발등굽힘의 감소
- 연습 시: 상지는 "낮은 가드" 상태가 되며, 지지면이 좁아짐

18-24개월

- 접지 시 발꿈치딛기가 분명해짐; 무릎은 말기유각기(terminal swing)에서 약간 굽힘상태로 유지
- 약간의 발끝밀기를 보임
- 몸통 회전 증가
- 활보장 길이 증가
- 발과 엇갈리며 팔 흔들기 시작

3-4세
• 골반 회전 증가 • 체중 이동이 두드러짐 • 지지면이 골반 넓이와 거의 비슷함
6-7세
• 지지면이 더욱 좁아짐 • 발꿈치딛기 및 발끝밀기가 분명해짐 • 무게중심: 수직 이동보다는 수평 이동이 커짐 • 하지 길이 증가로 활보장 길이가 커짐 • "성인과 같은" 보행 양상 존재

보행시간/거리 변수의 평균치* – 나이에 따른 정상 발달

** 모든 평균치는 측정단위의 1/10에 근사치로 올림*

변수 (parameter)	1세	2세	3세	4세	7세
반대쪽 발가락떼기 (opp. toe off) (% 주기)	17	17	16	14	12
반대쪽 발 디딤 (opp. foot strike) (% 주기)	49	50	50	50	50
한 발로 서기 (single stance) (% 주기)	32	34	35	36	38
발가락떼기 (toe off) (% 주기)	67	67	66	64	62
보폭 (step length) (cm)	22	28	33	39	48
활보장 길이 (stride length) (cm)	43	55	67	78	97
한 주기 시간 (cycle times) (초)	0.68	0.78	0.77	0.78	0.83
박자 (cadence) (걸음/분)	176	156	154	152	144
보행속도 (walking velocity) (cm/초)	64	72	86	99	114
보행속도 (walking velocity) (m/분)	38.4	43.2	51.6	59.4	68.4

Source: Adapted from Sutherland, D.H., Olshen, R.A., Biden, E.N., and Wyatt, M.P.: *The Development of Mature Walking.* Philadelphia: J.B. Lippincott, 1988.

보행 주기(gait cycle)

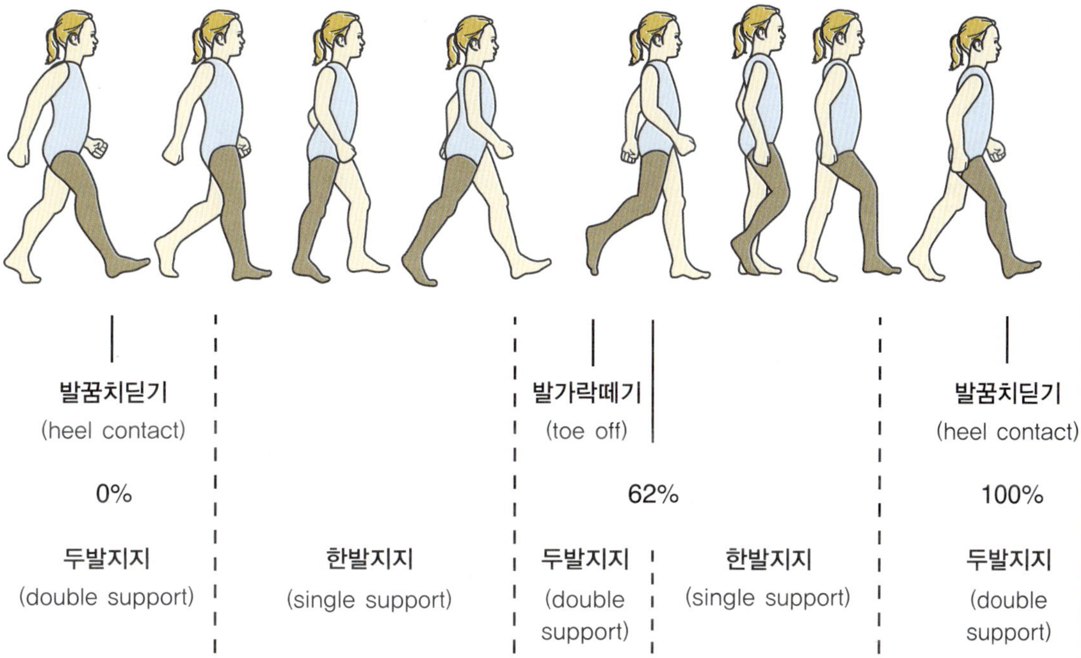

흔한 보행 이상

상지/몸통/골반 (Upper extremities/Trunk/Pelvis)

- **시상면**
  - 과도한 앞/뒤 골반 경사(pelvic tilt)
  - 과도한 앞쪽 또는 뒤쪽으로 기댐
- **이마면**
  - 가쪽으로 기댐
  - 반대쪽의 떨어짐
- **가로면**
  - 골반 회전의 증가 또는 감소
  - 팔 흔들기의 감소 또는 소실

엉덩이(Hip):

- **시상면**
  - 굽힘의 증가 또는 감소
- **이마면**
  - 벌림/모음의 증가 또는 감소
  - Trendelenburg
  - 엉덩이 들어올리기(hip hiking)
  - 과도한 안굽이엉덩관절/밖굽이엉덩관절(excessive coxa varus/valgus)
- **가로면**
  - 안쪽/바깥돌림
  - 휘돌림(circumduction)
  - 과도한 넙다리뼈 비틀림(torsion)

무릎 (Knee)

- **시상면**
  - 과도한 무릎 굽힘 또는 과다폄
- **이마면**
  - 과도한 안굽이무릎/밖굽이무릎(excessive genu varus/valgus)
- **가로면**
  - 과도한 정강뼈 비틀림

발/발목 (Foot/Ankle)

- **시상면**
  - 초기접지 시 발꿈치딛기의 부재
  - 체중부하 시 조절이 잘 안됨/발을 탁 놓음

- 발꿈치떼기의 조기발생 또는 소실
- 과도한 발바닥쪽굽힘 또는 발등굽힘
- 유각기시 발 떼기(발등굽힘)가 잘 안됨
- 뒤꿈치들림

이마면

- 과도한 발 뒤침 또는 엎침

가로면

- 발가락이 안쪽으로 향하거나 과도하게 바깥쪽을 향함

관찰적 보행 분석(Observational Gait Analysis; OGA) 양식

점수: 0 = 정상, + = 비정상 (겨우 눈에 띔), ++ = 심한 비정상(매우 눈에 띔)

	좌측			우측		
보행 이상	HS-FF	FF-HO	HO-TO	HS-FF	FF-HO	HO-TO
무릎 굽힘						
무릎 폄						
엉덩관절 굽힘						
엉덩관절 폄						
안굽이무릎						
밖굽이무릎						
엉덩관절 모음						
엉덩관절 벌림						
엉덩관절 안쪽돌림						
엉덩관절 바깥돌림						
내반족 (pes varus)						
외반족 (pes planus)						

지시사항: 아이의 보행을 양옆에서 그리고 앞에서 관찰하여, 움직임의 세 면 모두를 고려하여, 이상 소견을 관찰하고, 점수 지침을 사용하여 정상에서의 이탈 정도와 보행 주기에서 언제 발생하는지를 측정함

계속

관찰적 보행 분석(Observational Gait Analysis; OGA) 양식 – *계속*

검사 시 사용한 보행 보조기구

검사 시 사용한 보조기 또는 의지

추가사항:

HS = heel strike (발꿈치딛기), FF = foot flat (발이 평평해짐), HO = heel off (발꿈치떼기), TO = toe off (발가락떼기)

Source: Adapted from Krebs, D.E., Edelstein, J.E., and Fishman, S.: Reliability of observational kinematic gait analysis. *Phys Ther.* 1985; 65:1027–1033.

검사 – 근골격계 (Examination–Musculoskeletal System)

인체 측정

- 머리둘레 (뒤통수이마둘레)
  - 딱딱한 측정 기구/자를 사용하여 인치로 측정
  - 뒤통수와 이마뼈의 가장 앞부분 주위의 둘레를 눈썹과 귀 위에서 측정
  - 가능한 가장 큰 수치를 얻도록 조정
  - *뒤 페이지에 나오는 CDC 차트의 백분율을 참조*
- 신장
  - 딱딱한 측정 기구/자, 직립 신장 측정기구 또는 벽면의 기준점을 사용하여 인치로 측정
  - 영아/어린 아이는 평평한 면에 바로 누운 자세에서 머리에서 평평한 발의 바닥까지 거리를 측정하며, 무릎이 완전히 펴지도록 확인함
  - 소아와 청소년은 가능하면 서서 측정해야 함
  - *뒤 페이지에 나오는 CDC 차트의 백분율을 참조*

- 체중
  - 나이에 적합한 척도를 사용; 파운드로 측정
  - 영아/어린 아이는 옷을 벗기거나 새 기저귀를 채우고 체중을 측정; 소아 및 청소년은 신발과 무거운 옷을 벗고 측정
  - *뒤 페이지에 나오는 CDC 차트의 백분율을 참조*
- 체질량지수(Body mass index; BMI) 계산
  - BMI (체질량지수) = [체중/(신장 • 신장)] • 703
  - *뒤 페이지에 나오는 CDC 차트의 백분율을 참조*

소아에서의 BMI 해석

(http://www.CDC.gov)

BMI 백분율 범위	분류
5 % 미만	저체중(underweight)
5–85 %	정상 체중(healthy weight)
85–95 %	과다체중(overweight)
95 % 초과	비만(obese)

출생에서 36개월: 남아의 나이에 따른 머리둘레 및 신장에 따른 체중 백분율

NAME ____________________

RECORD # ____________

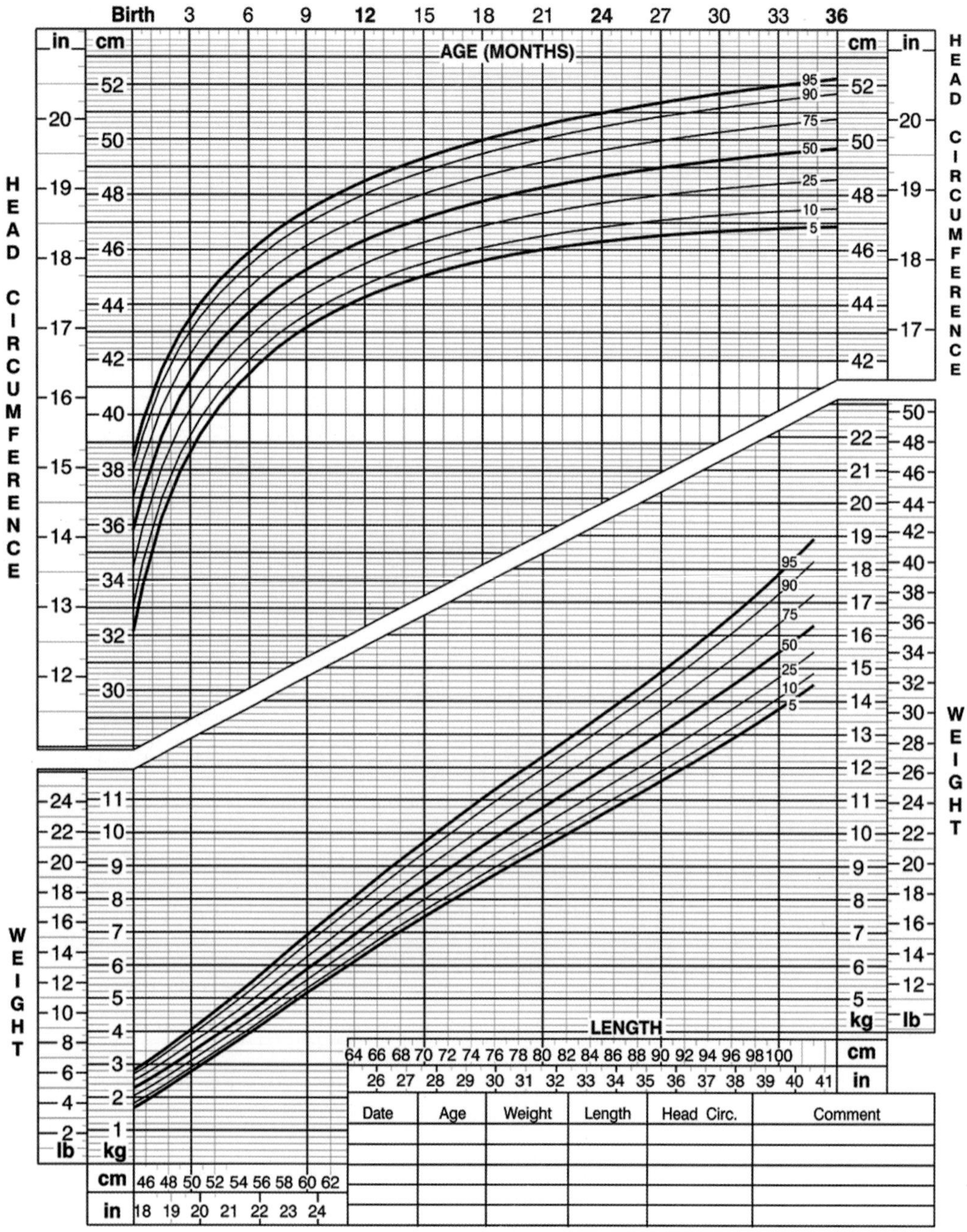

Source: The Centers for Disease Control and Prevention
http://www.cdc.gov/nchs/data/nhanes/growthcharts/set1clinical/Cj41cs019c.pdf, accessed July 15, 2009

출생에서 36개월: 여아의 나이에 따른 머리둘레 및 신장에 따른 체중 백분율

NAME ____________________

RECORD # ____________

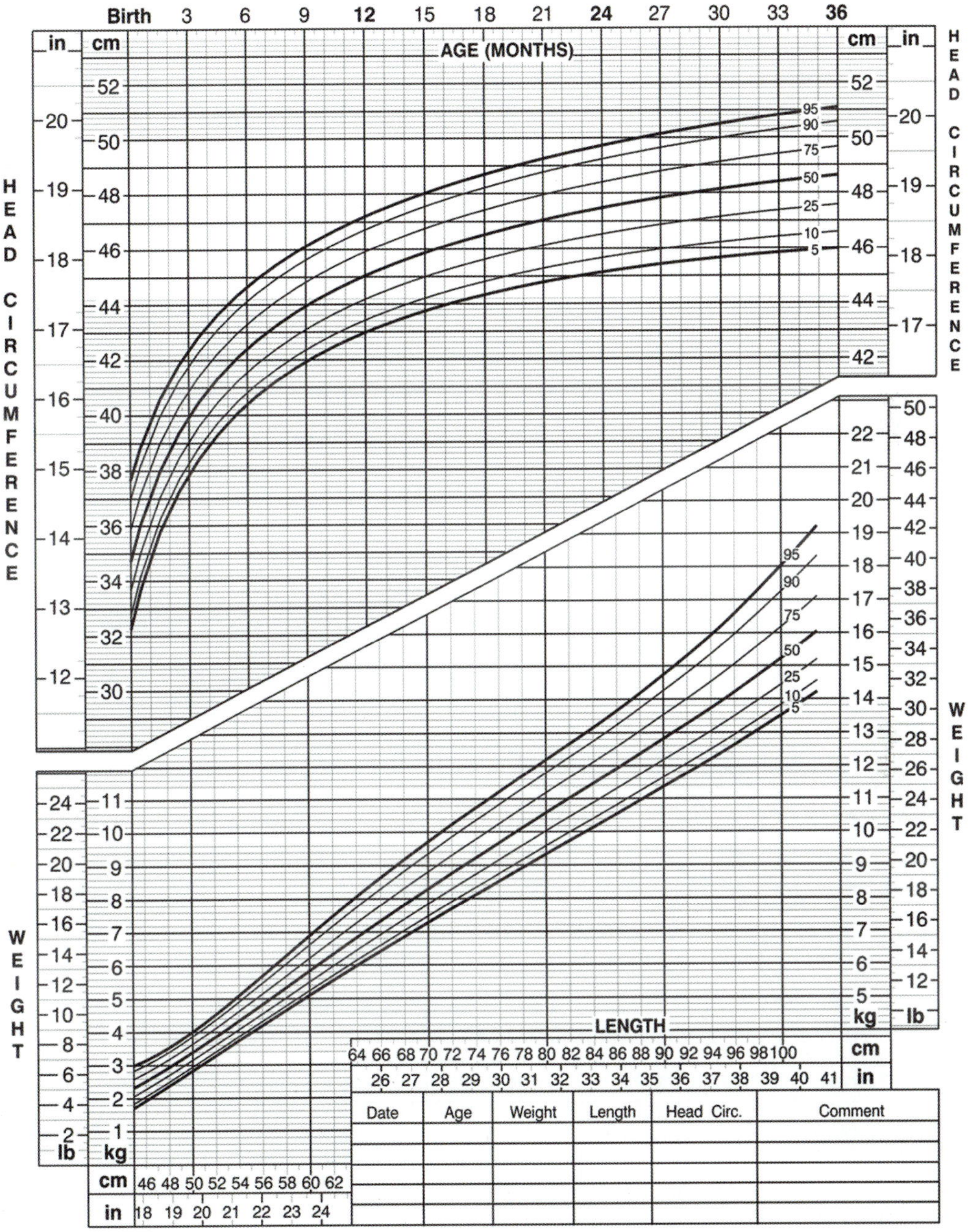

Source: The Centers for Disease Control and Prevention
http://www.cdc.gov/nchs/data/nhanes/growthcharts/set1clinical/Cj41cs020c.pdf, accessed July 15, 2009

출생에서 36개월: 남아의 나이에 따른
신장 및 나이에 따른 체중 백분율

NAME ______________________

RECORD # __________

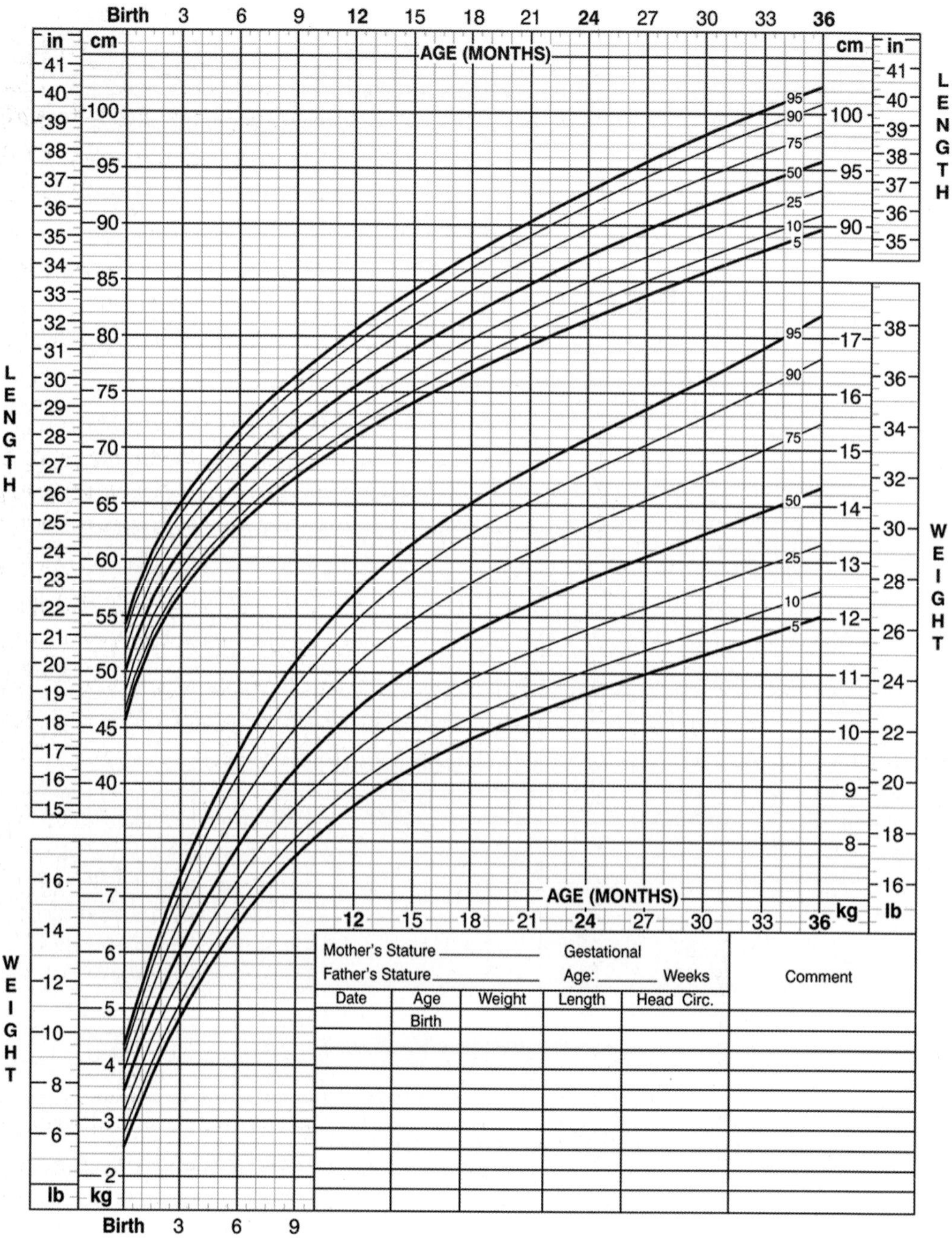

Source: The Centers for Disease Control and Prevention
http://www.cdc.gov/nchs/data/nhanes/growthcharts/set1clinical/Cj41cs017c.pdf, accessed July 15, 2009

출생에서 36개월: 여아의 나이에 따른 신장 및 나이에 따른 체중 백분율

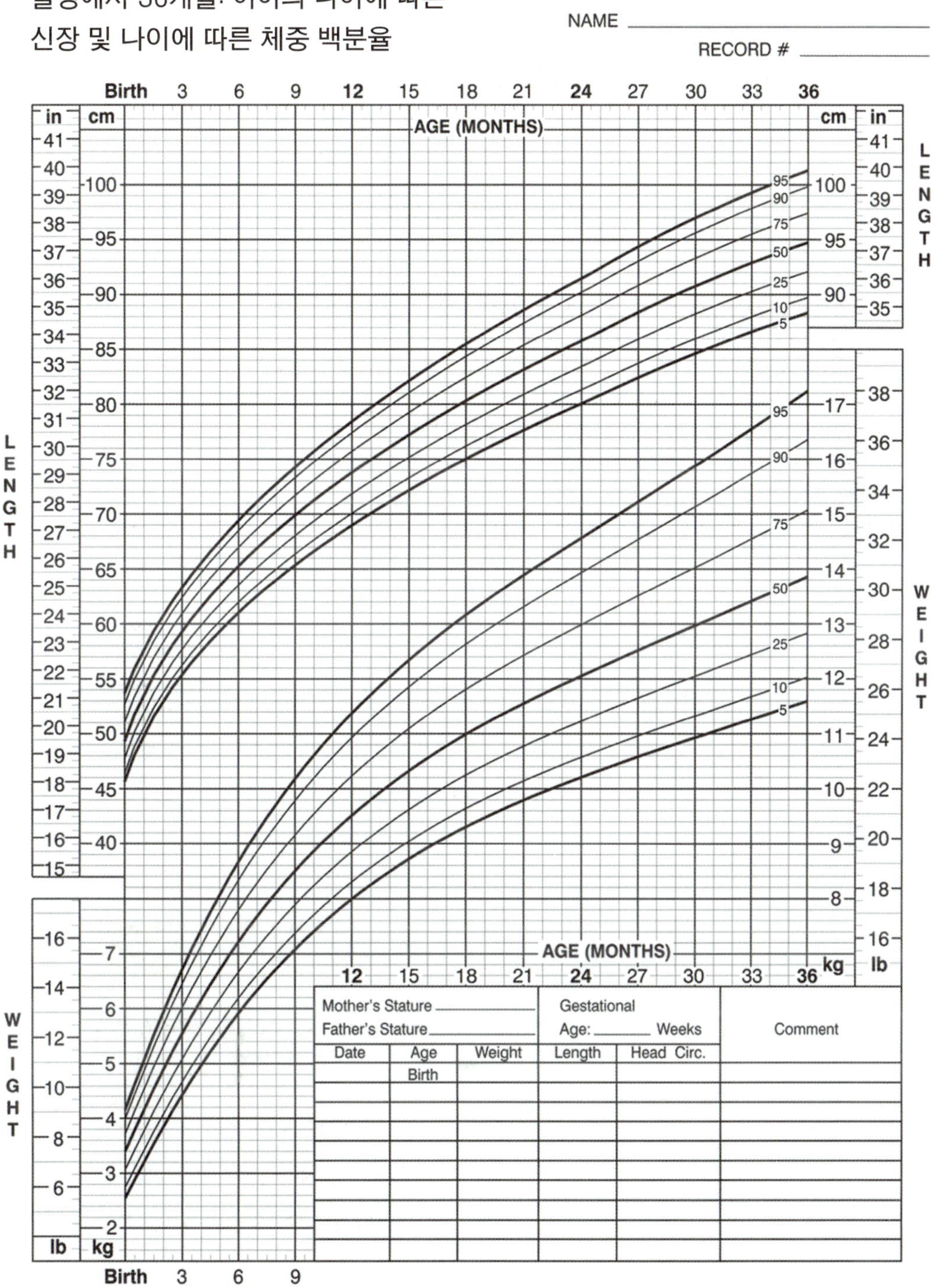

Source: The Centers for Disease Control and Prevention
http://www.cdc.gov/nchs/data/nhanes/growthcharts/set1clinical/Cj41cs018c.pdf, accessed July 15, 2009

2세에서 20세: 남아의 나이에 따른 신장 및 나이에 따른 체중 백분율

NAME ______________________

RECORD # ______________

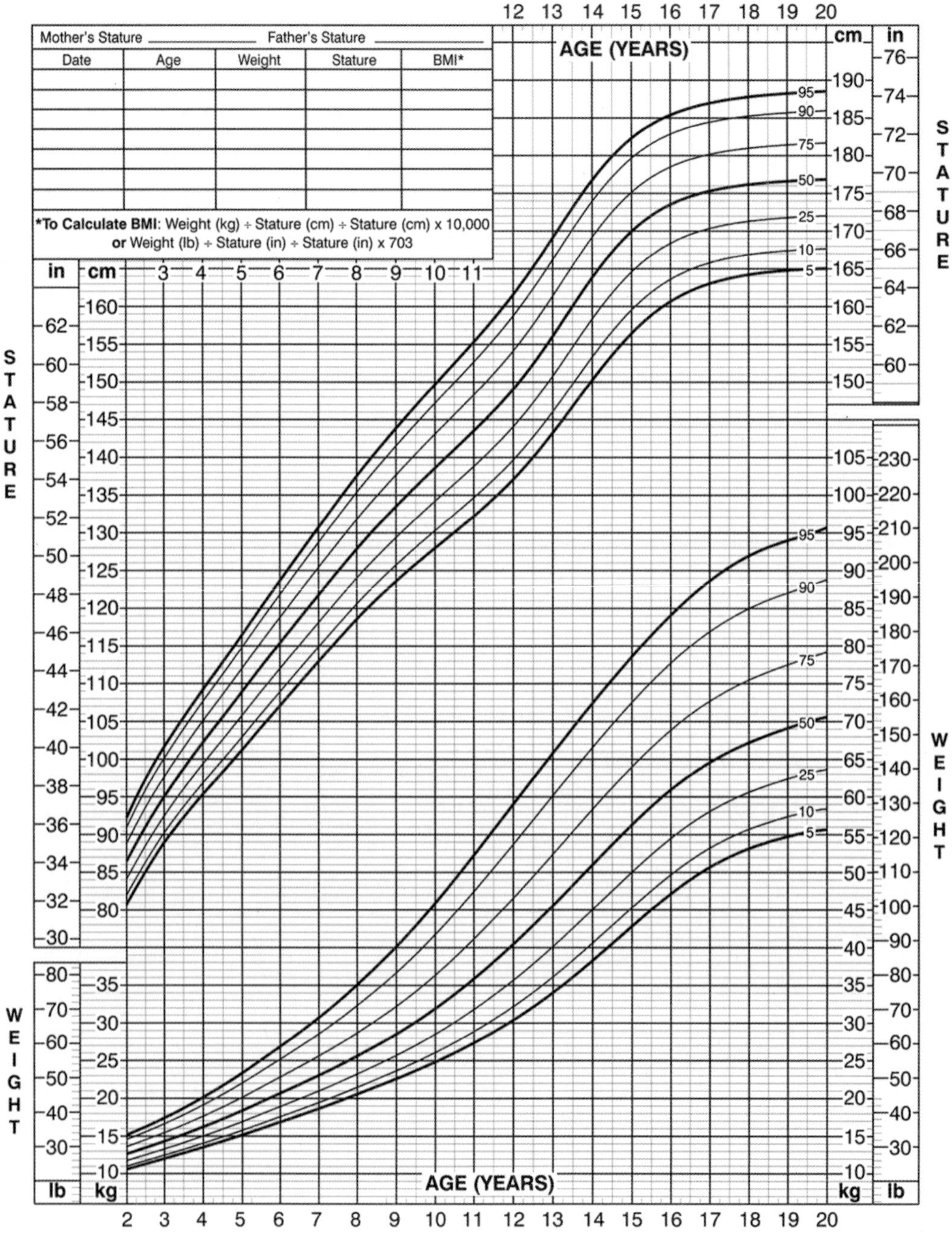

Source: The Centers for Disease Control and Prevention
http://www.cdc.gov/nchs/data/nhanes/growthcharts/set1clinical/Cj41cs021c.pdf, accessed July 15, 2009

2세에서 20세: 남아의 나이에 따른 체질량지수 백분율

NAME ______________________

RECORD # ____________

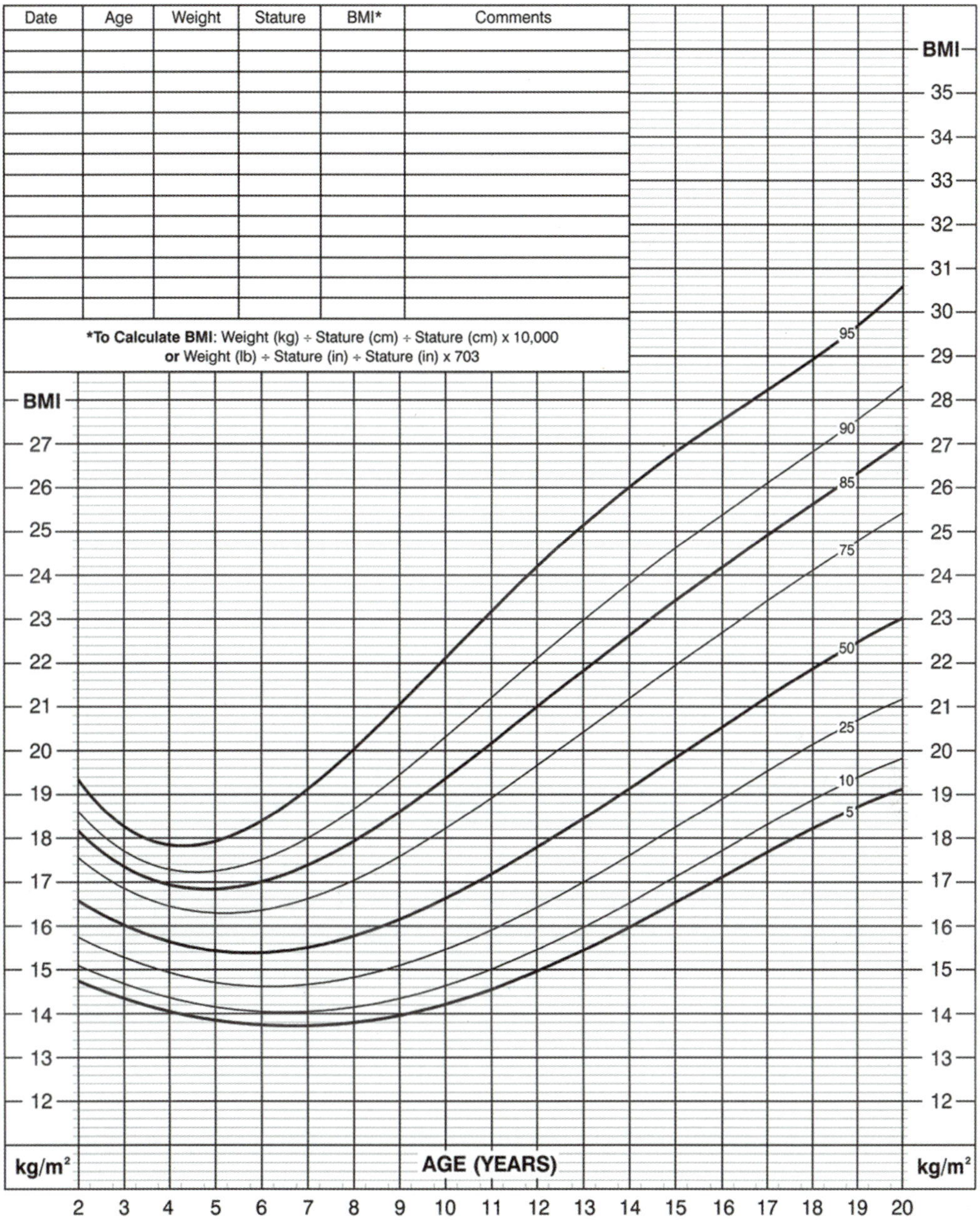

Source: The Centers for Disease Control and Prevention
http://www.cdc.gov/nchs/data/nhanes/growthcharts/set1clinical/Cj41cs023c.pdf, accessed July 15, 2009

2세에서 20세: 여아의 나이에 따른
신장 및 나이에 따른 체중 백분율

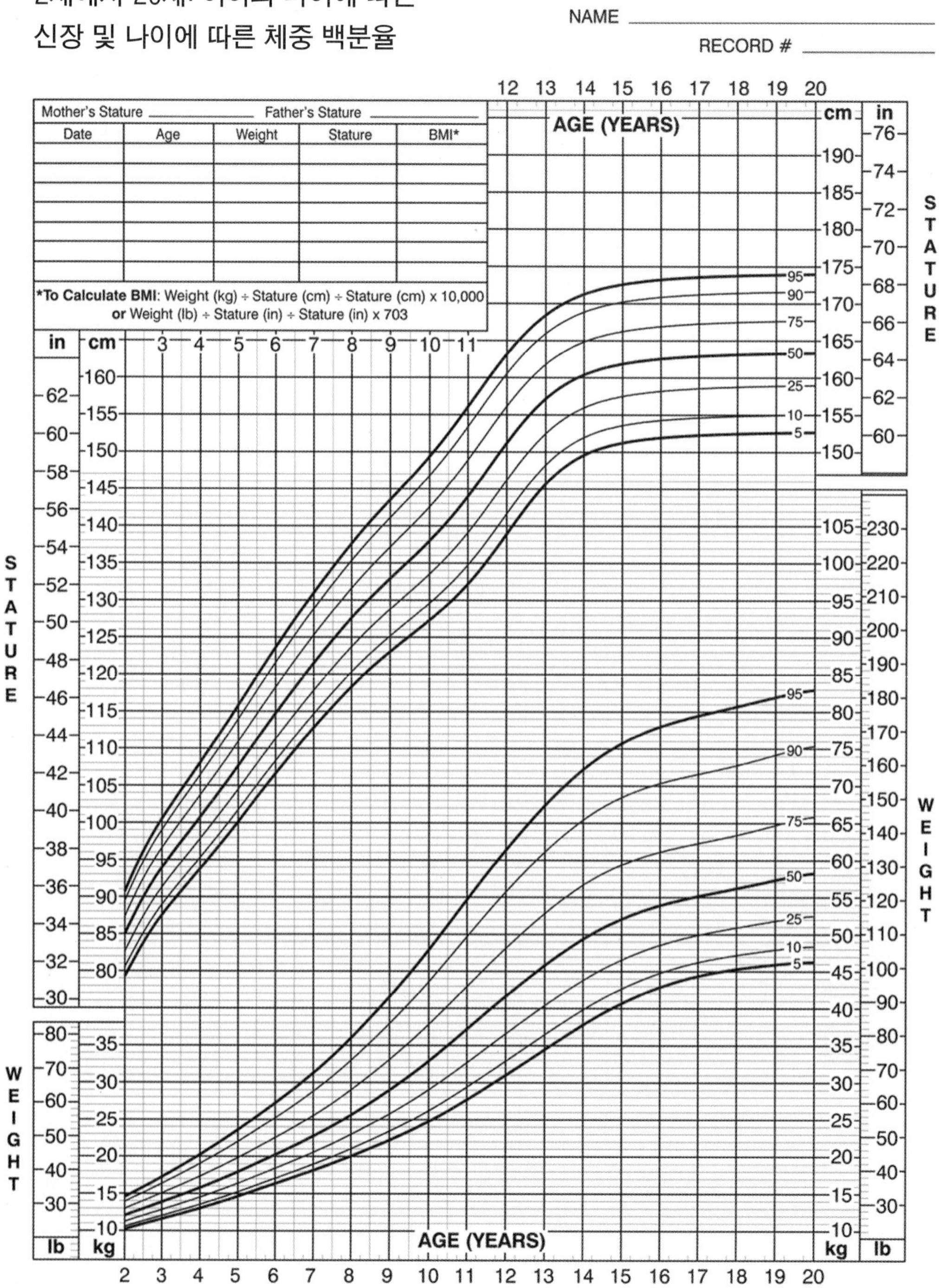

Source: The Centers for Disease Control and Prevention
http://www.cdc.gov/nchs/data/nhanes/growthcharts/set1clinical/Cj41cs022c.pdf, accessed July 15, 2009

2세에서 20세: 여아의 나이에 따른 체질량지수 백분율

NAME ____________________

RECORD # __________

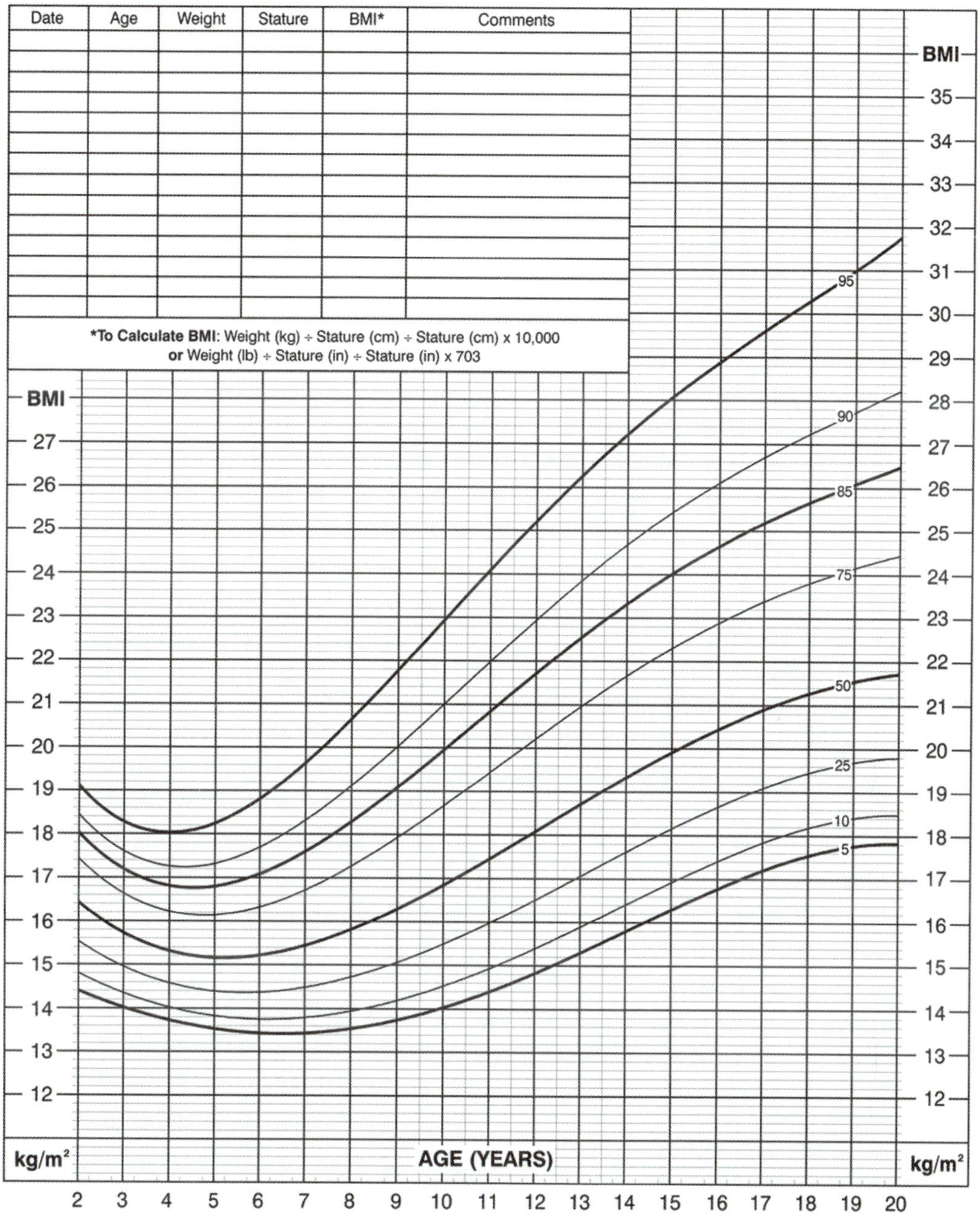

Source: The Centers for Disease Control and Prevention
http://www.cdc.gov/nchs/data/nhanes/growthcharts/set1clinical/Cj41cs024c.pdf, accessed July 15, 2009

자세/정렬

■ 흔한 자세 이상/기형

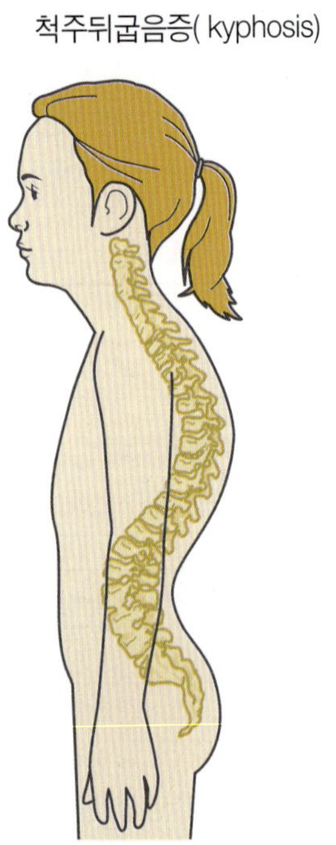

척주뒤굽음증
(척주후만증, kyphosis)

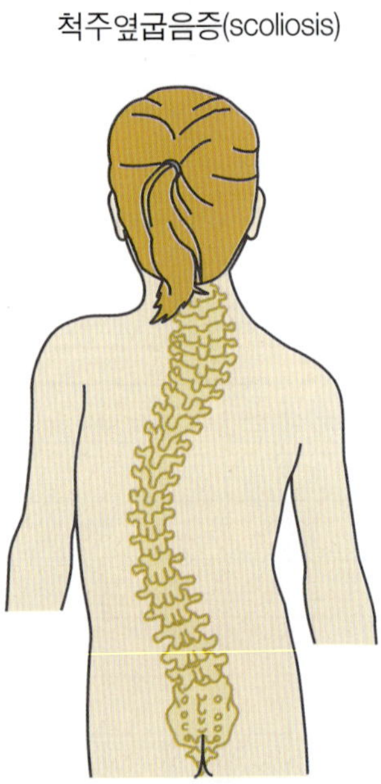

척주옆굽음증
(척주측만증, scoliosis)

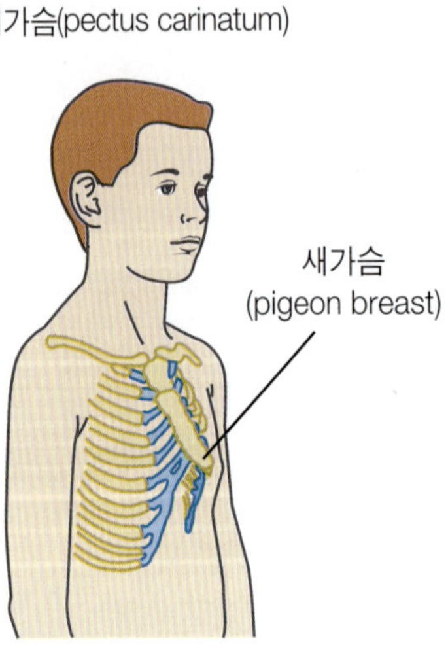

새가슴(pectus carinatum)

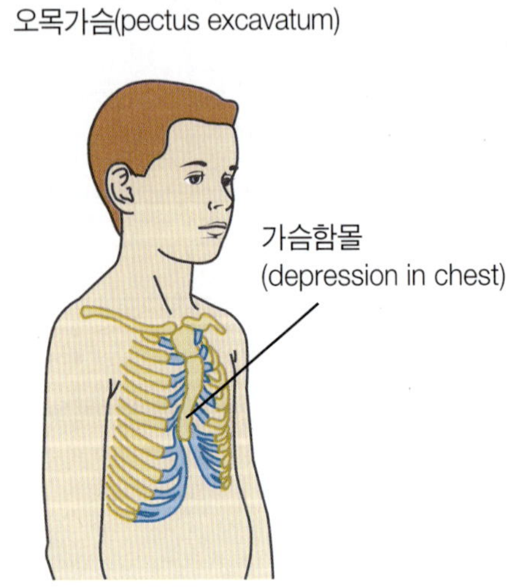

오목가슴(pectus excavatum)

- 다음 자세에서 비대칭성 및 정상 척추굽이의 소실을 분석
  - 엎드린 자세
  - 바로 누운 자세
  - 앉은 자세
  - 네발기기 자세
  - 선 자세
  - 이동 동작
- 척주옆굽음증 선별검사
  - 전방 굽힘 검사(Forward bend test) – 한쪽 갈비뼈 융기
  - 다리 길이 – 진성〔위앞엉덩뼈가시(ASIS)에서 안쪽복사뼈까지의 길이로 넙다리뼈, 정강뼈 또는 둘 모두의 길이 차이를 시사〕 및 가성(배꼽에서 안쪽복사뼈까지의 길이로 골반경사를 시사)
  - 어깨 불균형
  - 골반 불균형

척주옆굽음증(척주측만증) 선별검사

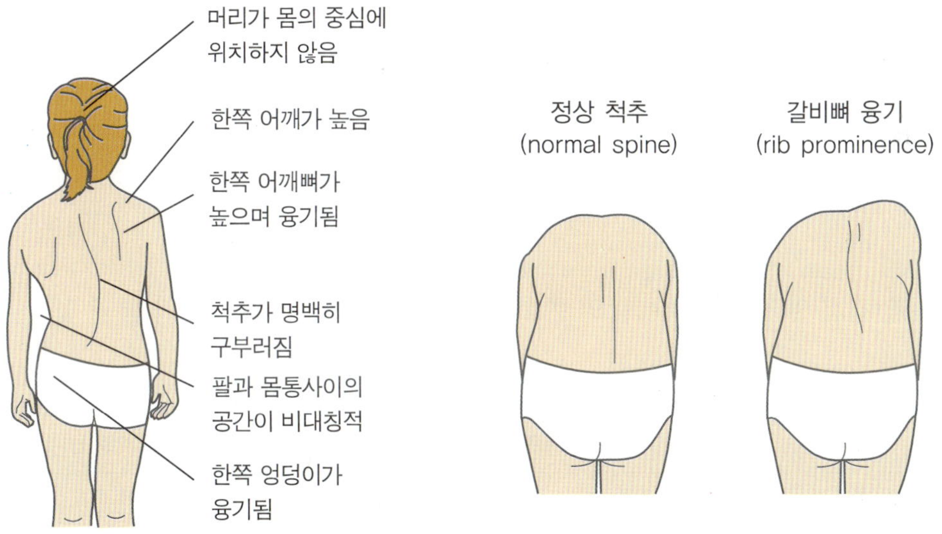

- 하지 정렬에서 발달상의 변화
  - 나이에 따른 다리 위치의 변화
  - 융기사이거리(안굽이무릎에서 증가) 및 복사뼈사이 거리(밖굽이무릎에서 증가)

정강뼈-넙다리뼈 각

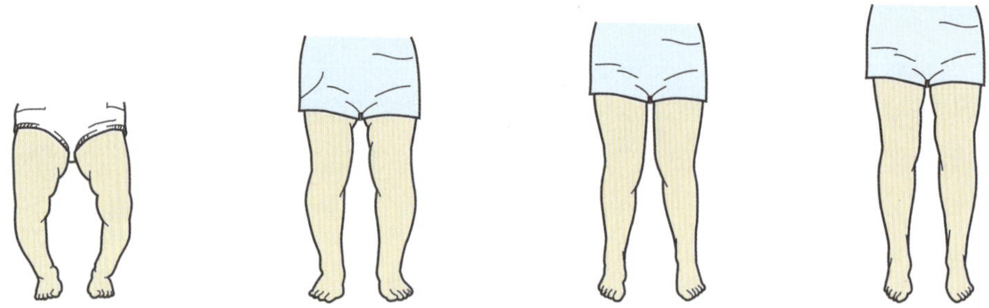

신생아 중등도 안굽이무릎 (~15°)	1.5~2세 중립 무릎 위치 (0°)	2.5세까지 생리적 밖굽이무릎의 최대 (10° - 12°)	7세까지 경도의 밖굽이무릎을 동반한 성인 위치 (5° - 6°)

- 회전 (Staheli 등, 1985, Cusick과 Stuberg, 1992)
  - 골반회전 (이마면에서 골반의 정렬을 확인)
  - 엎드린 자세에서 엉덩관절 안쪽 및 바깥돌림
  - 넙다리뼈 비틀림/회전을 측정: 엎드려서 무릎을 90°로 굽히고, 엉덩관절 회전 시 큰돌기를 촉지, 큰돌기가 가장 가쪽에 위치할 때의 엉덩관절 회전 정도를 측정
  - 엎드려서 무릎을 90°로 굽힌 상태에서 넙다리-발 축 또는 각 (정강뼈 비틀림/회전을 측정)
  - 복사뼈사이 축 (정강뼈 비틀림/회전을 측정)
  - 발꿈치-이분 각 (앞발 벌림 또는 모음을 측정)
  - 보행 시 발의 진행각 (발가락 안쪽-휨 또는 바깥쪽-휨을 측정)

넙다리뼈 앞경사 및 정강뼈 비틀림의 변화: 나이 및 성별*에 따른 각도의 평균 및 표준편차

	넙다리뼈 앞경사		정강뼈 비틀림
나이(세)	남아	여아	남아 및 여아
3	26.80 (19.07)	39.65 (19.61)	34.07 (6.39)
4	30.12 (18.30)	39.09 (23.91)	34.76 (6.18)
5	21.04 (17.88)	37.31 (20.61)	35.14 (5.77)
6	22.96 (20.04)	31.15 (21.44)	33.12 (6.22)
7	16.27 (15.13)	31.00 (23.32)	33.81 (6.90)

	넙다리뼈 앞경사		정강뼈 비틀림
나이(세)	남아	여아	남아 및 여아
8	12.03 (13.89)	26.69 (19.95)	34.53 (6.26)
9	13.11 (17.69)	18.14 (18.05)	36.25 (4.86)
10	9.59 (13.30)	16.75 (17.81)	36.05 (4.90)

* 남아 또는 여아에서 넙다리뼈 앞경사에 대해 우측 및 좌측간의 통계적 차이는 관찰되지 않았지만 여아의 수치가 남아에 비해 유의하게 높았음; 정강뼈 비틀림의 경우 좌/우측 및 성별에 대해 통계적 차이가 없었음.

주의: 이 연구에서의 넙다리뼈 앞경사 및 정강뼈 비틀림의 측정은 Staheli와 Engel(1972), 그리고 Ruwe, Gage, Ozonoff 및 Deluca (1992)에 의해 기술된 방법을 사용했음

Source: Adapted from Jacquemier, M., Glard, Y., Pomero, V., Viehweger, E., Jouve, J., and Bollini, G.: Rotational profile of the lower limb in 1319 healthy children. *Gait Posture.* 2008; 28:187–193.

관절 및 이동성 : 관절운동범위(Range of Motion; ROM)

- 발달 고려사항:
  - 상지 움직임 – 대략적인 ROM 수치는 5° 단위로 기록 (Norkin, C.C. 및 White, D.J.의 *관절운동 측정: 각도계 사용 지침.* 필라델피아, F.A. Davis, 2003에 나온 자료에 근거)

어깨(shoulder):

동작	0–2세	1–5세	6–12세	13–19세
굽힘(flexion)	0–175	0–170	0–170	0–170
폄(extension)	0–85	0–70	0–70	0–65
벌림(abduction)	0–180	0–185	0–185	0–185
안쪽돌림(int. rotation)	0–80	0–70	0–70	0–70
바깥돌림(ext. rotation)	0–125	0–110	0–110	0–105

팔꿈치 및 아래팔(elbow and forearm):

동작	0–2세	1–5세	6–12세	13–19세
굽힘(flexion)	0–155	0–145	0–150	0–145
폄(extension)	–	0	0	0
뒤침(supination)	0–95	0–80	0–80	0–75
엎침(pronation)	0–85	0–85	0–85	0–80

손목(wrist):

동작	0-2세	1-5세	6-12세	13-19세
굽힘(flexion)	0-90	0-80	0-75	0-75
폄(extension)	0-85	0-75	0-80	0-70
노쪽편향(radial dev.)	–	0-25	0-20	0-20
자쪽편향(ulnar dev.)	–	0-40	0-35	0-35

- ***하지 움직임*** – 대략적인 ROM 수치는 5° 단위로 기록 (Norkin, C.C. 및 White, D.J.의 *관절운동 측정: 각도계 사용 지침.* 필라델피아, F.A. Davis, 2003에 나온 자료에 근거)

엉덩관절(hip):

동작	1개월	4-8개월	1-5세	6-12세	13-19세
굽힘(flexion)	0-140	0-135	0-125	0-125	0-125
폄(extension)	10	5	0	0-10	0-10
벌림(abduction)	0-50	0-55	0-60	0-50	0-50
모음(adduction)	–	–	0-30	0-30	0-25
안쪽돌림(int. rot.)	0-25	0-40	0-55	0-50	0-50
바깥돌림(ext. rot)	0-65	0-65	0-55	0-50	0-50

무릎(knee):

동작	0-2세	1-5세	6-12세	13-19세
굽힘(flexion)	0-155	0-140	0-150	0-145
폄(extension)	–	0-5	0	0

발목(ankle):

동작	1개월	4-8개월	1-5세	6-12세	13-19세
발등굽힘(dorsiflexion)	0-55	0-50	0-15	0-15	0-10
발바닥굽힘(plantar flexion)	0-60	0-60	0-60	0-60	0-55

■ 하지 유연성에 대해 흔히 사용하는 검사: *모든 검사는 수동적으로 이뤄지지만 능동적으로 측정될 수도 있음*

- ***엉덩관절 굽힘근/ 엉덩허리근 긴장에 대한 Thomas 검사:*** 반대쪽 엉덩관절을 굽힘으로 골반을 중립에 유지

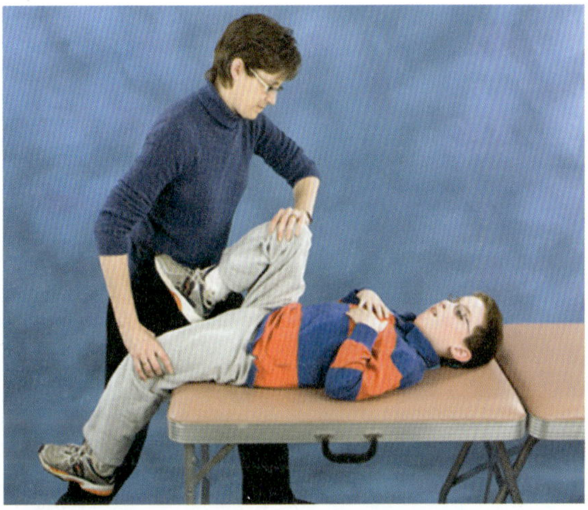

- ***넙다리곧은근 긴장에 대한 Ely 검사:*** 무릎 굽힘 시 엉덩관절 굽힘을 파악하기 위해 손을 골반에 위치

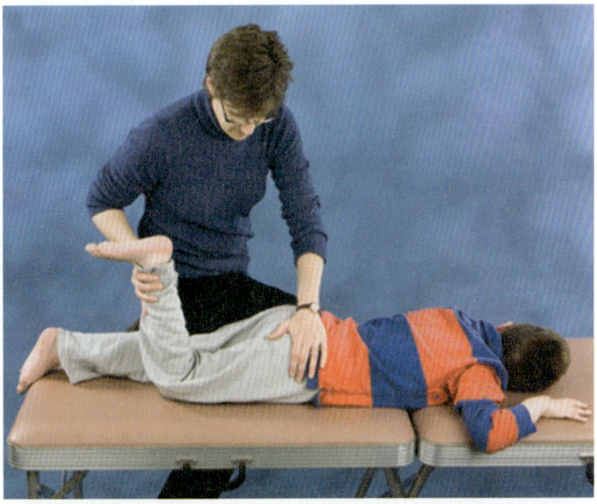

- ***넙다리뒤근육 긴장에 대한 하지직거상 검사:*** 골반을 고정하고, 무릎은 편 상태로 보상기전(골반 움직임, 무릎 굽힘)이 생기기 전에 엉덩관절 굽힘의 정도를 측정

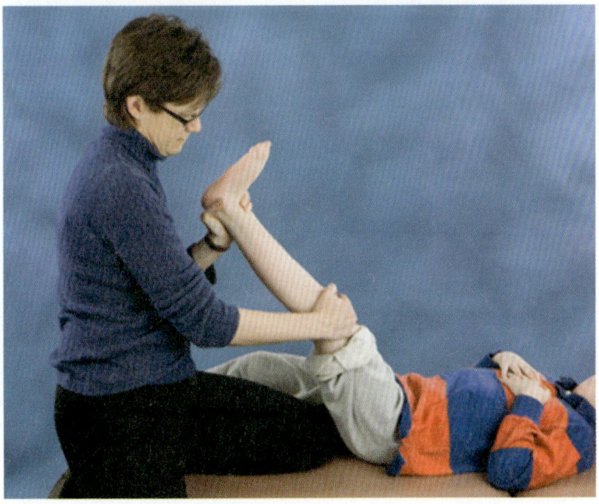

- ***넙다리뒤근육 긴장에 대한 오금각 측정:*** 엉덩관절을 90° 굽힌 상태에서 시작하여 무릎을 폄; 반대쪽 다리는 엉덩관절을 중립에 둔 채 매트위에 위치, 무릎 굽힘의 정도를 측정하며, 반대각은 완전 폄 상태에서 모자란 부분에 해당함

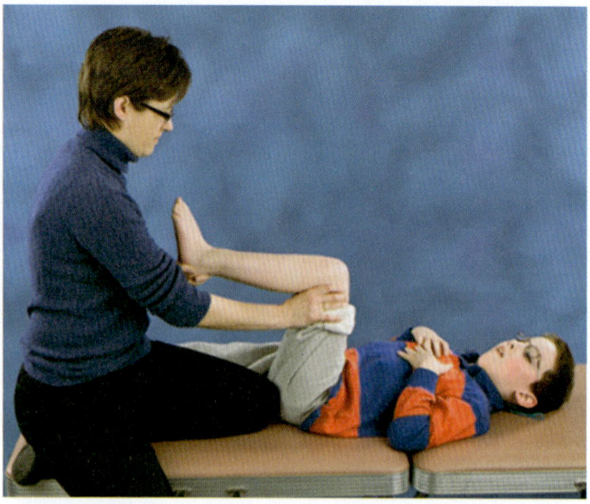

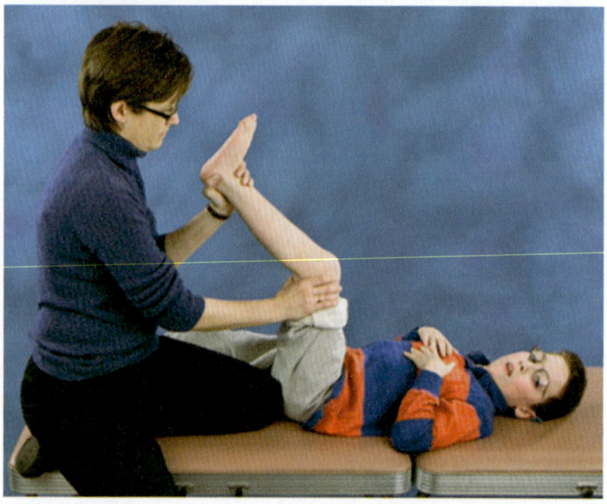

- ***엉덩정강근막띠 긴장에 대한 수정된 Ober 검사:*** 손을 골반에 놓고 고정시키면서 안쪽위관절융기에서 테이블까지의 거리를 측정

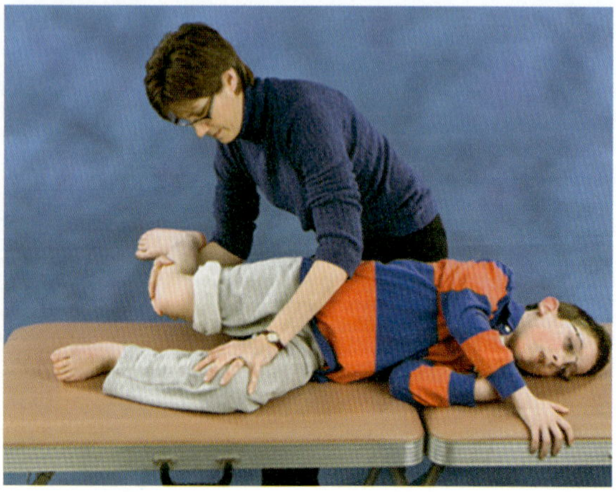

- ***장딴지근–가자미근 유연성에 대한 검사:*** 엉덩관절과 무릎관절에서 장딴지근을 분리하기 위해 무릎을 편 상태로 유지; 가자미근의 참여를 제거하기 위해 무릎을 굽힌 상태로 함; 두 검사에서 모두 발은 중립 또는 뒤침을 선호하는 자세로 유지

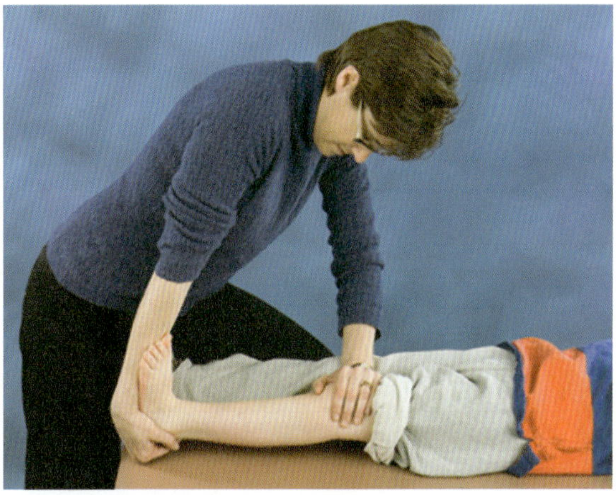

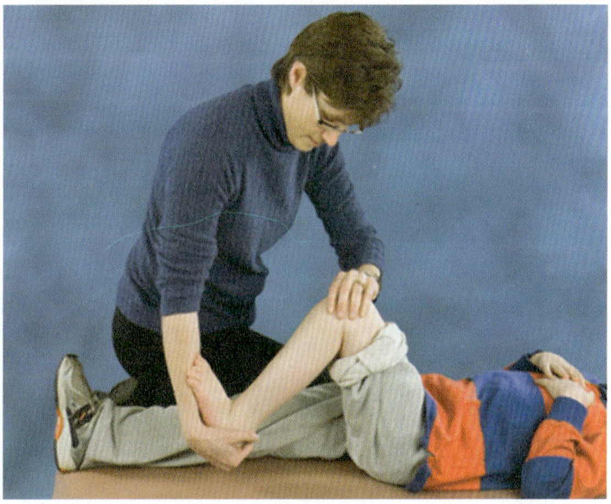

근 수행력(근력, 힘 및 지구력)

근력/힘 유발의 정도 (Grading of Muscle Strength/Force Production)

수정된 British Medical Research Council	
척도(grade)	기술(description)
0	완전 마비 – 움직임이 없음
1	근수축이 보이거나 느껴짐
2	중력에 제거된 상태에서 움직임
3–	중력에 대해 움직임, 관절운동범위(ROM) 전체는 아님
3	중력에 대해 움직임, 저항 없음

계속

수정된 British Medical Research Council – *계속*	
척도(grade)	기술(description)
3+	중력에 대해 움직임, 일시적 저항이 있지만 갑작스럽게 소실됨
4–	중력에 대해 움직임, 최소의 저항
4	중력에 대해 움직임, 중등도의 저항
4+	중력에 대해 움직임, 중등도에서 최대의 저항
5–	위약이 거의 관찰되지 않음
5	정상 근력
NG	평가 어려움

Source: Adapted from Florence, J.M., Pandya, S., King, W.M., Robison, J.D., Baty, J., Schlerbecker, J., and Signore, L.C.: Intrarater reliability of manual muscle test (Medical Research Council Scale) grades in Duchenne's muscular dystrophy. *Phys Ther.* 1992; 72:115–126.

임상 및 기능적 근력 평가(검사 근육군)

〔Clinical and Functional Evaluation of Strength (Testing Muscle Groups)〕

근육 위약에 대한 보상으로 비전형적인 움직임이 있는지 살펴봄; 모든 항목은 나이에 따른 기술 숙련도를 고려해야 함

머리 및 목(head and neck)

- 바로 누운 자세, 엎드린 자세 및 옆으로 누운 자세에서 머리를 들고 돌림

몸통 및 배(trunk and abdominals)

- 바로 누운 자세에서 팔을 사용하지 않고 앉은 자세로 일어날 수 있음
- 엎드린 자세에서 머리와 모든 사지를 들 수 있음

상지(upper extremities)

- 엎드린 자세에서 팔을 펴고 밀어 올릴 수 있음
- 무거운 물체를 들고 운반할 수 있음
- 자세 전환 시 팔을 효과적으로 사용
- 개인위생, 식이 및 옷입기에서 팔을 사용
- 손으로 물체를 조작 (문과 병뚜껑을 열고, 열쇠, 동전, 도구를 조작)

하지(lower extremities)

- 여러 높이에서 팔을 사용하지 않고, 앉은 자세에서 서거나 선 자세에서 앉음
- 팔을 사용하지 않고 바닥에서 서거나 선 자세에서 바닥으로 이동
- 난간을 잡지 않고 계단을 올라가거나 내려갈 수 있음
- 발가락으로 반복하여 설 수 있음
- 발가락 또는 발뒤꿈치로 방을 가로질러 걸을 수 있음
- 지속적으로 걷거나 뜀

검사 - 피부계 (Examination-Integumentary System)

피부 상태

- 모든 노출되거나 노출되지 않은 피부를 눈으로 관찰
- 다음 부위를 특히, 주의:
  - 기저귀 닿는 부위
  - 척추 및 사지의 뼈돌출부
  - 머리덮개
  - 피부주름 및 갈라진 틈
  - 손발톱
  - 생식기

병변 분류

- *일차:* 조직 연속성 소실의 직접적인 결과
- *이차:* 일차 병변의 결과로 발생하며 자극, 부딪힘, 감염 및 관리 소홀로 발생할 수 있음
- *군집:* 여러 병변이 한 부위에 위치
- *고리모양:* 둥근 모양
- *선형:* 직선으로 배열
- *뱀모양:* 여러 병변이 합쳐져서 나타날 수 있으며, 한쪽에서 다른 쪽으로 기어가는 듯이 보임
- *잔물집(vesicle) vs. 물집(bulla):* 수액으로 찬 병변으로 후자가 더 큼(1.5cm 이상)
- *반점(macule) vs. 반(patch):* 색깔이 있고, 평평하며 국한된 병변으로 후자가 더 큼(1.5cm 이상)
- *구진(papule) vs. 결절(nodule):* 딱딱하고 융기된 병변으로 후자가 더 큼(1.5cm 이상)

- *판형(plaque):* 위가 평평하면서 융기된 병변
- *고름물집(pustule):* 고름으로 찬 융기된 병변
- *두드러기(wheal):* 일시적이며, 피부 부종에 의함; 다양한 홍반 및 창백 반응이 동반된 융기된 부위

피부 병변의 기술	
위치 및 분포 (location & distribution)	대칭 vs. 비대칭, 햇빛 노출 부위, 굽힘근/폄근, 말단(손/발)
홍반 (erythema)	아래 피부의 발적과는 무관한 병변의 발적
표면 특징 (surface features)	딱딱한, 거친, 부드러운, 비늘, 사마귀모양의
종류 (type)	낭, 반점, 구진, 고름물집, 궤양, 잔물집
색 (color)	파란색, 갈색, 분홍색, 보라색, 빨간색, 하얀색
배열 (arrangement)	단일 vs. 다발성, 구별, 편측성, 일반화, 군집, 고리모양, 이랑, 피부분절, 선형, 목있는
경계 및 모양 (border and shape)	경계가 분명 vs. 희미함, 활동성 가장자리, 둥근, 타원형의, 불규칙적인, 목있는

욕창의 단계

- 1 단계: 피부의 지속적 발적으로 검은 피부에서는 파란색 또는 자주색조를 지닐 수 있음
- 2 단계: 부분층 피부 소실; 얕은, 찰과상과 같은, 수포성
- 3 단계: 완전층 피부 소실, 근막까지 조직괴사, 잠식우식 가능
- 4 단계: 완전층 피부 소실로 근육, 뼈, 힘줄, 인대의 파괴/괴사 동반; 잠식우식/동성연결로 존재 가능
- 괴사딱지: 두꺼운 검은 색 괴사 조직; 괴사딱지의 존재는 정확한 궤양의 단계 설정을 제한함

욕창 단계 설정

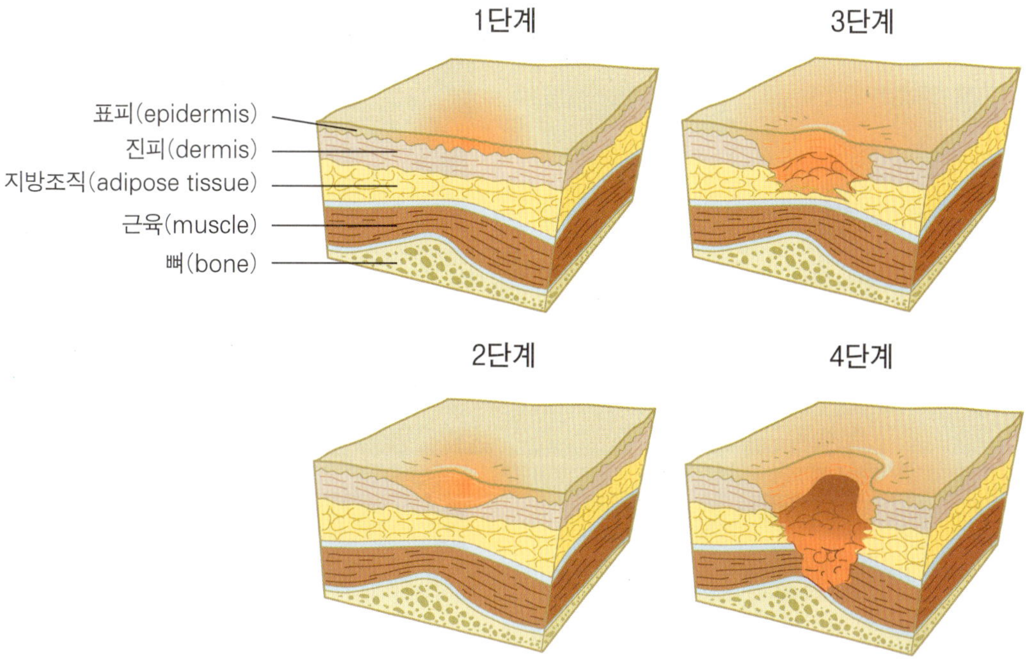

소아에서 흔한 피부 병변

바닥세포암종(Basal cell carcinoma)†	청색모반(Blue nevi)‡
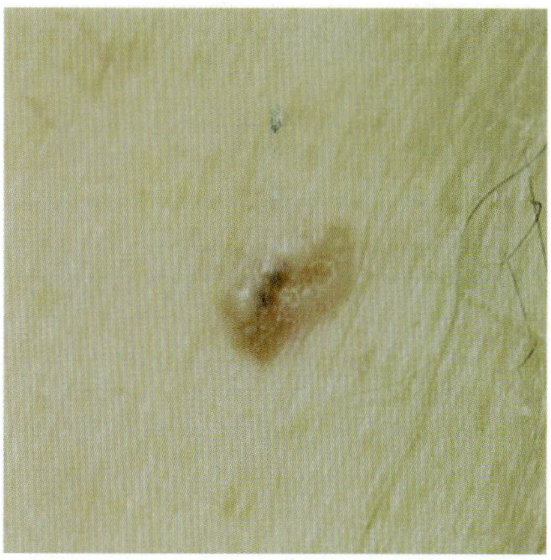	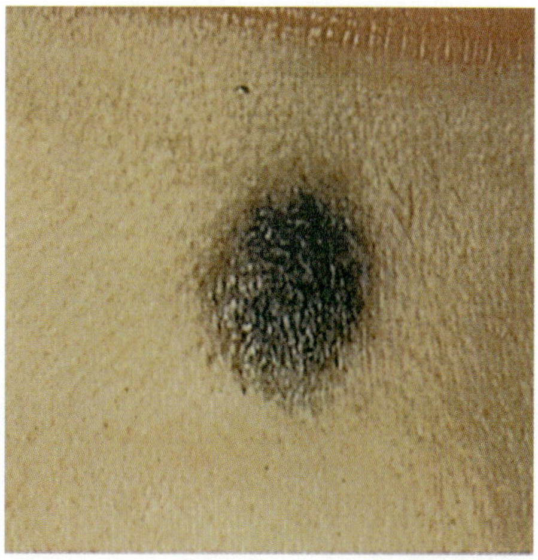

계속

접촉성 피부염(Contract dermatitis)†	낭포여드름(Cystic acne)†
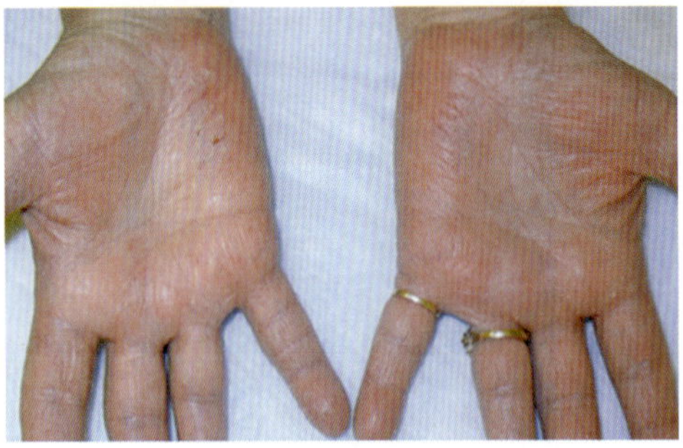	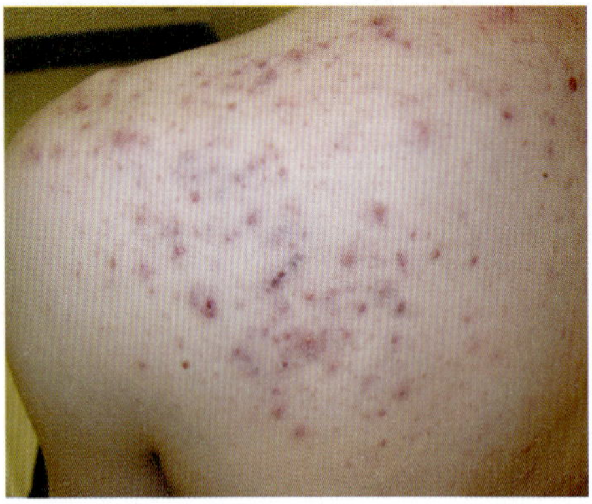
습진(Eczema)†	손발입병(Hand,foot, and mouth disease)†
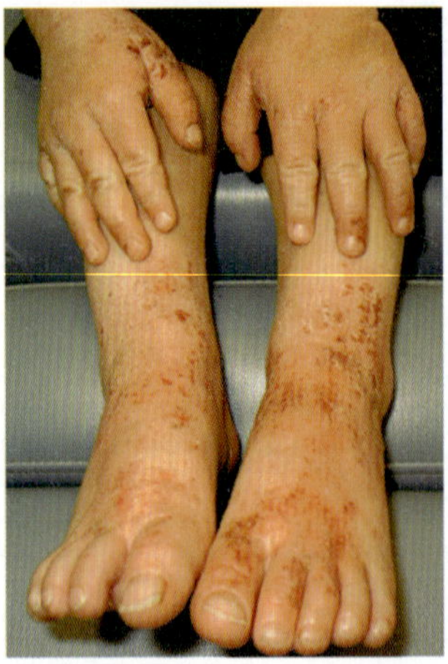	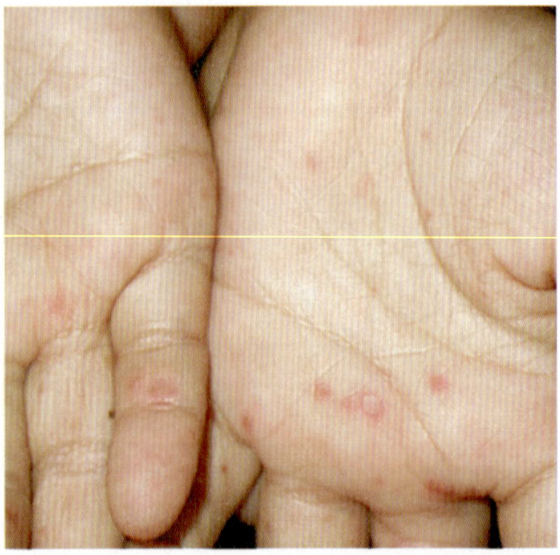
고름딱지증(Impetigo)‡	악성흑색종(Malignant melanoma)†
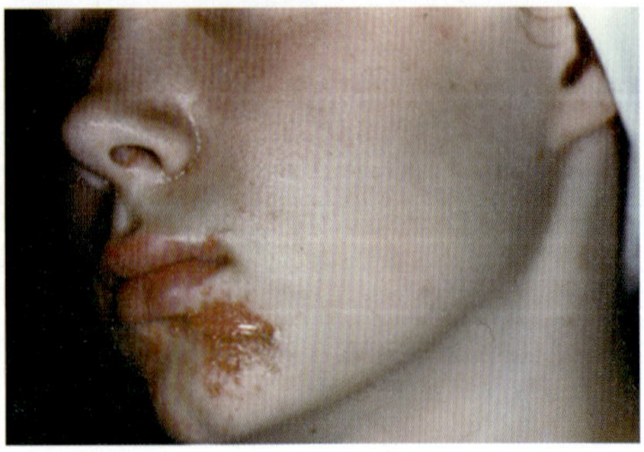	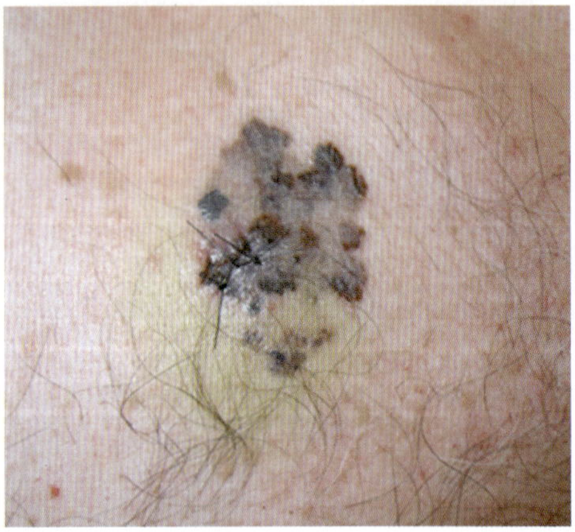

계속

메치실린 내성 황색포도알균(MRSA)‡	물사마귀(Molluscum contagiosum)†
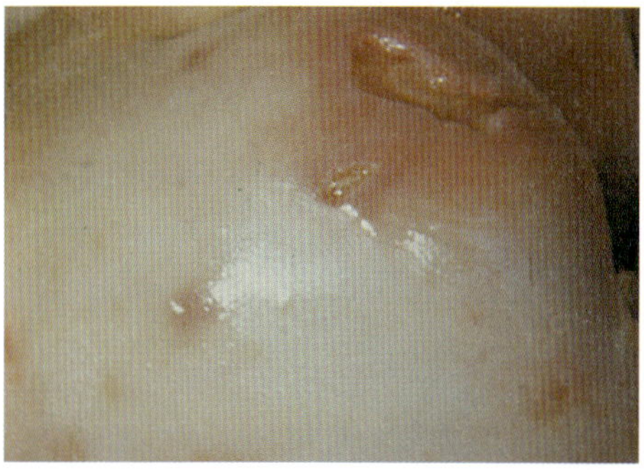	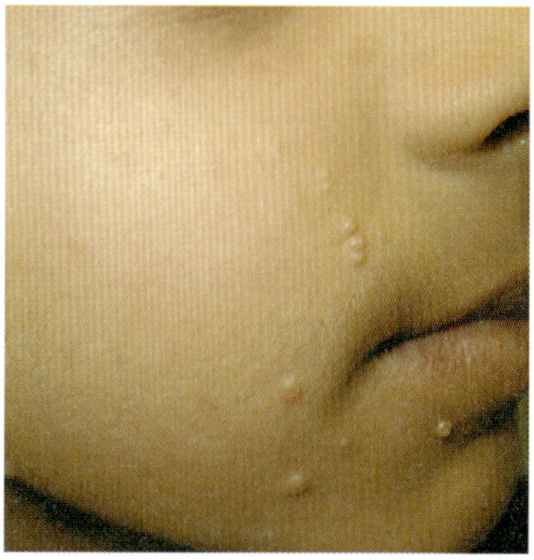
이감염증(Pediculosis)(Lice)†	덩굴옻나무/참나무 피부염(Poison Ivy/Oak)‡
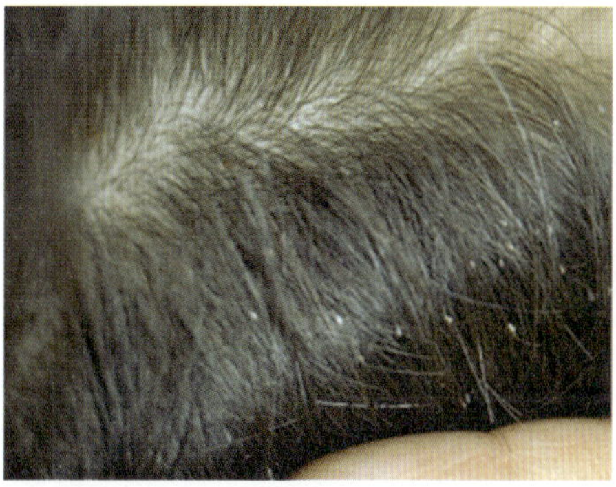	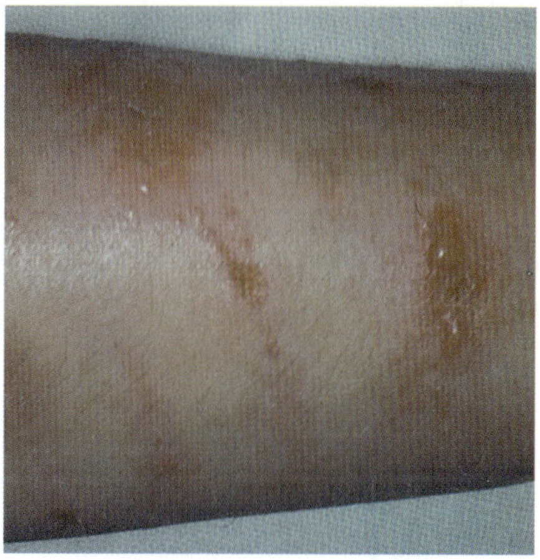
몸피부곰팡이증(버짐)(Tinea corporis)†	대상포진(Shingles)†
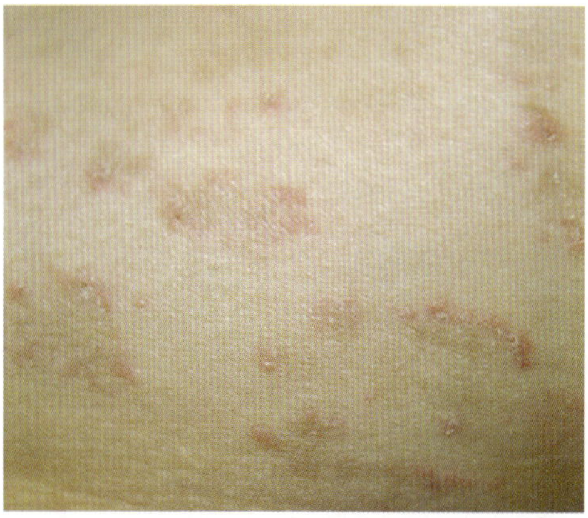	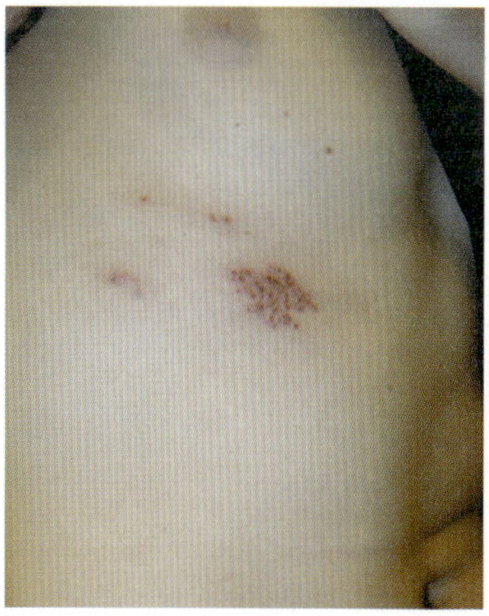

계속

편평세포암종 (squamous cell carcinoma)‡	수두 (Varicella) (chickenpox)†
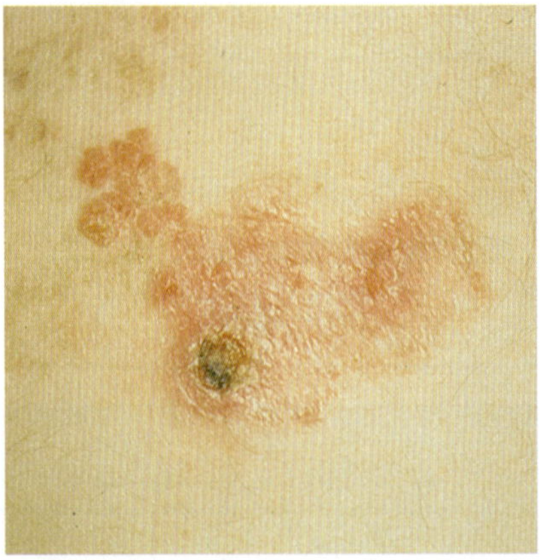	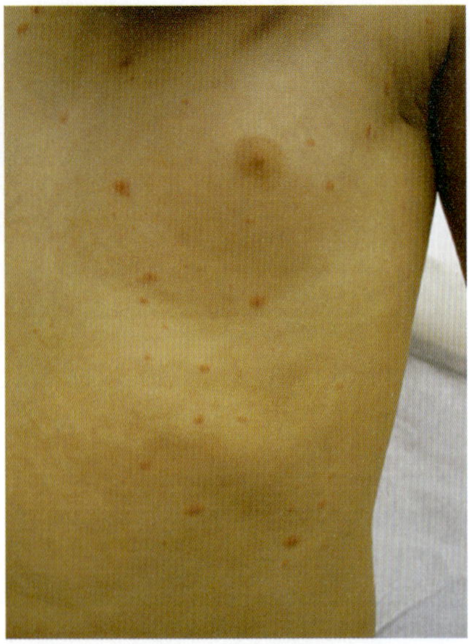

† Image from Barankin, B., and Freiman, A.: Derm Notes. Philadelphia: F.A. Davis, 2006.
‡ Image from Goldsmith, L., et al. *Adult and Pediatric Dermatology: A Color Guide to Diagnosis and Treatment.* Philadelphia: F.A. Davis, 1997.

흔한 소아 표준 평가 도구 (Common Pediatric Standardized Assessment Tools)

약어: CR(criterion-referenced); **기준 근거;** NR(norm-referenced) = **규준 근거;**
NS(not specified) = ***상세 불명***
International Classification of Functioning (ICF) relevance:
B(body structures and functions) = **신체 구조 및 기능,** A(activity) = **활동,**
P(participation) = **참여**

대략적 나이 제한		시간	명칭	영역/활동	종류
32주*	만삭	NS	Neurobehavioral Assessment of the Preterm Infant (NAPI)	운동 발달, 활력, 스카프 징후, 오금각, 각성 및 지남력, 보챔, 울음, 수면, 상태	NR, B
32주*	42주*	15분	Neonatal Neurobehavioral Examination (NNE)	긴장도/운동 양상, 원시반사, 행동반응	CR, B
32주*	42주*	30–45분	Assessment of Preterm Infants' Behavior (APIB)	자율, 운동, 상태, 주의, 자기제어, 촉진에 대한 반응	CR, B
37주*	48주*	20–30분	Neonatal Behavioral Assessment Scale–third edition (NBAS)	습관화, 운동–입, 몸통, 안뜰, 사회–상호	CR, B
32주*	4개월	25–40분	Test of Infant Motor Performance (TIMP)	공간에서 머리 조정, 자극에 대한 반응, 신체 정렬, 항중력 동작	NR, B

*재태연령 또는 수태연령; NB(newborn/neonate) = 신생아

계속

약어: CR(criterion-referenced); **기준 근거;** NR(norm-referenced) = **규준 근거;**
NS(not specified) = ***상세 불명***
International Classification of Functioning (ICF) relevance:
B(body structures and functions) = **신체 구조 및 기능,** A(activity) = **활동,**
P(participation) = **참여**

대략적 나이 제한		시간	명칭	영역/활동	종류
조산	NB	30분	Neurological Exam of the Full Term Infant (NEFTI)	자세, 눈, 힘/수동적 동작, 자발적/수의적 동작, 상태, 반사 및 반응	NR, B
NB	NB	NS	Neonatal Neurological Exam (NEONEURO)	긴장도, 원시반사, 목 지지, 깊은힘줄반사, 떨림, 각성, 야단법석	NR, B
NB	NB	30–45분	Einstein Neonatal Neurobehavioral Assessment Scale (ENNAS)	수동적/능동적 동작, 긴장도, 반사, 자극에 대한 반응	NR, B
NB	3일	15분	Neurological Assessment of the Preterm and Full-Term New Born Infant (NAPFI)	습관화, 동작/긴장도, 반사, 신경행동학적 특징	CR, B
NB	3개월	NS	Neonatal Oral-Motor Assessment Scale (NOMAS)	입 운동 능력-비율, 리듬, 턱 움직임, 방향, 관절운동범위, 혀 동작 시기, 혀 구조	CR, B

계속

약어: CR(criterion-referenced); **기준 근거**; NR(norm-referenced) = **규준 근거**;
NS(not specified) = ***상세 불명***

International Classification of Functioning (ICF) relevance:
B(body structures and functions) = **신체 구조 및 기능**, A(activity) = **활동**,
P(participation) = **참여**

대략적 나이 제한		시간	명칭	영역/활동	종류
NB	12개월	NS	Neurological Evaluation of the Newborn and Infant	부모 면담, 머리검사, 자세, 자발적 동작, 긴장도, 원시반사 및 가쪽 모음 방법 검사	CR, B
NB	12개월	30–40분	Movement Assessment of Infants (MAI)	근긴장도, 반사, 자동 반응, 의지적 동작	CR, B
NB	12개월	NS	Early Motor Pattern Profile	근긴장도, 반사, 동작	CR, B
NB	18개월	15분	Alberta Infant Motor Scale (AIMS)	엎드린 자세, 바로 누운 자세, 앉은 자세 및 선 자세에서의 대운동 발달 기술	NR, A
NB	18개월	NS	Infant Neurobiological International Battery (INFANIB)	수동적 동작에 대한 저항, 반사, 평형, 이정표	CR, B, A
NB	2세	NS	Carolina Curriculum for Infants and Toddlers with Special Needs–Second Edition (CCITSN–II)	인지, 의사소통, 사회/적응, 소운동, 대운동; 학령전기 아이(2–5세)에 대한 양식도 있음	CR, A

계속

약어: CR(criterion-referenced); **기준 근거;** NR(norm-referenced) = **규준 근거;**
NS(not specified) = ***상세 불명***

International Classification of Functioning (ICF) relevance:
B(body structures and functions) = **신체 구조 및 기능,** A(activity) = **활동,**
P(participation) = **참여**

대략적 나이 제한		시간	명칭	영역/활동	종류
NB	2세	15-20분	Milani-Comparetti Motor Development Screening, 3rd edition (M-C)	이동, 앉기, 서기, 유발반응 (평형보호폄, 직립, 원시반사)	NR, B, A
NB	3세	NS	Infant Toddler Developmental Assessment (IDA)	대운동, 소운동, 인지, 언어/의사소통, 자조, 감정/정동, 사회적응, 개성, 대처	CR, B, A
NB	3.5세	15-30분	Toddler and Infant Motor evaluation (TIME)	이동, 운동 조직화, 안정성/기능적 수행, 사회 감정	NR, B, A
NB	5세	NS	Developmental Programming for Infant and Young Children (DPIYC)	인지, 대운동, 소운동, 지각, 언어, 사회-감정, 개인위생	CR, B, A
NB	5세	45-60분	Peabody Developmental Motor Scales-2 (PDMS)	반사, 고정, 이동, 물체 조작, 잡기, 시각-운동, 통합	NR, B, A
NB	6세	10-20분	Developmental Assessment of Young Children (DAYC)	인지, 의사소통, 사회-감정, 신체발달, 적응행동	NR, B, A

계속

약어: CR(criterion-referenced); 기준 근거; NR(norm-referenced) = 규준 근거;
NS(not specified) = *상세 불명*

International Classification of Functioning (ICF) relevance:
B(body structures and functions) = 신체 구조 및 기능, A(activity) = 활동,
P(participation) = 참여

대략적 나이 제한		시간	명칭	영역/활동	종류
NB	6세	NS	Hawaii Early Learning Profile Checklist (HELP)	인지, 언어, 대운동, 소운동, 사회-감정, 자조; 0-3세 및 3-6세 대상 양식도 있음	CR, B, A
NB	6.5세	20분 미만	Denver Developmental Screen Test-II (DDST-II)	개인/사회, 소운동/적응, 언어, 소운동, 5개의 주관적 검사 행동 항목	NR, B, A
NB	6세	NS	Vulpe Assessment Battery-Revised (VAB-R)	감각/운동, 발달 기술 습득/보호자 특성, 수행분석	CR, B, A
NB	6세	30-120분	Assessment, Evaluation and Programming Systems for Infants and Children (AEPS)	소운동, 대운동, 적응, 인지, 사회-의사소통, 사회; 2개 양식 (0-3세, 3-6세)	CR, B, A
NB	7세	NS	Brigance Inventory of Early Development 2nd edition (IED-II)	소운동, 대운동, 언어, 인지/학습, 자조, 사회-감정; 영아/유아, 학령전기, 학령기, 유치원 및 초등학교 1학년 대상 양식도 존재	NR and CR, B, A

계속

약어: CR(criterion-referenced); **기준 근거;** NR(norm-referenced) = **규준 근거;**
NS(not specified) = ***상세 불명***

International Classification of Functioning (ICF) relevance:
B(body structures and functions) = **신체 구조 및 기능,** A(activity) = **활동,**
P(participation) = **참여**

대략적 나이 제한		시간	명칭	영역/활동	종류
NB	8세	1-2시간	Battelle Developmental Inventory, 2nd edition (BDI-2)	개인-사회, 적응, 운동, 의사소통, 인지; 선별검사 (30분) 및 스페인어 양식도 존재	NR, B, A
NB	성인	45-60분	Scales of Independent Behavior, Revised (SIB-R)	운동, 사회 상호작용, 의사소통, 개인 생활 기술, 지역사회 생활 기술, 문제 행동 척도; 조기 발달 양식 존재 (15-20분)	NR, B, A, P
1개월	3세	NS	Revised Gesell and Armatruda Developmental and Neurologic Examination	대운동, 소운동, 언어, 개인, 사회, 적응	NR, B, A
1개월	3.5세	30-90분	Bayley Scales of Infant and Toddler Development, 3rd edition (BSID-III)	정신, 운동 및 행동 척도; 사회-감정, 적응 행동, 보호자 보고에 대한 세부 검사; 선별검사도 가능	NR, B, A

계속

약어: CR(criterion-referenced); **기준 근거;** NR(norm-referenced) = **규준 근거;**
NS(not specified) = ***상세 불명***

International Classification of Functioning (ICF) relevance:
B(body structures and functions) = **신체 구조 및 기능,** A(activity) = **활동,**
P(participation) = **참여**

대략적 나이 제한		시간	명칭	영역/활동	종류
1개월	5.5세	10-15분	Ages and Stages Questionnaire (ASQ)	대운동, 소운동, 언어, 의사소통, 문제-해결, 사회, 개인	NR, B, A
2개월	5세	NS	Infant Toddler Quality of Life Questionnaire (ITQOL)	신체활동, 발달, 통증/불편감, 기분, 행동, 미래 건강	NR, A, P
4개월	16개월	NS	Infant Motor Screen (IMS)	근긴장도, 원시반사, 자동반응, 대칭성	CR, B
4개월	18개월	20분	Test of Sensory Function in Infants (TSFI)	깊은 압력에 대한 반응, 적응 운동기능, 시각/촉각 통합, 안뜰 자극에 대한 반응	CR, B
6개월	7세	NS	Functional Independence Measure for Children (WeeFIM)	개인위생, 이동, 인지; 훈련 요함; 국가데이터베이스 이용 가능	NR, A
6개월	6세	NS	Transdisciplinary Play Based Assessment (TPBA)	인지, 사회/감정, 의사소통/언어, 감각운동	CR, A

계속

약어: CR(criterion-referenced); **기준 근거;** NR(norm-referenced) = **규준 근거;**
NS(not specified) = ***상세 불명***
International Classification of Functioning (ICF) relevance:
B(body structures and functions) = **신체 구조 및 기능,** A(activity) = **활동,**
P(participation) = **참여**

대략적 나이 제한		시간	명칭	영역/활동	종류
6개월	7.5세	NS	Pediatric Evaluation of Disability Inventory (PEDI)	개인위생, 이동, 사회기능, 수정 척도 및 보호자 보조 척도	NR, A, P
7개월	2.5세	10분	Infant Toddler Symptoms Checklist (ITS)	자기제어, 주의, 식사/식이, 옷입기, 목욕, 만지기, 움직임, 듣기/언어, 보기/시야, 애착/감정적 기능	CR, B, A
1세	6세	NS	TNO-AZL Preschool Children Quality of Life Questionnaire-Parent Form (TAPQO-PF)	신체적 불편감, 운동 기능, 자율성, 인지 기능, 사회 기능, 감정 기능; 소아 (8-15세) 양식도 존재	NR, A, P
2세	18세	4분	Pediatric Quality of Life Inventory (PedsQL)	신체, 감정, 사회, 학교 기능, 전반적 건강; 아이의 자기 보고 및 부모 감시 양식도 포함	NR, A, P
2세	18세	NS	Pediatric Outcomes Data Collection Instrument (PODCI)	정상 일상생활, 기대, 행복, 만족, 전반적 건강, 건강 변화	NR, A, P

계속

약어: CR(criterion–referenced); **기준 근거;** NR(norm–referenced) = **규준 근거;**
NS(not specified) = ***상세 불명***
International Classification of Functioning (ICF) relevance:
B(body structures and functions) = **신체 구조 및 기능,** A(activity) = **활동,**
P(participation) = **참여**

대략적 나이 제한		시간	명칭	영역/활동	종류
2세	성인	10–15분	Beery–Buktenica Developmental Test of Visual–Motor Integration–5th edition (VMI)	기하학적 형태의 복사를 통한 시각–운동 통합; 짧은 형태(2–8세)와 완전한 형태(8세 이상); 시각 지각 및 운동 협동 검사 포함 (각 추가 5분)	NR, B
2.5세	6세	30–40분	Miller Assessment of Preschoolers (MAP)	기본 운동 과제, 감각 지각, 대운동, 소운동, 입운동, 언어 및 비언어 인지 및 언어, 복합과제	NR, B A
2.5세	6.5세	15분	First STEP: Screening Test for Evaluating Preschoolers	인지, 언어, 운동, 사회–감정, 적응행동; 부모–교사 척도	NR, A
2.5세	8세	45–60분	Miller Function and Participation Scales	대운동, 소운동, 시각–운동, 학교 기반 활동	NR, A, P
3세	5세	30분	DeGangi–Berk Test of Sensory Integration (TSI)	자세조절, 양측성 운동 통합, 반사	NR, B

계속

약어: CR(criterion-referenced); **기준 근거;** NR(norm-referenced) = **규준 근거;**
NS(not specified) = ***상세 불명***
International Classification of Functioning (ICF) relevance:
B(body structures and functions) = **신체 구조 및 기능,** A(activity) = **활동,**
P(participation) = **참여**

대략적 나이 제한		시간	명칭	영역/활동	종류
3세	10세	NS	Sensory Profile (SP)	감각처리, 조정, 행동 감정 반응; 영아(0–36개월), 청소년/성인 및 학교 동료 양식도 존재	NR, B
3세	12세	15–20분	Test of Gross Motor Development–2nd edition (TGMD–2)	이동(달리기, 점프, 높이뛰기, 말달림, 미끄러짐), 물체 조절 (방망이로 공 치기, 드리블, 차기, 잡기, 머리위로 던지기, 밑으로 굴리기)	NR, A
3세	14세	3–6분	Test of Visual Motor Skills–revised (TVMS–R)	시각–운동 기술, 눈–손 운동 정확도, 운동 조절/협동; 12세 이상의 어린이를 대상으로 한 상위 레벨 양식	NR, B
3세	17세	20–40분	Movement Assessment Battery for Children, 2nd edition (Movement–ABC–2)	손 기민함, 공을 다루는 기술, 정적 및 동적 균형; 부모/교사 체크목록 가능 (5–12세)	NR, B, A

계속

약어: CR(criterion-referenced); 기준 근거; NR(norm-referenced) = 규준 근거;
NS(not specified) = *상세 불명*

International Classification of Functioning (ICF) relevance:
B(body structures and functions) = 신체 구조 및 기능, A(activity) = 활동,
P(participation) = 참여

대략적 나이 제한		시간	명칭	영역/활동	종류
4세	9세	3시간	Sensory Integration and Praxis Tests (SIPT)	형태/공간 지각, 몸 및 안뜰감각 처리, 행동, 양측 통합/순차; 검사는 대개 2세션으로 주어짐	NR, B
4세	11세	45분	Developmental Test of Visual Perception-2nd edition (DTVP)	형태 항상성, 형상과 배경, 공간에서의 위치, 위치 관계, 눈-손 협동, 복사, 시각 차단, 시각-운동 속도; 청소년/성인 양식도 존재	NR, B
4세	18세	5분	Test of Visual Perceptual Skills-Non Motor 3rd edition (TVPS-3)	시각-구분, 기억, 공간 관계, 형태 항상성, 순차적 기억, 형상과 배경, 폐쇄	NR, B
4세	19세	25분	Test of Visual Perceptual Skills 3rd edition (TVPS-3)	시각-구분, 기억, 공간 관계, 형태 항상성, 순차적 기억, 형상과 배경, 폐쇄	NR, B

계속

대략적 나이 제한		시간	명칭	영역/활동	종류
약어: CR(criterion-referenced); **기준 근거;** NR(norm-referenced) = **규준 근거;** NS(not specified) = ***상세 불명*** *International Classification of Functioning (ICF) relevance:* B(body structures and functions) = **신체 구조 및 기능,** A(activity) = **활동,** P(participation) = **참여**					
4세	21세	45-60분	Bruininks-Oseretsky Test of Motor Proficiency-2nd edition (BOT-2)	소운동 정확도, 소운동 통합, 손 기민성, 양측 협동, 균형, 달리기 속도 및 민첩성, 상지 협동, 근력	NR, B, A
4세	성인	20분	Motor Fee Visual Perceptual Test, 3rd edition (MFVPT-3)	매칭, 형상과 배경, 폐쇄, 시각 기억, 형태 구분	CR, B
5세	12세	5-10분/척도	School Function Assessment (SFA)	참여, 과제 보조, 활동 수행, 신체적 과제, 인지/행동 과제	CR, A, P
5세	13세	NS	Assessment of Life Habits for Children	12영역의 참여; 의사소통, 개인위생, 집정리, 이동, 영양, 건강, 여가, 책임, 교육, 지역사회생활, 개인간의 관계	CR, P
5세	15세	NS	Clinical Observations of Motor and Postural Skills, 2nd edition (COMPS)	선별검사; 느린 동작, 팔 회전, 손가락-코 만지면서 엎드려서 편 자세, 비대칭긴장목반사, 누워서 굽힌 자세	CR, B

계속

약어: CR(criterion-referenced); **기준 근거;** NR(norm-referenced) = **규준 근거;**
NS(not specified) = ***상세 불명***
International Classification of Functioning (ICF) relevance:
B(body structures and functions) = **신체 구조 및 기능,** A(activity) = **활동,**
P(participation) = **참여**

대략적 나이 제한		시간	명칭	영역/활동	종류
5세	18세	NS	Child Health Questionnaire (CHQ)	신체적 기능, 역할 기능, 신체 통증, 일반적 행동, 정신 건강, 자존심, 전반적 건강, 부모 영향, 가족 활동, 가족 유대; 짧은 양식도 가능	NR, P
5세	무관*	45-60분	Gross Motor Function Measure (GMFM-88)	눕기, 구르기, 앉기, 네발기기, 서기, 걷기, 뛰기 및 점프; GMFM 66 양식도 가능 (기간 내 변화 측정)	CR, A
5세	성인	NS	Sensorimotor Performance Analysis (SPA)	구르기, 배밀이, 세 지점에서 공 치기, 무릎꿇어 균형잡기, 병속의 작은 알갱이, 종이/연필 과제, 가위 과제	CR, B, A
5세	성인	5-15분	Full Range Test of Visual Motor Integration (FRVMI)	비언어, 시각 자극와 운동 반응을 연관	NR, B
6세	21세	NS	Children's Assessment of Participation and Employment (CAPE)	공식적 및 비공식적 활동, 여가, 신체, 사회, 기술기반 및 자기계발 활동	CR, A, P

*GMFM은 운동기술이 전형적인 5세 아이에 해당하거나 그 보다 못한 뇌성마비 아이에서 적절하다.

계속

약어: CR(criterion-referenced); **기준 근거;** NR(norm-referenced) = **규준 근거;** NS(not specified) = ***상세 불명*** *International Classification of Functioning (ICF) relevance:* B(body structures and functions) = **신체 구조 및 기능,** A(activity) = **활동,** P(participation) = **참여**					
대략적 나이 제한		**시간**	**명칭**	**영역/활동**	**종류**
5세	15세	10-15분	Revised Developmental Coordination Disorder Questionnaire (DCDQ '07)	부모가 아이의 협동 및 운동 기술 수행에 대해 5점 척도로 평가	NR, B, A
8세	14세	NS	Self-Perception Profile for Children (SPPC)	36항목, 자기보고, 5개 척도: 학업 능력, 사회적 수용, 운동 능력, 신체적 외형, 행동 수행, 전반적 자기 가치 측정	CR, A, P
8세	15세	NS	TNO-AZL Children's Quality of Life Questionnaire-Child Form (TACQOL-CF)	통증 및 증상, 대운동, 자율성, 인지 기능,사회, 전반적 감정	NR, B, A, P
8세	성인	20-40분	Canadian Occupational Performance Measure, 4th edition (COPM)	여가, 일, 일상생활동작 분야 수행 시 자각	CR, A, P

제 3 장

진단(Diagnoses)

소아에서의 일부 의학적 진단 (Selected Medical Diagnoses in Children)

- 흔한 소아 진단의 일부로 재활의학 전문의에 의뢰를 요함
- 주요 원인에 근거한 분류로 알파벳 순서로 나열:

1. 근골격계(Musculoskeletal system)

A. 관절굽음증(arthrogryposis)
B. 블라운트병(blount disease)
C. 발달성 엉덩관절 형성이상
D. 골절
E. 소아특발성 관절염(juvenile idiopathic arthritis)
F. 가쪽 원판형 반달연골(lateral discoid meniscus)
G. 레그-칼베-페르테스병(Legg-Calvé -Perthes disease)
H. 하지 결손
I. 너스메이드 엘보우(Nursemaid' s elbow)
J. 쏠린머리증(plagiocephaly)
K. 과사용 손상
L. 척주옆굽음증(scoliosis)
M. 기운목(torticollis)

2. 신경근계(Neuromuscular system)

A. 후천성 뇌손상
B. 자폐스펙트럼 장애
C. 뇌성마비(cerebral palsy)
D. 발달성 협응장애
E. 산과적 팔신경얼기마비
F. 척추갈림증(spina bifida)
G. 척수 손상

3. 심혈관-호흡기계(Cardiovascular and pulmonary system)

A. 천식(Asthma)
B. 선천성심장 결손

4. 피부계(Integumentary system)

A. 화상

5. 유전, 대사, 환경(genetic, metabolic, environmental)

A. 연골무형성증(Achondroplasia)
B. 앵겔만 증후군(Angelman syndrome)
C. 샤르코-마리-투스병(Charcot-Marie-Tooth disease)
D. 소아암(Childhood cancers)
E. 고양이울음증후군(Cri du chat syndrome)
F. 낭성섬유증(Cystic fibrosis)
G. 다운증후군(Down syndrome)
H. 엘러스-단로스 증후군(Ehlers-Danlos syndrome)
I. 태아알코올증후군(Fetal Alcohol syndrome)
J. 선천대사장애
K. 혈우병(Hemophilia)
L. 소아특발성관절염
M. 마르팡증후군(Marfan syndrome)
N. 프래더-윌리증후군(Prader-Willi syndrome)
O. 근디스트로피(Muscular dystrophies)
  1. 선천성
  2. 얼굴어깨위팔
  3. 팔다리이음근
  4. X연관(듀첸, 베커, 에머리-드레이푸스)
P. 신경섬유종증(Neurofibromatosis)
Q. 불완전뼈형성(Osteogenesis imperfecta)
R. 낫적혈구병(Sickle cell disease)
S. 척수근육위축증(Spinal muscular atrophy)

드문 질환에 대한 추가적인 정보를 얻기 위해서는 다음의 기관을 참조:

- Centers for Disease Control
  - http://www.cdc.gov/index.htm
- GeneReviews at GeneTests
  - http://www.genetests.org
- National Institutes of Health Office of Rare Diseases Research (ORDR)
  - http://rarediseases.info.nih.gov
- National Organization for Rare Disorders (NORD)
  - http://www.rarediseases.org

근골격계 (Musculoskeletal System)

관절굽음증(AMC)	
분류(Classification)	• 근육무형성 (가장 흔함) • 먼쪽 관절굽음증 (7개의 아형)
원인(Etiology)	태아 기형 또는 모체 질환으로 인해 태아 움직임 감소 (운동 못함); 발달하는 관절 주위 결합조직 증가; 관절의 고정 및 구축; 비정상적인 근육의 발달; 모체 감염 또는 고열, 기형유발물질, 양수기형, 단일유전자돌연변이 등이 가능한 원인
임상양상(Presentation)	사지말단까지 원통형 모양, 피부주름의 소실, 얇은 피부밑조직, 근육의 퇴행 또는 소실, 관절 경축/구축/탈구(몸쪽 보다는 먼쪽; 종종 대칭적), 기형이 나타날 수 있음(예; 골격, 심장, 호흡기, 중추신경, 요로) *두 가지 흔한 임상양상:* • 엉덩관절 탈구(dislocated), 펴진 무릎(extended knees), 꿈치바깥들린휜발(내반첨족, equinovarus), 어깨 안쪽돌림, 팔꿈치 굽힘, 손목 굽힘 및 자쪽편향(ulnarly deviated) • 엉덩관절 벌림 및 바깥돌림(externally rotated), 무릎 굽힘, 꿈치바깥들린휜발, 어깨 안쪽돌림, 팔꿈치 폄, 손목 굽힘 및 자쪽편향
약제(Medications)	정형외과적 수술과 연관되어 투여되는 약제 외에는 알려진 바 없음
검사(Medical tests)	CPK 레벨, 세포유전학검사 (다발성 시스템 침범 포함), 골격 변형에 대한 x-ray, 근육 크기 평가를 위한 MRI; 피부 및 근육 조직검사; 안과 협진(망막 퇴행)
치료 (Medical management)	뼈 변형 교정을 위한 수술, 뼈 및 힘줄의 이전으로 기능/자기관리(self-care) 증진, 신경과, 정형외과, 성형외과 협진

관절굽음증(AMC)에서의 흔한 변형

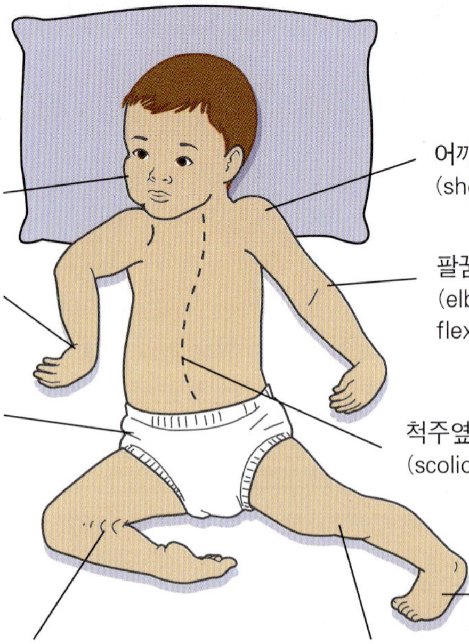

블라운트병(정강뼈 내반) (Blount Disease)	
분류(Classification)	• 조기 발병 또는 "영아" (3세 미만) • 후기 발병 또는 "소아" (4–10세) • "청소년" (11세 이상) • 중증 정도는 나이 및 x-ray 소견에 따라 6단계로 나뉨(Langenskiöld, 1989 참조)
원인(Etiology)	정강뼈 뼈끝판의 이상 발달로 정강뼈 성장을 교란하여, 휘게 만듦; 비가역적인 병적 변화가 뼈에 발생; 비만인 경우, 위험 증가
임상양상(Presentation)	정강뼈 내반 및 비틀림을 동반한 진행성 뼈 변형 몸쪽 정강뼈 안쪽 뼈끝 및 뼈몸통끝의 뼈형성 지연, 뼈의 조직학적 변화; 편측 또는 양측

계속

블라운트병(정강뼈 내반) – *계속*	
약제(Medications)	정형외과적 수술과 연관되어 투여되는 약제 외에는 알려진 바 없음
검사(Medical tests)	하지의 x-ray (서서 전후 방향 사진으로 각도 측정: 정강넙다리, 뼈몸통끝-뼈몸통, 뼈몸통끝-뼈끝)
치료 (Medical management)	아이가 2세 이상이 될 때까지 보존적 치료, 이후 수술 고려; 정강뼈 재배열을 위한 뼈자름술, 성장편 파괴, 하지 연장술

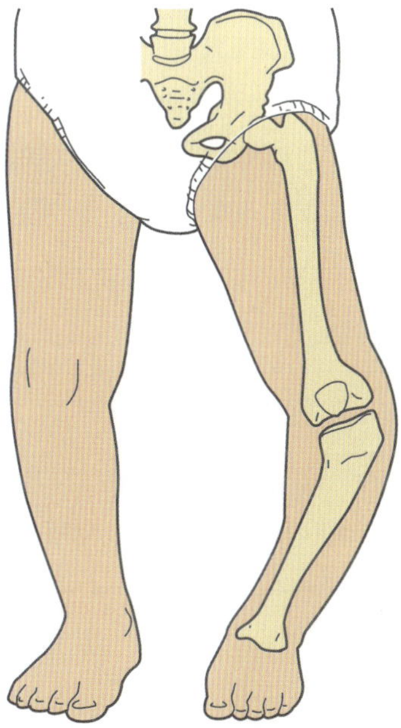

발달성 엉덩관절 형성이상 (DDH)	
분류(Classification)	• 아탈구 – 비구와 넙다리뼈머리간의 불완전 접촉 • 탈구 – 비구와 넙다리뼈머리간의 접촉 소실 • 불안정 – 엉덩관절이 수동적 동작 시 아탈구 또는 탈구됨 • 기형 – 출산전 탈구
원인(Etiology)	확실한 원인 모름; 여러가지 가능한 요인으로 자궁내 위치, 여성, 첫째, 볼기태위, 유전, 양수과소, 신경근 기능이상; 엉덩관절 탈구는 신경근질환에서 흔하지만(예; 뇌성마비, 척추갈림증 등), 발달성 엉덩관절 형성이상으로 간주되지는 않음
임상양상(Presentation)	엉덩관절의 비정상적인 성장, 관절운동범위의 감소; 가성비구(예후가 안 좋음), 하지 길이 차이, 피부 주름 비대칭, 통증성 보행을 유발할 수 있음; 왼쪽이 보다 흔히 침범됨 (모체 엉치뼈에 대한 흔한 자궁내 위치로 인하여 엉덩관절을 모음); 발허리뼈 모음증 및 기운목의 발병률 증가
약제(Medications)	알려진 바 없음
검사(Medical tests)	출생 시 엉덩관절 안정성 검사 및 검진(Ortolani 및 Barlow 방법), 초음파(보다 어린 아이), x-ray(나이 든 어린이), MRI
치료(Medical management)	보존적 치료(보조기), 이후 필요한 경우 2세 이후에 수술

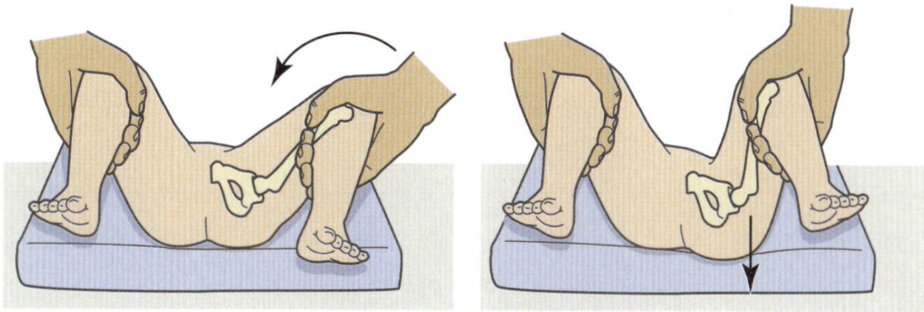

Barlow 검사: 모음 및 압박

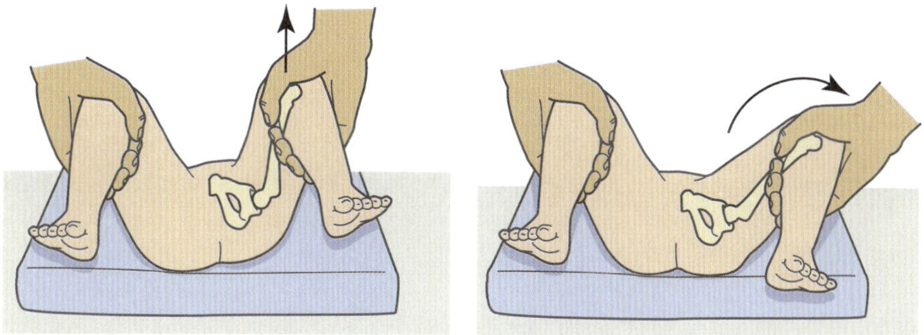

Otolani 검사: 떼어당김 및 벌림

골절 – 성장판 (Fractures–Growth Plate/Physeal)	
분류(Classification)	*Saslter–Harris 분류:* • 1형 – 세로로 분열, 뼈끝과 뼈몸통끝의 분리, 비대층의 파괴, x–ray에서는 확인하기 어려울 수 있음 • 2형 – 뼈몸통끝을 통한 부분 분열로 세모 뼈 파편을 동반(가장 흔한 종류) • 3형 – 성장판 침범, 성장판을 통해 관절로 확대, 해부학적 정렬을 파괴할 수 있음 • 4형 – 뼈몸통끝, 성장판 및 뼈끝을 통한 비스듬한 분열; 관절까지 확대 • 5형 – 성장판의 압박 손상, x–ray에서 발견하기 매우 어려움, 뼈몸통 골절까지 동반될 수 있음(드뭄) • 6형 – 말초 성장판 손상, 뼈 가교 형성 및 각변형 동반 가능(드뭄)

골절 – 성장판 – *계속*	
원인(Etiology)	손상/외상(압박, 전단력, 장력)으로 긴뼈 성장판(대개 연골성)의 파괴를 초래
임상양상(Presentation)	국소화된 통증, 발적, 부종; 환측 하지로 체중 부하하지 않으려 하거나 사용하지 않으려 함
약제(Medications)	비스테로이드성 소염진통제
검사(Medical tests)	X-ray, MRI, CT, 뼈스캔
치료 (Medical management)	1형 및 2형은 비개방정복 및 석고붕대 고정으로 대개 치료; 3형 및 4형은 개방정복 및 고정을 요할 수 있음; 5형 및 6형은 수술적 교정 및 뼈가교 제거로 변형 방지 요함

Saslter-Harris 분류

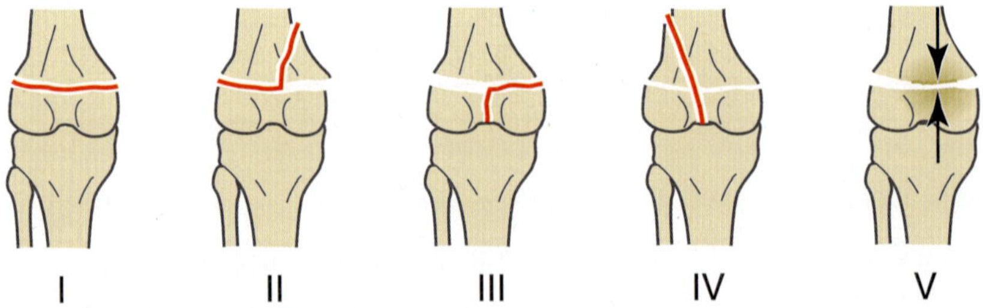

소아특발성관절염 (JIA)	
분류(Classification)	• 소수관절 – 발병 시 4관절 미만 침범, 최대발병 시기는 1-2세, 대개 비대칭적 • 다관절 – 발병 시 5관절 이상 침범, 최대발병 시기는 2세(RF– 아형), 8세 이상(RF+ 아형), 대개 대칭적 • 전신적 – 다발성 관절 및 기관(간, 지라) 침범 *소아류마티스성관절염(JRA)으로도 불림*

계속

소아특발성관절염 (JIA) – *계속*	
원인(Etiology)	자가면역질환; 가능한 요인으로는 유전, 외상, 감염
임상양상(Presentation)	관절통, 강직, 홍반, 부종; 위약, 활동 및 기능 감소; 발열 (저녁에 심함) 및 발진이 전신형에서 동반될 수 있음; 눈 침범(포도막염)은 소수관절형에서 동반 가능; *진단 기준:* 최소 1관절에서 6주간 지속되는 통증, 16세 미만의 발병 및 다른 관절염의 배제
약제(Medications)	비스테로이드성 소염진통제, 글루코코르티코이드(느린작용 항류마티스제 포함), COX-2 선택적 억제제, 질병조절 항류마티스제(methotrexate 등), 항종양괴사인자(tumor necrosis factor;TNF) 치료
검사(Medical tests)	혈액검사, x-ray, 초음파, MRI, 뼈스캔
치료 (Medical management)	일차적 약물치료 및 재활치료 의뢰; 심한 관절 기능이상의 경우 정형외과적 수술(연부조직 유리, 뼈자름술 또는 유합술, 윤활막절제술, 관절치환); 정형외과, 안과 협진

소아특발성관절염에서의 관절침범

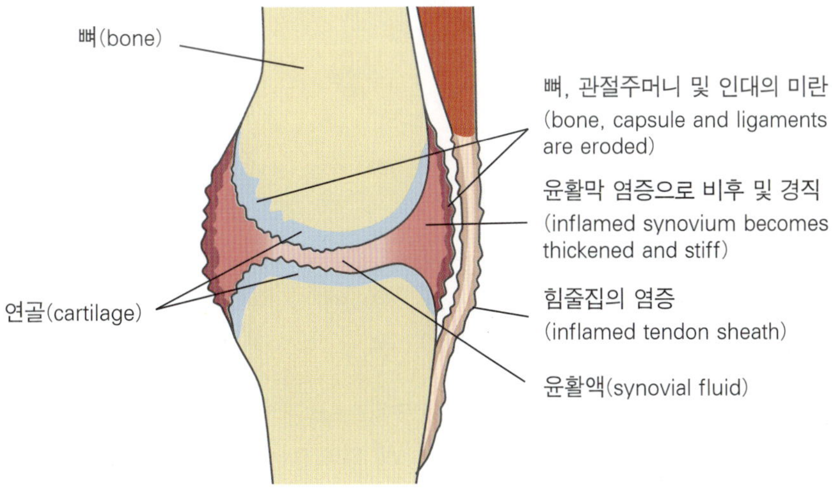

가쪽 원판형 반달연골 (Lateral Discoid Meniscus)	
분류(Classification)	• 완전 – 반달연골이 가쪽 정강뼈 고평부를 덮음 • 불완전 – 반달연골이 정강뼈 고평부를 넘어 확대 • Wrisberg 형 – 뒤뿔로 가는 반달정강인대의 부재 (무릎 굽히고 펼 때 들리는 고전적인 "관절음"의 원인)
원인(Etiology)	미상, 발생학적 발달 이상 또는 정상 부착 소실의 결과로 인한 비정상적인 성장 및 비후 유발로 추정
임상양상(Presentation)	무릎 통증 및 부종, 무릎의 딸깍음 및 잠김; 이들 증상은 10세 미만의 소아에서 이 질환을 매우 시사함; 10세 이상의 소아에서는 반달연골 파열을 고려해야 함
약제(Medications)	알려진 바 없음
검사(Medical tests)	X-ray, MRI, 관절경검사
치료 (Medical management)	증상(통증, 불안정, 파열)이 있을 때에만 수술적 치료 (부분/전 반달연골절제술 및 교정)

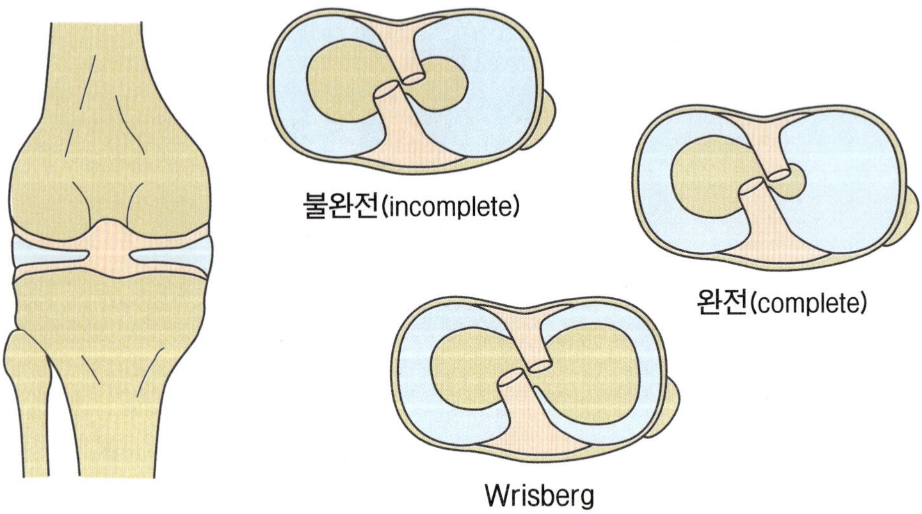

레그-칼베-페르테스병 (Legg-Calvé-Perthes Disease)	
분류(Classification)	*Catterall 분류:* • 1단계 – 임상적 진단으로 x-ray 소견 없음 • 2단계 – 경화, 낭성 변화 가능, 넙다리뼈머리 모양은 보존 • 3단계 – 넙다리뼈머리 연속성 소실 • 4단계 – 넙다리뼈머리 및 비구의 연속성 소실
원인(Etiology)	넙다리뼈머리끝의 특발성 뼈괴사; 남아에서 여아보다 3~5배 호발(전형적으로 4-10세), 저체중에서 발병률 증가; 자가제한적인 질환; 발생에 기여하는 요소로는 외상, 스테로이드 사용, 발달성 엉덩관절 형성이상, 낫적혈구 발증, 독성 윤활막염, 넙다리뼈머리끝분리
임상양상(Presentation)	엉덩이, 샅굴부위, 넙다리 또는 무릎의 통증으로 파행; 관절운동범위의 감소(엉덩관절 안쪽돌림 및 벌림); 10%~20%에서 양측성; 넙다리뼈머리 이상 초래 가능
약제(Medications)	통증 조절
검사(Medical tests)	X-ray, MRI, CT, 핵의학검사, 초음파(일과성 윤활막염 배제), 혈액검사(감염 배제)
치료 (Medical management)	체중부하 감소, 관절 보호(엉덩관절 안쪽돌림 및 벌림 상태에서 보조기), 자연 경과 기다림(혈관재형성); 보다 심한 경우에는 넙다리뼈머리 모양의 보존/복원을 위해 수술적 치료

엉덩관절 상세도

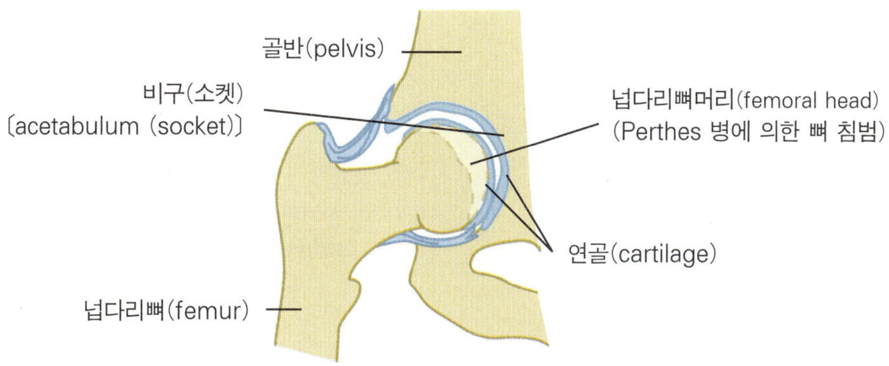

하지 결손 (Lower Limb Deficiency)	
분류(Classification)	• *세로* – 긴 축 내에서의 감소 또는 소실 〔예; 근위대퇴국소결핍(PFFD)〕 • *가로* – 하지의 너비에 걸친 소실 〔전체 또는 일부, 예; 발없음증[손 또는 발의 소실)〕 *관련 용어는 보조기/의지 부분 참조*
원인(Etiology)	미상; 추정되는 원인으로는 발생한적 발달 시 신경능선 세포 손상, 몸쪽 성장판의 결손, 모체의 탈리도미드 노출, 조기 양막 파열, 혈관 공급 장애, 유전적 원인 등이 있음
임상양상(Presentation)	비정상적인 하지 형성 또는 하지 분절의 소실, 다른 골격 변형 및 선천성 심결손이 존재할 수 있음
약제(Medications)	알려진 바 없음
검사(Medical tests)	X-ray, 심장 이상에 대한 추가 검사
치료 (Medical management)	보존적 치료(보조기 또는 의지), 수술적 교정, 사지 연장술, 관절유합술, 회전재접합술, 예정 절단

팔다리짧은증: 세로 결손의 예

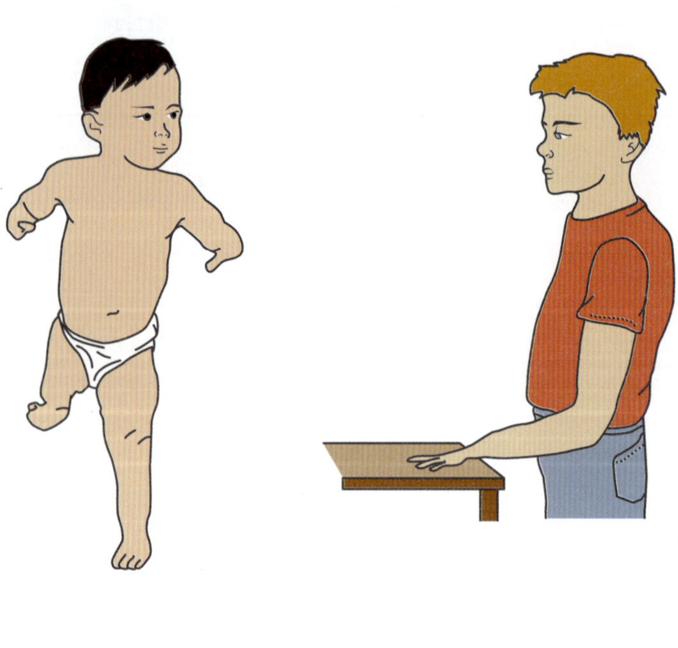

너스메이드 엘보우 (Nursemaid Elbow)	
분류(Classification)	없음
원인(Etiology)	노뼈머리가 노뼈머리띠인대 아래로 미끄러지면서 발생하는 팔꿈치의 연부조직 손상(대개 먼쪽 팔을 흔들거나 당겨서 발생), 어린 아이는 이 인대가 약해서 취약함; 아이가 환측 팔의 사용을 거부함
임상양상(Presentation)	아이는 통증을 호소하며 환측 팔을 사용하지 않고 보호하려고 하며, 구부린 상태에서 반대쪽 팔로 지지하려 함; 발적, 부종, 온열감이 관찰되며 1-4세 아이에서 가장 흔하고, 대개 편측임; 노뼈머리 위로 국소적 압통
약제(Medications)	진통제는 대개 필요하지 않음
검사(Medical tests)	X-ray
치료(Medical management)	비개방정복, 부모/보호자 교육

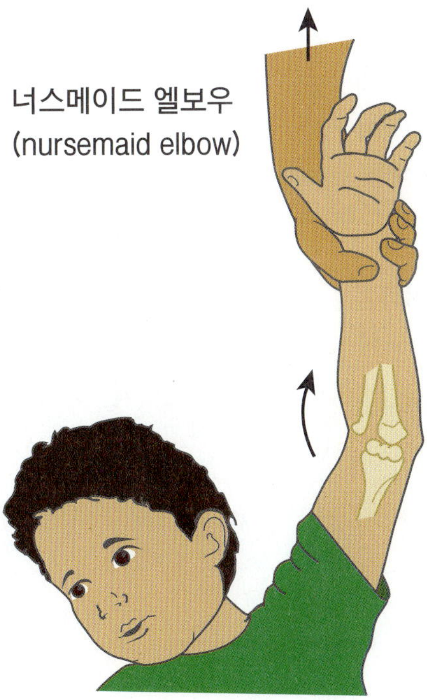

쏠린머리증 – 머리/머리뼈 기형 (Plagiocephaly–Misshapened Head/Skull)	

분류(Classification)	• 자세성 쏠린머리증
	• 머리뼈붙음증
	  • *배모양머리증* – 시상봉합의 조기 닫힘
	  • *쏠린머리증* – 관상봉합의 조기 닫힘(편측)
	  • *납작머리증* – 관상봉합의 조기 닫힘(양측)

원인(Etiology)	*자세성* – 자궁내 위치, 수면 자세, 기운목; *머리뼈붙음증* – 여러 선천성 증후군과 연관; 뼈형성의 일차 결손 또는 뇌 성장 장애에 기인
임상양상(Presentation)	머리 기형: *배모양머리증* – 길고 좁은 머리 모양; *쏠린머리증* – 비대칭적인 머리 모양, 한쪽의 뒤가 평평함; *납작머리증* – 짧고 넓은 머리 모양
약제(Medications)	알려진 바 없음
검사(Medical tests)	근전도(EMG)검사, 척수 및 뇌 MRI
치료(Medical management)	*자세성* – 수면 자세를 교대로 함, 주시, 보다 심한 경우 및 얼굴 비대칭이 관찰되는 경우에는 헬멧 치료(머리뼈 재형성)(이상적으로는 6개월 이전에 시작); *머리뼈붙음증* – 뼈의 수술적 제거로 변형을 교정(이상적으로는 9개월 이전에 시행)

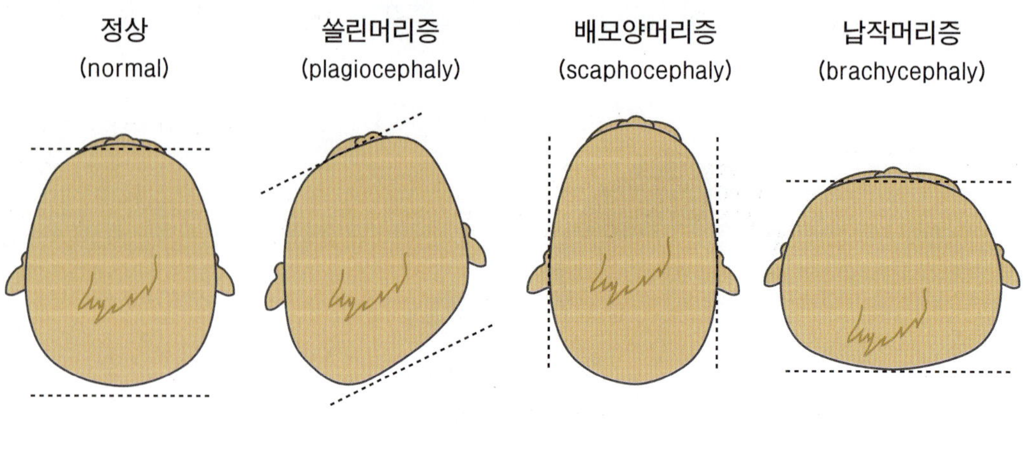

과사용 손상 (Common Overuse Injuries)	
분류(Classification)	*하지(lower extremity):* • 스트레스 골절 – 정강뼈, 종아리뼈 및 관절돌기사이 부분 • 뼈막염("쉰 스플린트") – 급격한 감속을 동반한 탄도 운동으로 인한 앞정강근 또는 뒤정강근의 염좌 • 견인골단염 – 오스굿-슐라터병(정강뼈결절), 시버병(발꿈치뼈), 신딩-라르손-요한슨병(무릎뼈 먼쪽끝); 청소년기 성장 급증 시 전형적임 *상지(upper extremity):* • 리틀 리그 팔꿈치 – 반복적인 외반 스트레스로 인해 안쪽위관절융기의 자극, 노뼈머리 과성장, 뼈연골염 및 성장판의 조기 닫힘 유발
원인(Etiology)	정상조직에의 반복적인 최대하 스트레스; 과훈련, 과도한 신체 활동 수준, 근육 불균형, 성장 급증이 기여 요인임; 성장 및 발달에 장기적 영향을 미칠 수 있음
임상양상(Presentation)	통증, 부종 가능, 국소 압통(소리굽쇠에 의한 진동으로 악화) 또는 모두 미만성일 수 있음(뼈막염)
약제(Medications)	비스테로이드성 소염진통제(NSAIDs)
검사(Medical tests)	X-ray, MRI, 뼈스캔
치료(Medical management)	진단에 따라 안정, 활동 조정 및 부동, 생역학적 정렬 교정(보조기); 재활전문의에게 의뢰

과사용 손상

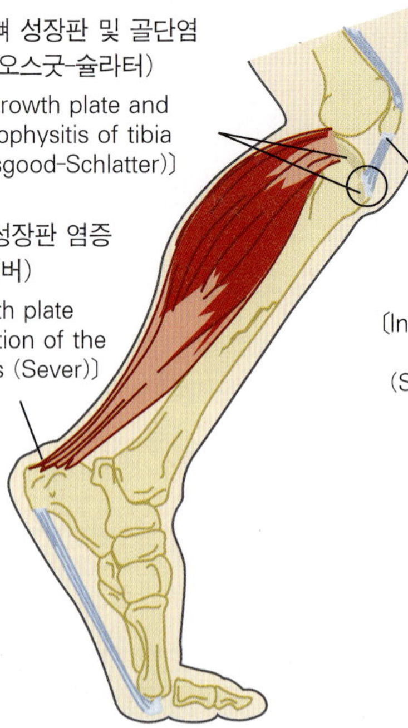

척주옆굽음증 (Scoliosis)	
분류(Classification)	• 특발성 – 청소년기 성장 급증 시에 종종 처음 발견 (여자에서 남자보다 더 흔함) • 신경근 – 신경근 기능이상의 결과 • 선천성 – 출생 시 존재; 척추 및 장기 이상(심장, 콩팥)과 연관될 수 있음
원인(Etiology)	특발성 척주옆굽음증의 원인은 알려지지 않음; 기여 요인으로는 유전적, 골격 이상, 화학적, 신경학적, 근육 장애가 있음; 특발성 척주옆굽음증의 심각한 경우에는 신경학적 이상과 연관될 수 있음(예; 척수구멍증, 키아리 기형, 편도 이소증); 신경근 척주옆굽음증은 기저의 신경근 질환 또는 증상의 진행에 의해 야기될 수 있음

계속

척주옆굽음증 (Scoliosis) – *계속*	
임상양상(Presentation)	척추 굽이(>10°)가 선별검사 또는 x-ray를 통해 발견; 이로 인한 자세 비대칭 유발(어깨 높이 차이, 골반 기울기, 다리 길이 차이, 한쪽 갈비뼈 돌출); 위치 표시(해당 척주 단면), 종류 및 숫자 (s 또는 c, 단일 또는 이중), 방향(우측 또는 좌측으로 볼록함)
약제(Medications)	알려진 바 없음
검사(Medical tests)	전방 굽힘 검사/선별검사; x-ray, MRI
치료(Medical management)	성장 및 굽이 진행 주시, 보존적 치료(보조기); 수술적 교정, 뼈유합술

Cobb 각도(굽이의 정도) 및 Risser 등급(골격 성숙도 지표)

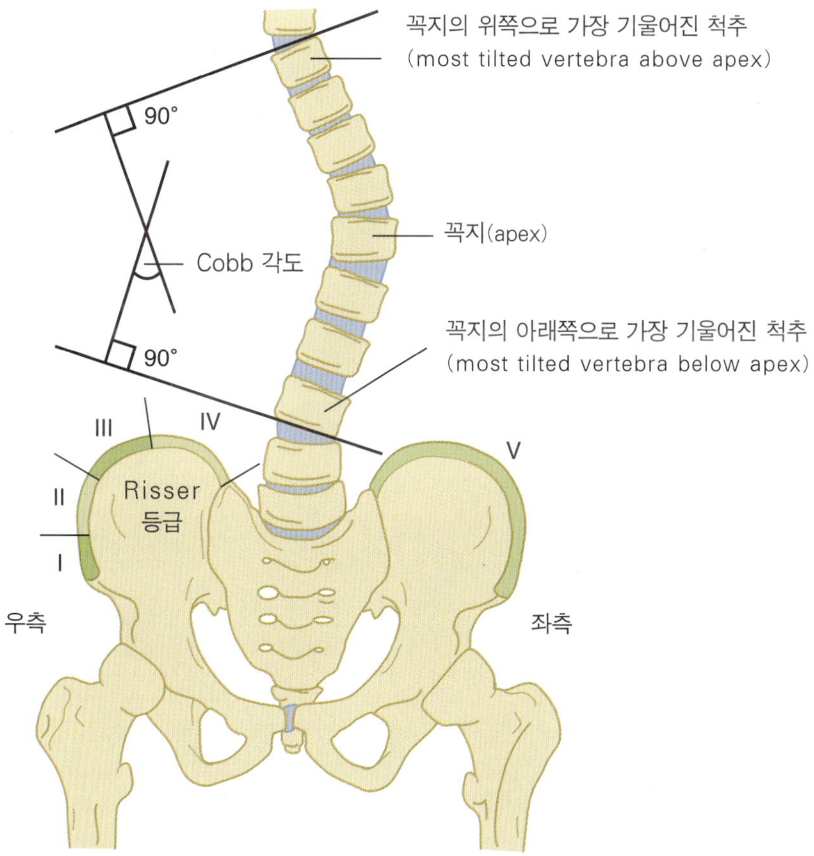

넙다리뼈머리끝분리증 (SCFE)	
분류(Classification)	*Southwick 각도(x-ray로 측정)* • 정상 — 12° • 경도 — <30° • 중등도 — 30°-50° • 중증 — >50°
원인(Etiology)	넙다리뼈머리가 위쪽 뼈끝판에서 탈구 또는 분리; 외상과 연관될 수 있지만 비만 및 성장판 위약과도 연관될 수 있음; 청소년기 성장 급증 시(10-15세) 남아에서 여아에 비해 2배 더 호발함
임상양상(Presentation)	간헐적 파행, 엉덩관절 또는 무릎 통증, 체중 부하를 거부할 수 있음, 관절운동범위 감소(엉덩관절 굽힘 시 강제적 바깥돌림이 질병 특유 증상임); 25%~40%는 양측성
약제(Medications)	알려진 바 없음
검사(Medical tests)	X-ray, MRI
치료(Medical management)	진단 후 빠른 수술적 안정화(핀 고정), 수술 후 부동 및 활동 제한

엉덩관절 전후 방향 평면 X-ray에서의 분리 표시

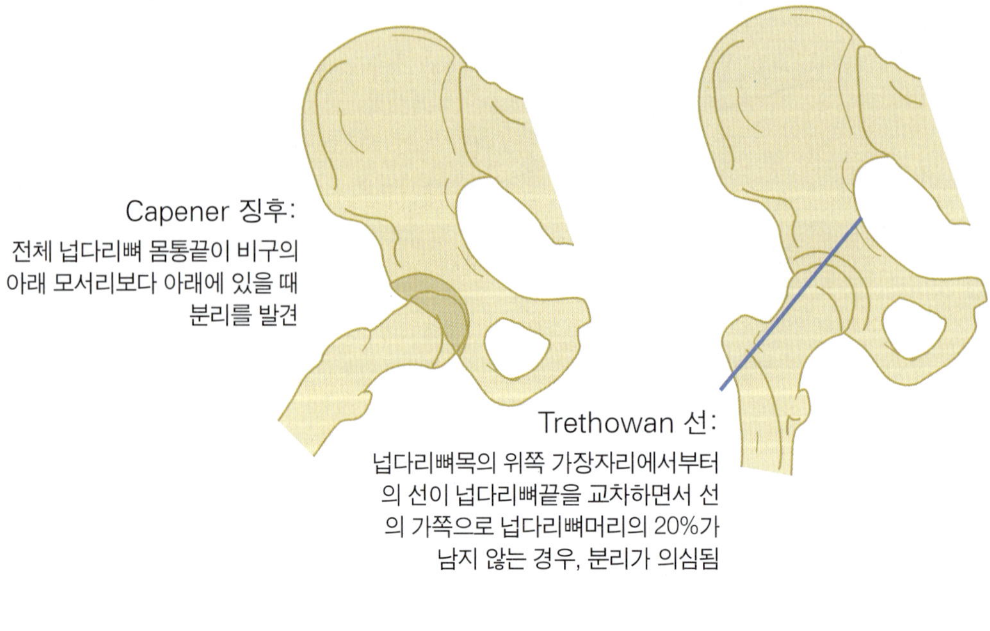

기운목 (Torticollis)	
분류(Classification)	• 선천적 근성 기운목 • 신경운동질환과 연관된 기운목
원인(Etiology)	미상; 가능한 원인으로는 근육으로의 혈류 공급 저하 또는 자궁내에서의 근육 구획 증후군으로 인한 근육의 섬유화; 일부 신경학적 질환도 유사한 목의 자세를 유발할 수 있음
임상양상(Presentation)	편측 목빗근의 긴장 및 단축으로 환측 근육 방향으로 목의 굽힘 및 반대측 방향으로 얼굴이 향하도록 머리가 회전되며, 위쪽으로 기울어짐; 근육 내 보이거나/촉지 가능한 부종 또는 종괴; 아이는 자세성 쏠린머리증의 위험이 높음
약제(Medications)	보톡스 주사 시도
검사(Medical tests)	초음파
치료 (Medical management)	보존적 치료로 자세잡기, 운동, 부드러운 스트레칭, 소프트칼라/보조기; 보다 심하며 치료에 반응하지 않는 경우에는(얼굴 비대칭 동반) 수술이 필요할 수 있음(근육 연장술, 비정상 척추 융합술)

우측 목빗근이 침범된 소아

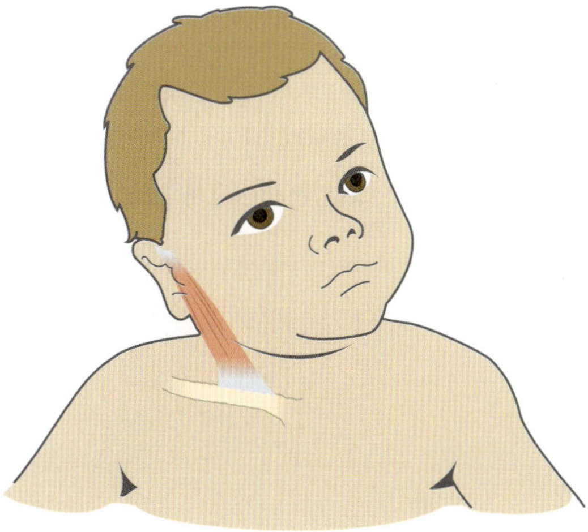

신경근계
(Neuromuscular System)

후천성 뇌손상 (ABI)	
분류(Classification)	• 외상성(예; 낙상, 사고, 폭행 또는 학대) • 비외상성(예; 뇌졸중, 종양, 감염, 저산소증, 허혈, 중독)
원인(Etiology)	국소적 또는 미만성 뇌손상으로 다양한 기전으로 발생(분류 참조); 폐쇄성 뇌손상은 머리뼈에 결손이 없음; 관통성 뇌손상은 "개방성 뇌손상"으로 머리뼈의 이상을 포함함; 미만성 축삭 손상은 머리뼈내에서의 뇌의 움직임으로 이해 축삭의 전단 및 파열이 발생함(예; 충격 및 반충 병변)
임상양상(Presentation)	경도(뇌진탕)에서 중증(혼수, 사망)에 이름; 초기 및 지속적인 의식 소실을 동반할 수 있음; 인지, 운동, 감각, 지각, 언어, 사회 및 조절 기능 결손이 잔존할 수 있음; 간질이 2%–5%의 경우에 발생(개방성 머리 손상에서 가장 흔함)
약제(Medications)	항경련제; 의학적으로 혼수 유도
검사(Medical tests)	혼수 척도, CT, MRI, 의학적 주시관찰〔예; 머리속압력(ICP), 중심관류압, 뇌 산소화〕
치료 (Medical management)	초기 의학적 안정화 및 다른 손상의 검사; 저체온 유도는 아직까지 소아 환자에서 도움이 된다고 알려지지 않았음; 머리속압력을 감소시키기 위한 단락술; 필요한 경우 수술적 처치; 재활전문의에게 의뢰

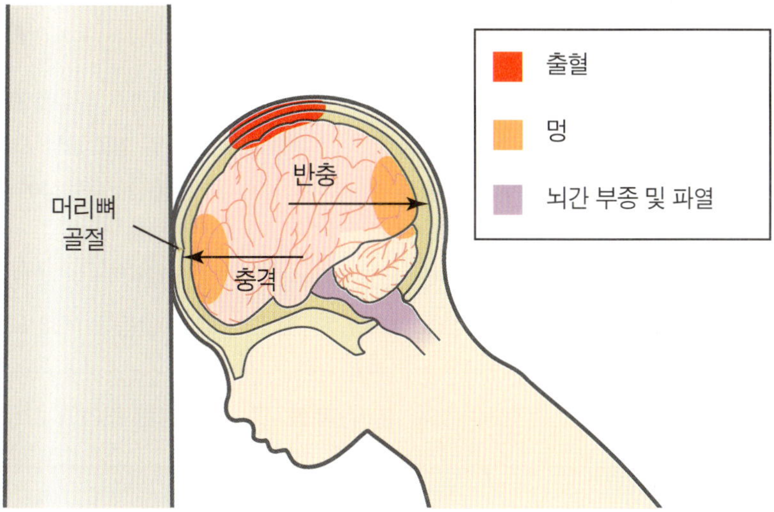

자폐스펙트럼장애(ASD) / 전반적 발달장애(PDD)	
분류(Classification)	DSM-IV에 기술된 진단 기준은 다음과 같음: • 자폐장애 • 아스퍼거 증후군 • 달리 분류되지 않는 전반적 발달장애(PDD) • 레트 증후군*(드뭄, 대개 여아, 6–18개월 발병; 유전돌연변이 확인)* • 소아기 붕괴성 장애*(드뭄, 대개 남아, 3–4세 발병)*
원인(Etiology)	미상; 연구중인 요인으로는 중금속 노출(수은), 뇌 구조적 이상, 신경전달물질, 유전자 등임
임상양상(Presentation)	세 영역에서의 다양한 정도로의 기능이상; 사회적 상호작용; 의사소통(음성 및 비음성); 반복적 행동; 감각 경험에 반응저하 또는 과도반응을 나타낼 수 있으며 비전형적인 동작 양상을 보일 수 있음; 가장 흔한 형태는 대개 1–3세에 진단됨; 합병증으로는 경련, 정신지체, 여린 X 증후군, 결절경화증; *레트 증후군 및 소아기 붕괴성 장애(CDD)* – 증상은 정상 발달 시기 이후 발생; 손 비틀림은 레트 증후군에 특징적임; 두 질환 모두 심각한 운동 증상 및 언어 소실을 동반

계속

자폐스펙트럼장애(ASD)/전반적 발달장애 (PDD)– *계속*	
약제(Medications)	항정신병제(risperidone), 세로토재흡수억제제(행동 증상에 대해 식약청 미허가 약제 사용; 일부 십대에서 자살 사고 및 우울증 증가 우려); 자극제(과다행동 및 충동성에 대해)
검사(Medical tests)	혈액 검사(예; 33%에서 전혈 세로토닌 농도 증가); 뇌 이상에 대해 MRI 및 CT, 경련 활동에 대해 뇌파검사
치료(Medical management)	행동, 교육, 심리, 재활치료; 가능한한 조기에 치료 시작

뇌성마비 (Cerebral Palsy)	

분류(Classification)	• 침범 부위에 따라
	  • 양쪽마비
	  • 편마비
	  • 사지마비
	• 운동 조절 장애에 따라
	  • 저긴장성
	  • 경직성
	  • 무정위운동성
	  • 실조성
	• 대운동 기능 분류 체계–확장 및 수정 – 다섯 수준, 나이 및 자가 동작 수행 능력에 기초; 앉기, 이동 및 운동성 기술을 특히, 강조 (Palisano 등, 2007)

원인(Etiology)	발달하는 태아 또는 영아(3세 이하) 뇌의 비진행성 장애; 신경병증, 뇌출혈 또는 무산소증, 뇌병증, 선천성 중추신경계 기형, 자궁내 감염 또는 성장 제한, 출산 질식, 조산, 다태 임신, 모체 요인(갑상선 이상, 수은 노출, 요오드 결핍)

계속

뇌성마비– *계속*	
임상양상(Presentation)	운동 조절, 자세 조절, 감각 및 지각 기능, 의사 소통 및 인지 장애로 운동 발달 지연으로 나타남; 경련이 흔함; 합병증으로 정형외과적 정렬 문제, 경직, 인지 및 언어 장애 동반 가능
약제(Medications)	항연축제, 항경련제, 보톡스 주사
검사(Medical tests)	뇌의 MRI, CT, 뇌파검사(EEG), 엉덩관절 및 척추 x-ray
치료(Medical management)	경련 및 경직 관찰; 정형외과적 수술 치료(예; 연부조직 이완, 골반 뼈자름술, 염전 뼈자름술, 척추 융합술); 정형외과의사, 신경과의사, 소화기내과의사 의뢰

발달성 협응장애 (DCD)	
분류(Classification)	없음; 진단 기준은 DSM-IV에 기술됨; 아형은 아직 고려중임 (ICD-10에서는 "운동 기능의 특정 발달 장애"라는 용어를 사용)
원인(Etiology)	현재로서는 알려진 바 없으며, 다원적으로 보이며, 일부 중추신경계 기능이상이 예상됨; 동반 질환 발병률이 높음〔예; 주의력결핍과다활동장애(ADHD), 학습장애〕
임상양상(Presentation)	운동 협조의 결손이 나이 및 인지 기능에 비해 현저하게 떨어짐(그리고 다른 알려진 질환에 의해 설명되어지지 않음), 하지만 기본적인 운동 발달 이정표의 성취를 막지는 못함; 아이는 질환에서 벗어나지는 못하며 대개 사회적 적응 및 자존심에서 어려움을 겪음
약제(Medications)	발달성 협응장애에 특이적인 약제는 알려진 바 없음
검사(Medical tests)	알려진 바 없음
치료(Medical management)	특별한 의학적 치료 없음, 정신사회적 적응 문제를 주시

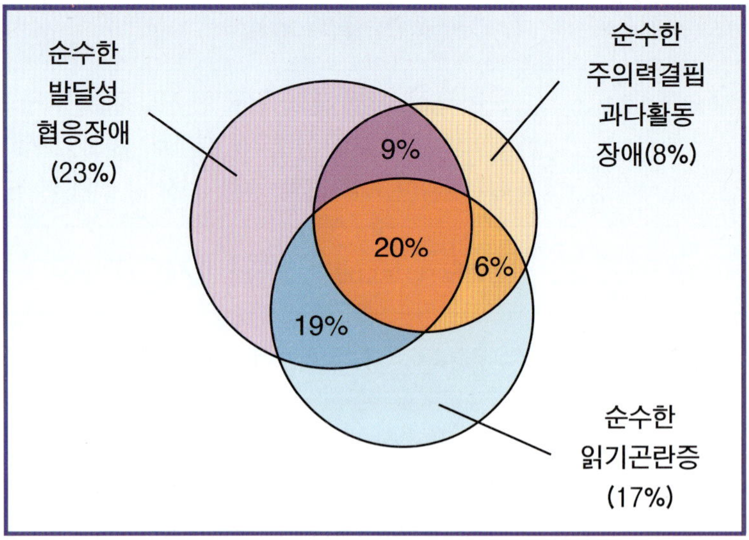

Kaplan에 의한 동반 질환 발병률 (1998)

산과적 팔신경얼기(OBPP) 마비	
분류(Classification)	• 에르브마비 (C5–C6 – 위신경얼기) • 크룸프케마비 (C7–T1 – 아래신경얼기) • 에르브–크룸프케마비 – 위 및 아래신경얼기 복합 (C5–T1) • 신경 손상은 1°에서 5°로 분류됨(Sunderland, 1951)
원인(Etiology)	출산 또는 출산 직후 상지의 외상; 머리의 어깨로부터 먼 방향으로의 과도한 가쪽 견인으로 신경뿌리/줄기 박리 또는 파열, 연관된 질 출산(주로 마루점태위), 큰 출생체중 및 어깨탓난산; 다른 요인으로는 모체 골반에 대한 태아 자세에 의한 자궁내압 신경병증
임상양상(Presentation)	침범된 신경/신경뿌리의 분포에 따른 운동 및 감각 결손; 전체 신경얼기 침범은 동요팔을 유발함; 위신경얼기 침범은 어깨 안쪽돌림, 손 및 손목 굽힘을 유발하며 어깨 또는 팔꿈치 움직임이 소실됨(웨이터 팁 자세); 아래신경얼기 침범은 눈꺼풀처짐 및 동공 수축을 유발(호너증후군)

계속

산과적 팔신경얼기(OBPP) 마비 – *계속*	
약제(Medications)	알려진 바 없음
검사(Medical tests)	MRI, 가슴 x-ray(가로막신경 마비), 가로막 투시검사, 근전도 및 신경전도 검사는 성인 및 나이 많은 어린이에서처럼 신경얼기 손상에 도움이 되지는 않음
치료(Medical management)	신경얼기의 수술적 재건술(신경박리, 신경이식, 신경전이)(위팔두갈래근의 기능이 3–4개월이 지나도 회복되지 않는 경우), 수술적 처치는 신경전이, 신경전이 및 위팔뼈 재위치 등을 포함

위팔신경얼기의 해부

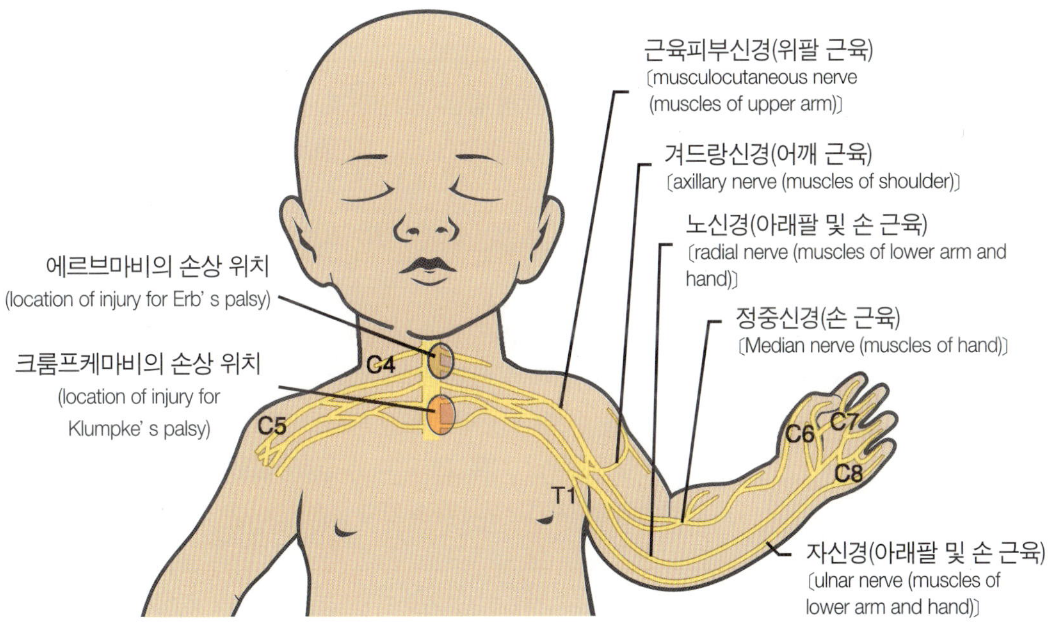

척추갈림증 (Spina Bifida)	
분류(Classification)	• *드러난척추갈림증* – 개방 병변/낭성 종괴로 눈에 보임 • 수막탈출 – 척추 이상, 주머니안에 뇌척수액과 수막(경질막 및 거미막)이 포함 • 척수수막탈출증 – 척추 이상, 주머니안에 척수, 수막 및 뇌척수액이 포함 • *숨은척추갈림증* – 뼈 이상, 덮고 있는 피부는 정상, 다양한 피부 병변(예, 지방종, 혈관종, 털뭉치)을 동반할 수 있음
원인(Etiology)	자궁내 발달 시 신경관의 닫힘(꼬리방향) 장애; 기형유발물질, 유전적 소인 및 엽산 결핍 등 다양한 요인이 제기됨
임상양상(Presentation)	변형 부위 및 주위의 운동 및 감각 소실, 발 변형; 척추굽이, 엉덩관절 변형, 신경인성 방광, 수두증(아놀드-키아리 II 기형), 계류척수증후군, 인지장애
약제(Medications)	항생제(단락, 방광 감염), 항경련제, 항콜린제 및 알파 아드레날린 길항제(장/방광), 성장호르몬
검사(Medical tests)	X-ray(척추, 엉덩관절 등), MRI(수두증), 요역동학검사
치료 (Medical management)	수술적 봉합(출생 후 수시간에서 수일); 수두증에 대한 단락(단락 실패의 징후 관찰); 정형외과적 수술(연부조직이완술, 뼈정렬), 장/방광 관리(간헐적 도뇨관 삽입, 배뇨 스케줄); 계류척수증후군 징후 감시; 피부 관리; 영양사(체중 관리), 정형외과의사, 신경과의사 의뢰

척수손상 (Spinal Cord Injury)	
분류(Classification)	미국척수손상협회(American Spinal Injury Association; ASIA) • A = 완전, 엉치부 보존 없음(S4-S5) • B = 불완전, 병변 레벨 아래로 감각 보존(운동은 아님) (S4-S5 포함) • C = 불완전, 병변 레벨 아래로 운동 보존; 대부분의 주 근육은 3등급 미만* • D = 불완전, 병변 레벨 아래로 운동 보존; 대부분의 주 근육은 3등급 이상* • E = 정상; 운동 및 감각 기능이 정상 • *그 외 앞척수증후군, 브라운-세카르증후군, 마미증후군, 중심척수증후군, 척수원뿔증후군 등이 있음*
원인(Etiology)	척수에 가해지는 손상(예: 외상, 종양, 혈관장애, 감염, 근골격 이상)으로 병변의 부위와 레벨에 따라 운동 또는 감각 기능의 소실을 초래
임상양상(Presentation)	척수 또는 신경인성 쇼크, 운동 또는 감각 기능의 소실, 배변/배뇨 기능이상, 자율신경 반사 기능장애
약제(Medications)	글루코코르티코이드(수상 후 8시간 이내), 경직 관리, 배변/배뇨 관리, 통증 조절
검사(Medical tests)	ASIA 검사, 혈액 검사(적혈구 용적율), 소변검사, 근전도검사, MRI, CT, 척추/골반 및 가슴 x-ray
치료(Medical management)	척수손상이 외상에 의한 경우, 머리 손상 및 기타 손상에 대한 선별검사; 경직 및 감각 결손 관리; 자율신경 반사기능장애, 피부상태, 딴곳뼈되기에 대한 감시; 정형외과, 신경과, 비뇨기과 의뢰

** 근력 3등급 = 완전한 관절운동범위 동안 중력에 저항한 능동적 움직임*

심혈관-호흡기계 (Cardiovascular and Pulmonary System)

천식 (Asthma)	
분류(Classification)	• 경도 간헐적 • 경도 지속적 • 중등도 지속 • 중증 지속 • *나이 및 증상 빈도, 증상 조절, 폐기능검사에 따른 분류(천식의 진단 및 치료에 대한 지침 참조)*
원인(Etiology)	화학매개체의 면역학적 유리로 인한 기관지 근육의 수축, 점액 생성 증가, 점막 부종 유발
임상양상(Presentation)	쌕쌕거림, 기침(밤에, 운동할 때 등), 숨가쁨, 가슴조임, 가래 생성; 다양한 환경 알레르기항원 (예; 연기, 꽃가루, 비듬, 먼지, 곰팡이) 및 자극제, 날씨 변화, 음식, 바이러스감염 (호흡기세포융합바이러스), 운동, 스트레스에 의해 촉발되거나 악화될 수 있음
약제(Medications)	*빠른 증상 완화제:* 빠른작용 베타$_2$ 작용제(운동유발 증상의 예방 참조); *증상 완화제:* 단기작용 기관지확장제; *조절 작용제:* 흡입성 코르티코스테로이드, 장기작용 기관지확장제, 류코트리엔 조절제
검사(Medical tests)	폐기능검사, 기관지 유발 검사, 혈액 검사, 가슴 x-ray
치료(Medical management)	증상 관리의 단계적 접근*(천식의 진단 및 치료에 대한 지침 – 미국 국립보건원 운영, 심장, 폐, 혈액 연구원 참조)*

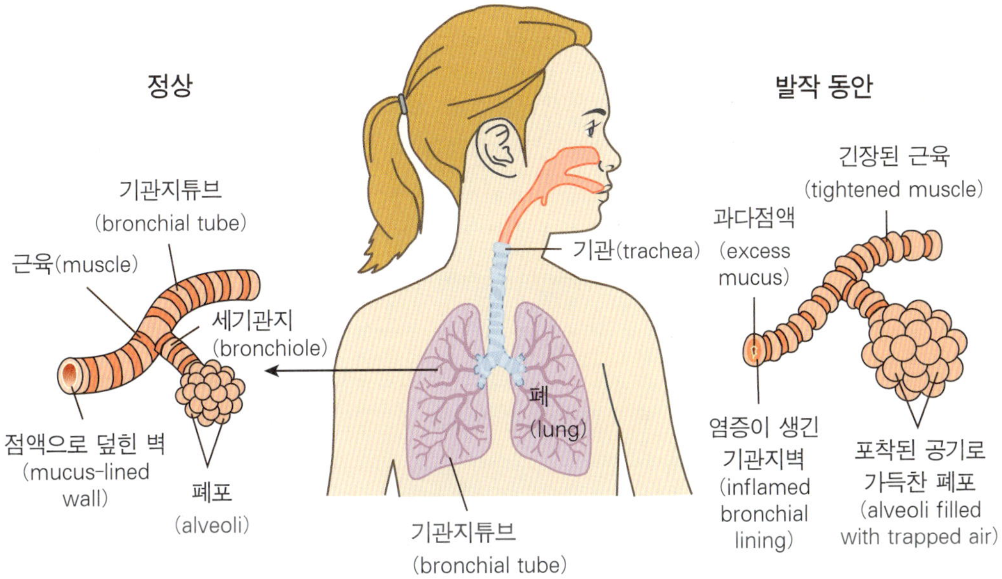

선천성 심장 결손 (Congenital Heart Defects)	

분류(Classification)	• *심장 또는 혈관 사이의 비정상적인 통로*
	  • 심실사이막결손 (VSD)
	  • 방실사이막결손 (ASD)
	  • 동맥관열림증 (PDA)
	• *판막 질환*
	  • 대동맥판협착증
	  • 폐동맥판협착증
	  • 삼첨판폐쇄증
	  • 폐동맥판폐쇄증
	  • 에브스타인 이상(삼첨판)
	• *비정상적인 위치의 혈관*
	  • 대혈관전위증
	  • 팔로사징(폐동맥판협착증, 심실사이막 결손, 대동맥기승, 오른심실비대)
	  • 동맥줄기
	  • 대동맥축착
	• *구조적 기형*
	  • 왼심실형성부전증후군(승모판 폐쇄, 방실사이막 결손, 왼심실 발달부전)

계속

선천성 심장 결손 – 계속	
원인(Etiology)	유전, 모체감염 또는 당뇨, 산모의 약물 또는 알코올 섭취 등 다양한 요인이 작용할 수 있음
임상양상(Presentation)	심잡음, 피부, 입술, 손톱 청색증, 숨가쁨, 피로, 체중 증가 지연 등 상태에 따라 다양함
약제(Medications)	프로스타글란딘 E_1은 심장 기형 교정 수술을 기다리는 동안 동맥관을 열린 상태로 유지하기 위해 처방할 수 있음
검사(Medical tests)	맥박산소측정, 심전도, 가슴 x-ray
치료 (Medical management)	비정상 통로 또는 판막 기능이상에 대해서 심장 수술 또는 도관술이 필요할 수 있음; 비정상적인 위치의 혈관 또는 왼심실형성부전증후군에 대해서는 수술적 교정을 즉시 시행하며, 한번 이상의 수술을 요할 수 있음; 심장이식이 필요할 수 있음

피부계
(Integumentary System)

화상 (Burns)	
분류(Classification)	• 1도 – 얕은, 표피에 국한 • 2도 – 부분층으로 얕거나 깊음, 진피까지 확장 • 3도 – 완전층, 진피 전체를 침범 • 4도 – 가장 심함, 피부밑조직을 넘어 확장(근육, 근막, 뼈까지); 대개 치명적임 • *침범된 전체 체표면의 정도 ("9의 법칙" 또는 Lund와 Browder 차트에 의해 결정됨)*
원인(Etiology)	열(흡인 손상 포함), 방사선, 전기(신경 및 심혈관계 침범 가능; 사입구 및 사출구, 섬광화상), 화학(산 및 알칼리)
임상양상(Presentation)	*1도* – 경미한 통증, 홍반, 손상된 표피는 5-10일 후 떨어지며 흉터 남기지 않음 *2도* – 통증, 홍반, 수포, 치유되는데 25-30일 소요, 깊은 화상 시 비후흉터 *3도* – 신경 파괴로 인해 통증 없음, 괴사딱지, 모세혈관 재충전 없음, 흉터 생성 및 이식이 필요할 수 있음
약제(Medications)	진통제, 안정제, 국소 화상 제제
검사(Medical tests)	외상 프로토콜, 가슴 x-ray, 혈액 및 소변 검사, 폐기능검사/동맥혈가스 검사(PFT/ABG)
치료(Medical management)	영양 및 수액 감시(저체온), 심장 및 호흡기 감시, 상처 죽은조직제거, 괴사딱지절개 및 근막절개, 상처 봉합(생물학적, 생합성, 인공 및 배양 피부), 상처 관리; 심각한 화상을 입은 영아/소아는 지역 화상 센터에서 관리해야 함

유전, 대사, 환경 (Genetic and Metabolic)

연골무형성증 (Achondroplasia)	
분류(Classification)	없음
원인(Etiology)	섬유모세포 성장 수용체 염색체 3번의 보통염색체우성 돌연변이로 비정상적인 연골 형성을 초래
임상양상(Presentation)	저신장(불비례 왜소증), 짧은 팔 및 다리와 긴 몸통, 삼지창손, 얼굴중간형성 저하증(작은 얼굴중간과 평평한 콧등), 돌출된 이마, 등허리육봉, 진성 거뇌증, 척추뿌리사이 공간; 척추 기형을 지닐 수 있음(척주옆굽음증, 척주앞굽음증) 및 수두증
약제(Medications)	성장 호르몬(Nutropin, Genotropin, Humatrope); 빈번한 가운데귀염에 대한 항생제
검사(Medical tests)	뼈 정렬을 확인하기 위한 x-ray, 수두증이나 척수압박을 위한 MRI
치료(Medical management)	사지연장술, 척추관협착에 대한 척추후궁절제술, 척주옆굽음증에 대한 융합술

연골무형성증 (Achondroplasia)

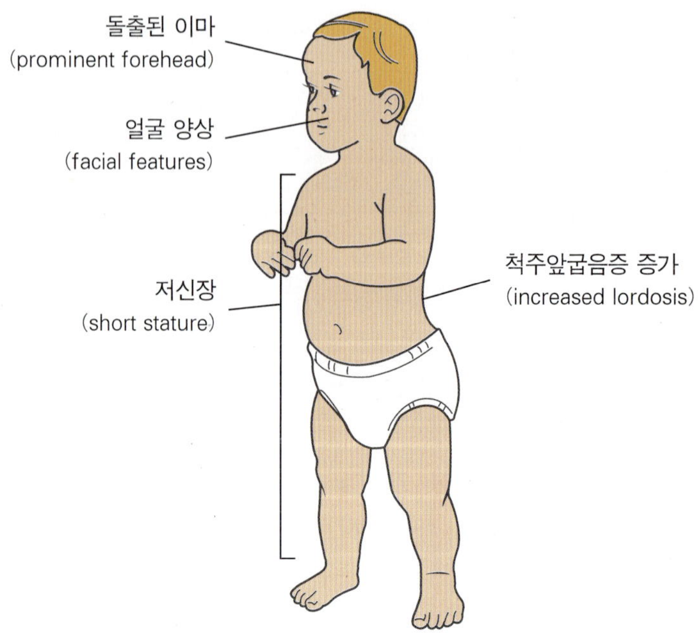

앵겔만 증후군 (Angelman Syndrome)	
분류(Classification)	없음
원인(Etiology)	어머니쪽 염색체 15q11-q13의 결손
임상양상(Presentation)	갑작스러운 움직임, 손의 퍼덕떨림, 돌출된 혀, 웃음발작, 6-12개월까지 발달 지연, 경련, 언어 장애, 과활동성, 작은 머리 크기, 수면장애, 움직임 및 균형 장애, 인지 저하, 심한 언어 장애, 안면 형태이상
약제(Medications)	항경련제
검사(Medical tests)	머리 CT 또는 MRI, 뇌파(EEG)
치료(Medical management)	경련 조절; 보존적 치료

샤르코-마리-투스병 (CMT disease)	
분류(Classification)	• 제 1형 유전운동감각신경병증(HSMN) A 및 B - 말초수초화 질환 • 제 2형 유전운동감각신경병증 - 주로 신경/축삭 손상 • 제 3형 유전운동감각신경병증 (Déjérine-Sottas 질환) - 영아에서 발생, 심한 탈수초화가 운동 기술 습득 지연과 동반
원인(Etiology)	유전운동감각신경병증; 제1-3형이 가장 흔함 (4개의 다른 형도 알려져 있으나 매우 드묾); 특정 염색체의 특정 유전자 복제 또는 돌연변이에 의해 야기
임상양상(Presentation)	제1형 - 먼쪽 위약 및 위축(하지>상지), 깊은힘줄반사 감소, 발 변형(요족 및 갈퀴발가락), 감각 소실 동반 가능 제2형 - 다리 및 발 근육의 주된 위약, 먼쪽 사지에서의 감각 소실(편평족 가능) 제3형 - 위약 및 반사소실이 확실한 감각 소실과 동반, 감각 실행증 동반 가능
약제(Medications)	통증에 대해서 비스테로이드성소염진통제(NSAIDs), 세로토닌 재흡수억제제, 나트륨통로차단제

계속

샤르코-마리-투스병 (CMT disease)-*계속*	
검사(Medical tests)	유전자 검사, 뇌척수(CSF) 분석(제3형과 다른 형간의 구분), 근전도(EMG) 및 신경전도(NCV), 신경조직검사
치료(Medical management)	발과 척추 변형의 수술적 교정

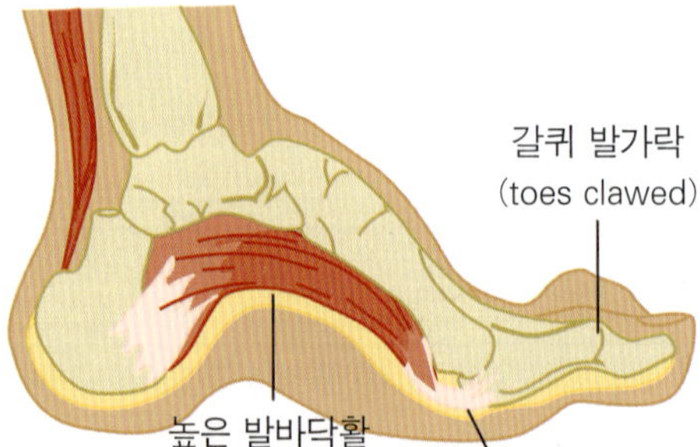

요족 (pes cavus)

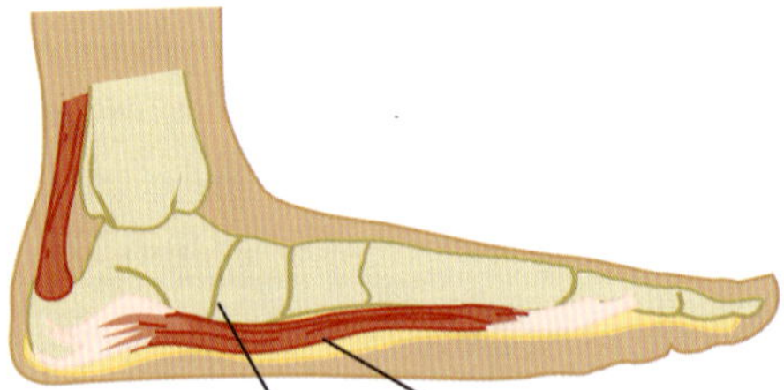

편평족 (pes planus)

소아암 (Childhood Cancers)	
분류(Classification)	*침범된 부위 기준:* • 백혈병 (33%) - 급성 림프구백혈병과 급성 골수세포백혈병이 가장 흔한 유형임 • 뇌 및 중추신경계 (21%) • 신경모세포종 (7%) - 가장 흔한 발병 부위는 복부 (1년 이내) • 빌름스종양 (5%) - 한쪽 또는 양쪽 콩팥 침범 (2–3세) • 비호지킨 림프종 (4%–5%) • 호지킨 림프종 (4%) - 5세 미만 소아에서는 드묾 • 횡문근육종 (3%) - 수의근으로 분화하는 배아줄기세포에서 발생 • 뼈육종 (3%) - 원발성 뼈종양으로 초기에는 통증이 없을 수 있음 • 망막포세포종 (<3%) - 대개 4세 미만의 소아에서 발생 • 유잉육종 (1%) - 원발성 뼈종양으로 대개 통증을 동반

계속

소아암– *계속*	
원인(Etiology)	세포 DNA의 손상(유전자 돌연변이)으로 인한 비정상 세포의 성장, 혈액 또는 림프액으로 통해 다른 곳으로 전이 가능; 가능한 원인으로 유전, 환경 노출, 생활습관적 요소 등
임상양상(Presentation)	위험 경보 – 비정상적인 종괴 또는 부종, 설명되지 않는 피로 또는 창백함, 통증, 절름발이, 원인불명의 발열 또는 질병, 두통 및 구토, 시각 변화, 갑작스러운 체중 감소, 쉽게 멍듬
약제(Medications)	소아암은 항암제에 반응을 잘 하는 경향이 있으며 소아는 성인에 비해 항암제 치료를 잘 견디는 경향이 있음
검사(Medical tests)	혈액 검사, 영상학적 검사
치료(Medical management)	수술적 제거, 골수이식, 항암제, 방사선, 소아암그룹(Children's Oncology Group: COG, www.childrensoncologygroup.org) 병원으로 전원

고양이울음증후군 (Cri Du Chat Syndrome)	
분류(Classification)	없음
원인(Etiology)	염색체 5p 짧은팔의 부분 결손
임상양상(Presentation)	후두 기형으로 인한 특징적 울음 (고양이와 유사); 정신지체; 발달지연; 작은머리증; 근육긴장항진; 머리의 조기 노화; 작고, 좁고, 비대칭적인 얼굴; 얼굴 이완으로 인한 턱 빠짐 및 입 벌린 표정; 짧은 인중; 이빨 부정교합; 척주옆굽음증; 짧은 3번째–5번째 손허리뼈; 만성 상기도염; 가운데귀염; 심한 변비; 과활동성; 표현성 언어장애
약제(Medications)	상기도염, 귀염증에 대한 항생제
검사(Medical tests)	머리 및 뼈대 이상에 대한 X-ray, 머리 MRI; 삼킴검사 (기도 이상); 심장초음파
치료(Medical management)	유전 상담, 선천성 심장질환에 대한 감시

고양이울음증후군 및 다른 유전 증후군에서의 특징적 얼굴 형태

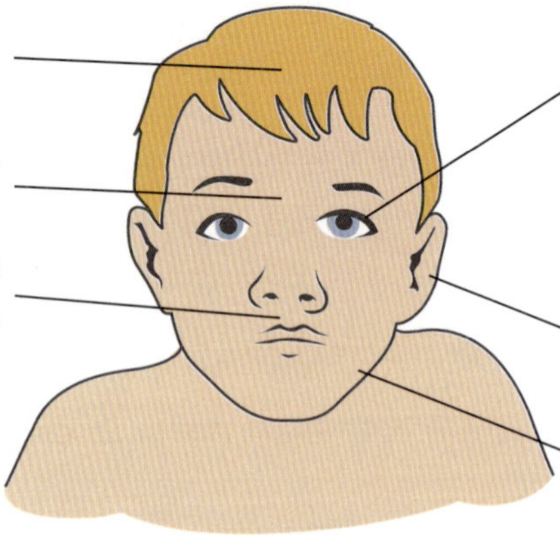

낭성섬유증(CF)	
분류(Classification)	없음
원인(Etiology)	보통염색체열성; *CFTR* 유전자 결함; 외분비샘 기능이상으로 여러 장기를 침범; 점액 변화로 호흡기, 소화기, 외분비 계통에서의 점성 분비
임상양상(Presentation)	진행성 폐질환을 동반한 만성 호흡기 감염, 만성 기침, 기도 폐쇄, 가래 생성; 이자 효소 기능이상, 폐쇄성 간경화; 손가락 곤봉증; 위장관 기능이상, 만성 간 기능이상
약제(Medications)	이자 효소(소화를 위한), 기관지확장제, 점액용해제, 감염에 대한 항생제
검사(Medical tests)	유전자 검사, 땀검사 (초기 진단을 위해), 폐기능검사, 가슴 및 동굴 X-ray, 가래 검사, 기관지폐포세척
치료(Medical management)	호흡기 분비물 제거 기구, 호흡기 또는 소화기 합병증에 대한 수술, 폐이식; 소화기내과, 내분비내과, 호흡기내과 협진

낭성섬유증에서 침범되는 기관

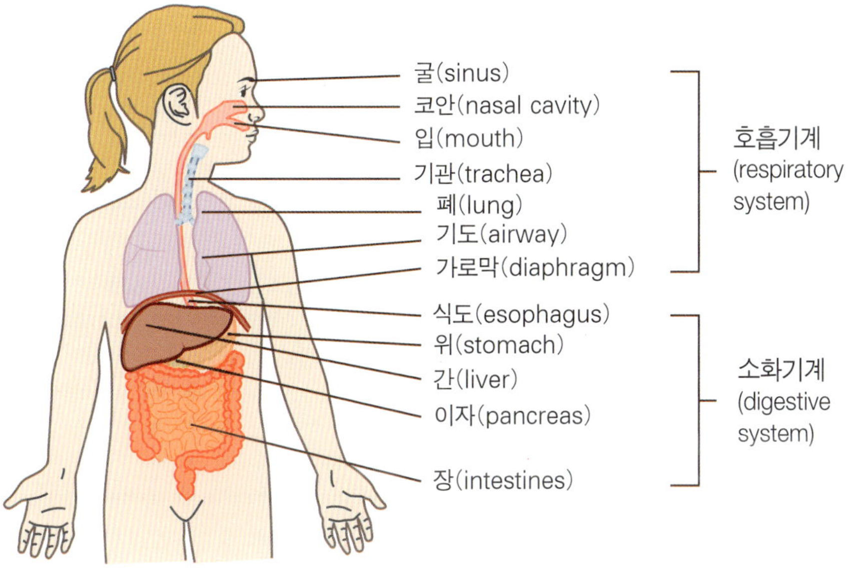

다운증후군 (Down Syndrome)	
분류(Classification)	• 21번 세염색체증 (94%) • 자리옮김 (3.3%) • 섞임증 (2.4%)
원인(Etiology)	염색체 21번의 유전자 물질 과잉
임상양상(Presentation)	특징적 얼굴, 두드러진 저긴장성, 반사/반응 감소, 발달 지연, 식이 문제, 심장 기능이상, 엉덩관절 아탈구
약제(Medications)	갑상샘호르몬, 빈번한 상기도 감염 및 가운데귀염에 대한 항생제, 심장 질환에 대한 이뇨제
검사(Medical tests)	심장 기능 감시, 청각 검사, 고리중쇠관절 불안정성, 엉덩관절 탈구, 무릎넙다리뼈 탈구, 편평족, 외반족에 대한 x-ray를 통한 정형외과적 감시
치료(Medical management)	유전 상담; 비만 예방; 치과, 내분비내과, 심장내과, 일반내과, 안과 협진

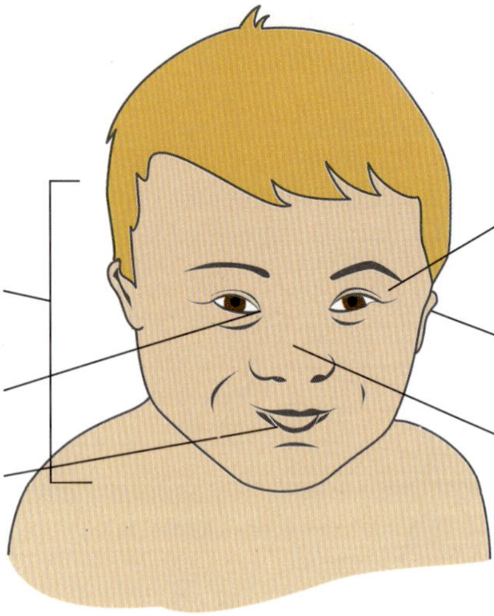

엘러스-단로스 증후군 (EDS)	
분류(Classification)	• 전형 – 1형 및 2형 • 과다운동형 – 3형 (가장 흔함) • 혈관형 – 4형 (가장 심함) • 척주뒤옆굽음증형 – 6형 • 관절이완형 – 7A 및 7B형 • 피부아포축형 – 7C형
원인(Etiology)	유형에 따라 보통염색체우성 또는 보통염색체열성; 유전자 돌연변이가 콜라겐 합성 장애를 초래
임상양상(Presentation)	*과다운동형* – 유연하고 불안정한 관절로 쉽게 탈구 또는 아탈구되며, 인대 이완이 심하며, 쉽게 멍들며, 심장 기능이상을 동반할 수 있음 *전형* – 피부 과다탄력으로 인해 쉽게 찢어지고 멍들며, 천천히 치유되고, 피부에 비정상적인 반흔을 남김; 4, 6 및 7A, 7B, 7C형은 매우 드묾
약제(Medications)	없음
검사(Medical tests)	피부/조직 검사로 3형을 제외만 모든 유형에서 진단 가능
치료(Medical management)	피부 보호, 상처 관리, 관절 손상 방지, 활동 제한

태아알코올증후군 (FAS)	
분류(Classification)	• 태아알코올증후군(FAS) • 태아알코올효과(FAE) – FAS에 비해 침범 정도가 경미함
원인(Etiology)	산모의 임신중 알코올 섭취; 에탄올은 태아발달의 여러 단계를 방해하는 것으로 보임
임상양상(Presentation)	저체중 출생, 생존 실패, 장기 기능부전, 작은머리둘레 및 전형적인 얼굴 형태, 발달지연, 학습 및 인지장애(정신지체 포함), 행동 및 사회적 문제, 일부는 간질 동반; 골격근 및 심장이상 존재 가능
약제(Medications)	알려진 바 없음
검사(Medical tests)	FAS에 특이한 검사는 없음
치료(Medical management)	관련된 출생 시 결손 및 발달 문제의 관리

태아알코올증후군(FAS)

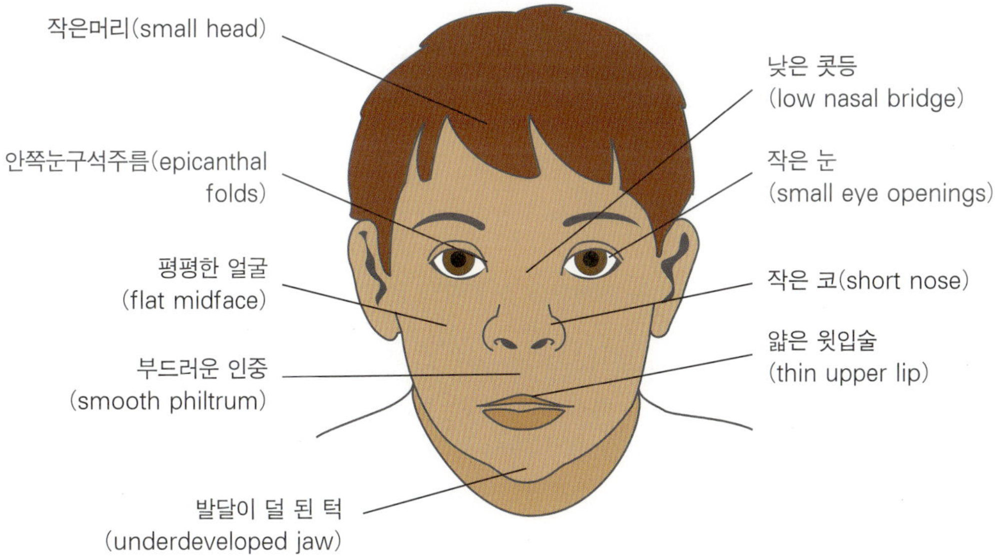

혈우병 (Hemophilia)	
분류(Classification)	A형 혈우병 – 8번 응고 인자 결핍(가장 흔함) B형 혈우병 – 9번 응고 인자 결핍 C형 혈우병 – 기능적 응고 소실
원인(Etiology)	X연관 유전 혈액응고질환(A형과 B형; C형은 보통염색체 열성); 응고인자의 결핍은 피브린 형성을 저해; 출혈 및 치유 시간을 연장시킴; 근육, 관절 및 폐쇄공간으로의 출혈 발생 가능
임상양상(Presentation)	손상, 치아맹출(영아), 코피로부터의 지속적인 출혈; 혈액구토; 관절 및 근육으로의 출혈로 인한 통증, 부종, 관절운동범위 감소; 쉽게 멍듬
약제(Medications)	부족한 응고 인자의 주입; 재조합응고인자
검사(Medical tests)	유전자 검사, 혈액 검사 (프로트롬빈 시간, 활성화 부분 트롬보플라스틴 시간, 응고인자)
치료(Medical management)	예방(정기적 스케줄) 및 필요 시(출혈 발생 시) 응고 인자 치료

선천대사장애 (IEM)	
분류(Classification)	• 중독 또는 뇌병증으로 나타나는 질환 • 에너지 대사 질환 • 복합 분자 질환
원인(Etiology)	각 유형은 매우 드물지만 선천대사장애는 전체적으로 신생아 1,000명 중 1명 빈도임; 약 100가지 유형의 선천대사장애가 신생아 시기에 존재함 (이중 20가지 정도는 치료 가능함); 중독 – 대사물의 축적, 필수 요소 결핍, 이동 결함; 에너지 대사 – 세포질 또는 미토콘드리아에서의 장애; 복합 분자 – 합성 또는 분해 장애

계속

선천대사장애 (IEM) – *계속*	
임상양상(Presentation)	다음 중 하나 이상이 존재할 경우 선천대사장애에 대한 검사를 요함: 대사성산증, 고암모니아혈증, 저혈당증; 가장 흔한 질환으로 중간사슬 acyl-CoA 탈수소효소 결핍, 메틸말론산뇨, 갈락토오스혈증
약제(Medications)	질환에 따라 다름; 수분 공급 및 전해질 균형을 위해 포도당 정맥내 주사
검사(Medical tests)	혈액 검사, 요검사, 뇌척수액 추출; 많은 주에서 선천대사장애를 발견하기 위한 신생아 선별검사를 시행
치료(Medical management)	일반적 중재 목적은 이화 작용을 방해하고, 독성 대사물을 제거하는 것임; 혈액투석 및 체외혈액정제가 필요할 수 있음

마르팡증후군 (Marfan Syndrome)	
분류(Classification)	• 1형 • 2형 유전자 돌연변이의 유형 및 위치
원인(Etiology)	결합조직의 보통염색체우성질환; 피브릴린-1 돌연변이의 일종
임상양상(Presentation)	큰 키, 몸통에 비해 상대적으로 긴 사지, 거미가락증, 특징적 얼굴(길고 가는 얼굴, 돌출된 귀, 이마 및 턱, 비대칭), 수정체편위, 사시, 심혈관계질환(승모판 탈출증, 대동맥뿌리확장, 대동맥박리), 척추만곡, 과운동성, 엉덩관절 기형 및 가슴/복장뼈 기형이 흔함
약제(Medications)	대동맥 기능이상에 대한 베타차단제, 사춘기 유도 및 성장 억제를 위한 호르몬 치료
검사(Medical tests)	유전자 검사 및 상담; 척추, 사지, 가슴 x-ray; 심장초음파; 대동맥, 뇌 및 척수(경질막 확장) MRI
치료(Medical management)	승모판 교정, 척추 융합/가슴 봉합, 심장내과, 안과, 정형외과 협진

프래더-윌리증후군 (Prader-Willi Syndrome)	
분류(Classification)	없음
원인(Etiology)	염색체 15q11-13 부성인자의 결손
임상양상(Presentation)	근긴장 저하, 운동발달 지연, 짧은 신장, 초기에는 영양 문제가 있으나 이후 1-6세부터 급격한 체중 증가, 수면 장애, 성장 호르몬 결핍, 성 조숙, 얼굴 형태 이상, 행동 문제
약제(Medications)	성장 호르몬
검사(Medical tests)	유전 검사; 뇌하수체저하증에 대한 MRI; 골다공증에 대한 DEXA ; 척추, 가슴, 사지에 대한 x-ray
치료(Medical management)	정형외과적 감시; 체중 증가/비만 관리; 아데노이드절제; 영양 및 소화기 합병증 강조; 내분비내과, 안과, 정신과 협진

근디스트로피 (Muscular Dystrophies)	
선천성 근디스트로피	
분류(Classification)	• *중추신경계 침범을 동반*(Fukuyama, Walker-Warburg, 근육-눈-뇌) • *중추신경계 침범을 동반하지 않음* (merosin 결핍, merosin 양성, integrin 결핍)
원인(Etiology)	보통염색체열성
임상양상(Presentation)	태생 또는 1세 이내에 발병, 전반적 근육 기능이상이 유전자 결합에 따라 다양하게 나타남; 심한 근육긴장저하, 식이 문제, 척추만곡, 호흡 장애, 인지 또는 학습 장애, 경련, 심장 및 시각 기능이상이 흔함.
약제(Medications)	항경련제, 보존적 치료
검사(Medical tests)	CK 레벨, 뇌 MRI, EMG 검사, NCV 검사, 단순 x-ray, 근육 생검
치료(Medical management)	경련 관리; 비위관영양; 안과, 심장내과, 호흡기내과 협진; 척추 융합

계속

근디스트로피 – *계속*	
얼굴어깨위팔 근디스트로피	
분류(Classification)	없음
원인(Etiology)	보통염색체우성으로 4q35 유전자 돌연변이
임상양상(Presentation)	십대에 발병, 초기 얼굴 근육 위약이 비대칭적일 수 있음; 위약이 팔이음뼈까지 진행되어 날개어깨뼈, 위팔뼈 아탈구를 동반할 수 있음; 상지 위약은 먼쪽보다 몸쪽이 심하며 하지 위약은 몸쪽보다 먼쪽이 심함; Beevor 징후(목을 굽히면 배꼽이 머리쪽으로 움직이며 아래 배근육의 위약을 나타냄); 눈바깥 및 인두근육은 보존; 청력 소실, 망막모세혈관, 심방부정맥, 제한성폐질환, 정신지체, 경련 동반 가능
약제(Medications)	베타$_2$ 아드레날린 작용제 및 albuterol은 근력 및 근육량을 개선시킬 수 있음
검사(Medical tests)	유전자 상담, 혈청 크레아티닌 레벨, 근전도검사, 신경전도검사, 근육생검
치료(Medical management)	세모근 기능이 좋은 환자는 날개뼈 융합(15°–20° 로 고정)을 고려할 수 있음
팔다리이음근 근디스트로피	
분류(Classification)	• 1형 (3가지 아형) • 2형 (7가지 아형)
원인(Etiology)	1형은 보통염색체우성이며, 2형은 보통염색체열성(가장 흔함)
임상양상(Presentation)	발병은 6–8세에서 10대 후분까지이며, 진행성 몸쪽 위약으로 특히, 팔 및 다리이음뼈를 침범함; 호흡 및 심장 합병증이 발생 가능; 10가지 아형이 존재하므로 다양한 양상으로 나타남
약제(Medications)	심폐 기능이상에 대해 사용
검사(Medical tests)	유전자 검사, 근전도 검사, 근육생검
치료(Medical management)	척추만곡 및 구축의 수술적 교정; 지속기도양압; 박동조율기; 심장내과, 호흡기내과 협진

계속

근디스트로피 – *계속*	
X연관 근디스트로피	
분류(Classification)	• 듀첸(Duchenne) • 베커(Becker) • 에머리–드레이푸스(Emery–Dreifuss)
원인(Etiology)	Xp21(듀첸, 베커) 및 Xp28(에머리–드레이푸스)에서의 유전자 돌연변이를 동반한 X연관 열성
임상양상(Presentation)	3–5세에 발병, 진행성 위약(몸쪽이 먼쪽보다 심함) 및 기능 소실, Gower 징후 양성, 종아리비대; 듀첸 – 가장 심하며 빠르게 진행; 베커 – 덜 심함; 에머리–드레이푸스 – 10세까지 발병, 느리게 진행하지만(주로, 어깨, 위팔, 종아리 위약) 심장 합병증이 흔함(보통염색체우성도 존재)
약제(Medications)	비스테로이드성소염진통제, 코르티코스테로이드, 항경련제, 면역억제제, 상기도염에 대한 항생제
검사(Medical tests)	유전자 상담, 근전도검사, 근육생검
치료(Medical management)	정형외과적 상태 및 심장, 호흡기 상태를 주시; 질병 진행에 따라 연부조적 이완 및 척추 융합이 필요할 수 있음, 보존적 치료

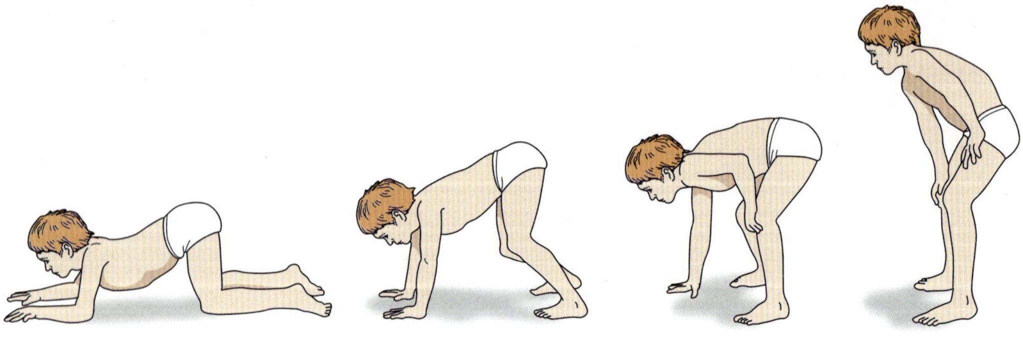

신경섬유종증 (Neurofibromatosis)	
분류(Classification)	• 1형 (과오종증) – 가장 흔함 • 2형 (중추성 신경섬유종증)
원인(Etiology)	1형 – 보통염색체우성으로 *NF1* 유전자(17번 염색체 긴팔)의 돌연변이 또는 소실; 2형 – *NF2* 유전자(22번 염색체 긴팔)의 돌연변이
임상양상(Presentation)	10세까지는 진단됨; 어떤 장기에서든지 과오종이 발생하여 그 숫자 및 크기가 일생을 두고 커짐, 색조 변화가 나타날 수 있음; 1형은 중추신경계 종양이 드물며, 대개 피부(담갈색반점이 존재) 및 뼈/관절을 침범하며(예후가 좋음) 주의력부족(LD), 행동과다장애(ADHD) 및 시공간 운동장애와 연관됨; 2형은 수막종 및 속귀신경집종이 흔함
약제(Medications)	알려진 바 없음, 일부 약제 임상시험에서 종양의 성장을 둔화시킴
검사(Medical tests)	조직 검사; 뼈 기형 및 골다공증 감시를 위한 방사선검사, 뇌 MRI/CT
치료(Medical management)	신경섬유종 또는 척수종양의 수술적 제거; 중추신경계 합병증(경련, 수두증)의 관리; 위장관 폐쇄 및 고혈압 주시; 정형외과(척주옆굽음증), 안과(선천녹내장) 협진

불완전뼈형성 (OI)	
분류(Classification)	• 제1형 – 경도 • 제2형 – 매우 중증(치명적일 수 있으며, 자궁 내 또는 출산 시 골절 존재) • 제3형 – 중증 • 제4형 – 정의되지 않음
원인(Etiology)	보통염색체우성, *COL1A1* 및 *COL1A2* 유전자 변형 (제1형 콜라겐 형성의 결손), "취약뼈질환"
임상양상(Presentation)	빈번한 골절 병력, 종종 외상이 없거나 거의 없어도 발생, 뼈밀도 감소, 긴뼈의 휨, 멍 드는 경향, 특징적인 청색공막, 작은 체격; 치아 문제 및 청력 장애 흔함; 심장 침범도 가능
약제(Medications)	정맥 내 pamidronate 주사로 뼈밀도 증진 및 골절 빈도 감소
검사(Medical tests)	유전자 검사; x-ray, DEXA; 골절, 척주옆굽음증 및 다른 뼈 변형 주시; 시각 및 청각 선별검사
치료(Medical management)	예방적 보조기/부목 (골절 후 부동은 최소화하며 추가적인 골다공증을 예방); 긴뼈에 수술적 골수내막대고정; 안과의사, 이비인후과의사, 치과의사, 영양사, 심장내과의사 협진

낫적혈구병 (Sickle Cell Disease)	
분류(Classification)	• 낫적혈구소질 또는 HbAS (하나의 유전자) • 낫적혈구빈혈 또는 HbSS (두 개의 유전자, 각각의 부모로부터 하나씩) • 다른 드문 형태로 낫적혈구–헤모글로빈 C, 낫적혈구 베타플러스 지중해빈혈, 낫적혈구 베타제로 지중해빈혈

계속

낫적혈구병– *계속*	
원인(Etiology)	보통염색체열성 혈액질환으로 비정상적인 헤모글로빈을 생산 (HbS – 11번 염색체 베타글로빈 유전자의 돌연변이로부터)하며, 궁극적으로 적혈구의 모양을 변화시켜 그 기능을 저해시킴
임상양상(Presentation)	혈관폐쇄 또는 골수무형성 위기에 의한 심한 통증 발작, 피로, 감염에 대한 저항성 감소, 성장 지연, 사춘기 지연; 심각한 합병증으로 뇌경색, 무혈관괴사, 폐고혈압, 콩팥기능상실, 쓸개돌
약제(Medications)	엽산; 히드로시유레아; 경도 또는 중등도 위기에서는 비스테로이드성소염진통제, 진통제로 통증 조절, 중증 위기에서는 정맥내 아편유사제 투여; 감염 시 항생제
검사(Medical tests)	헤모글로빈 전기이동으로 비정상적인 헤모글로빈을 검출
치료(Medical management)	위기 및 합병증의 관리, 혈액 수혈, 골수 이식

척수근육위축증 (Spinal Muscular Atrophy)	
분류(Classification)	• 제1형 (베르드니히–호프만) – 급성 영아, 0–6개월 발병 • 제2형 – 만성 영아, 6–18개월에 발병 • 제3형 (쿠겔베르고–웰란더) – 만성 소아, 18개월 이후 발병 • 제4형 – 성인 발병
원인(Etiology)	보통염색체 열성; *SMN* 유전자 중 하나의 돌연변이, 결손 또는 재배열, 척수 앞뿔세포의 퇴행
임상양상(Presentation)	사지 및 호흡근의 진행성 위약 및 위축; 연수(빨기/삼킴 장애) 및 뇌줄기(호흡기능이상) 침범 (제2형 및 제3형의 후기에 발생); 제3형 및 제4형은 경미한 형태로 훨씬 느리게 진행

계속

척수근육위축증 - *계속*	
약제(Medications)	알려진 바 없음, 근력 증가를 위해 valproic acid를 사용한 임상 실험이 시행됨
검사(Medical tests)	유전자 검사, 근전도 및 신경전도검사, 근육 조직검사, 엉덩관절 및 척추의 x-ray로 변형을 감시, 폐기능검사
치료(Medical management)	척추융합술, 골반고정술, 연부조직이완술, 보조적 관리

제 4 장

임상검사(Laboratory Test)

신생아중환자실 (Neonatal Intensive Care Unit) - NICU

아프가점수 - 생후 1분 및 5분에 측정, 총점은 0-10점 사이; 7-10점 = 정상; 확립된 예측치는 없음; 출생 후 관리의 필요성을 나타내는 지표

	0	1	2
심박동수	없음	< 100회/분	> 100회/분
호흡수	없음	불규칙, 얕음, 약한 울음	강한 울음
반사	없음	찡그림	기침, 재채기
근육긴장도 굽힘	이완	긴장도 좋음, 약간의 사지 굽힘	자발적, 잘 굽혀진 사지
피부색	청색, 창백	몸통 분홍색, 사지 청색	전신이 분홍색

빠른 신생아 체계별 문진

신경근육계/근골격계	사지의 움직임/범위; 굽힘의 존재, 근육긴장도, 대칭성, 원시반사 - 모로, 빨기, 먹이찾기, 움켜잡기; 앞숫구멍은 부드럽고 납작함; 신장; 체중
심혈관계	심박동수 및 리듬 청진, 혈압, 피부색(일시적인 말단청색증이 있을 수 있고, 그렇지 않으면 분홍색임), 맥박 - 강도/양측의 동일성, 모세혈관 재충전(손발톱바닥이 아닌 말초 조직에서는 3초 미만), 부종
호흡기계	폐 청진(약간의 미세한 거품소리가 출생 직후 종종 들림), 호흡수 >60회/분, 호흡 시 노력, 코벌렁임 또는 그렁거림
비뇨생식기계	남아 - 음경 끝의 요도구멍; 여아 - 소음순 및 대음순 확인, 처녀막표지가 보일 수 있음
소화기계	배는 부드럽고 팽창되지 않음, 배꼽이 붙어 있고, 클램프로 고정됨, 항문이 정상적임
눈, 귀, 코, 목	눈이 맑고, 입천장이 정상이고, 콧구멍이 정상이고, 귀가 잘 정렬되어 제 위치에 존재
피부	색깔(분홍색 또는 말초청색증); 피부병변을 관찰, 멍 또는 반점, 찰과상, 출생점, 산류

신생아 스트레스의 징후

• 느린호흡	호흡수 ≤ 30회/분
• 빠른호흡	호흡수 ≥ 60회/분
• 비정상호흡음	거품소리, 쌕쌕거림, 삑삑거림, 날숨시 그렁거림
• 호흡곤란	코벌렁임, 가슴 수축, 호흡곤란, 무호흡

신생아 금단증후군의 징후

• 소화기계	잘 먹지 못함, 구토, 역류, 설사, 과도한 빨기
• 중추신경계	과민성, 떨림, 고음의 울음, 끊임없는 울음, 과다활동, 수면 부족, 얼굴의 긁은 상처, 경련
• 대사, 혈관운동, 호흡	코막힘, 빠른호흡, 발한, 빈번한 하품, 호흡수 증가 > 60회/분, 발열 > 37.2℃

신생아중환자실의 흔한 장비

주의: 숫자는 뒤에 나오는 그림에 해당함

무호흡 모니터 (1)	가슴에 전극을 부착하여 호흡 리듬 및 무호흡 시의 알람 경보를 관찰함
동맥선 (2)	동맥 내 삽입되어 고정된 도관; 혈압을 직접 감시하며, O_2, CO_2를 측정; 혈액 채취 시 사용
중심선 (3)	정맥에 삽입되어 대정맥에 이르는 도관으로 수액, 약제, 혈액 투여 시 사용
심전도 (4)	가슴에 부착된 전극으로 심장 리듬을 감시
기관내관 (5)	기관 내에 위치한 개방형 튜브로 기도를 유지하며, 환기기와 연결될 수 있음
영양튜브 – 코위, 영양 (6)	코를 통해 위까지 위치한 관으로 수액 공급이 가능, 입을 통해 튜브를 삽입할 수도 있음

정맥선	정맥으로 삽입된 도관으로 수액 및 약제를 전달
미숙아 보육기	외부와 차단되며, 난방이 되는 플렉시글라스 침대
코 지속기도양압 (CPAP) (continuous positive airway pressure)	코를 통해 공기를 전달하며 공기의 흐름으로 기도를 열어주는 압력을 생성
광선요법	광선원 또는 미숙아 보육기 내의 담요를 통해 전달되는 특수한 빛으로 황달을 치료하는데 사용(빌리루빈의 감소를 위해)
말초삽입 중심도관(PICC)	얇은 정맥내 중심도관으로 대개 팔 또는 다리에 위치
맥박산소측정기 (7)	손 또는 발의 탐색자를 통해 혈액내 산소의 양(산소포화도) 및 심박동수를 측정
체온 탐색자 (8)	접착성 패치를 통해 피부에 부착된 센서로 체온을 감시하는데 사용, 온열기에 연결되어 온도 조절에도 사용될 수 있음
배꼽동맥 도관 (9)	배꼽동맥에 삽입된 작은 도관으로 혈액을 채취하고 수액 및 약제 투여에 사용됨
환기기	호흡을 도와주는 기계적 장치로 다양한 보조 설정에서 작동할 수 있음

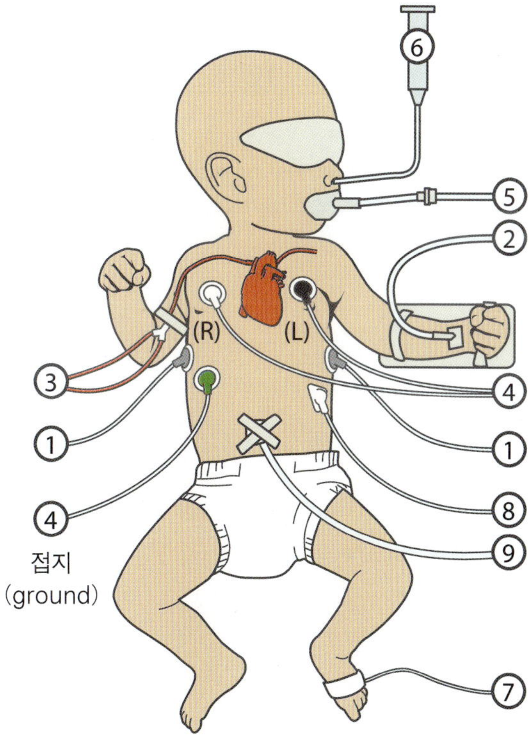

New Ballard Score 재태 연령 성숙 평가

신경근 성숙 (Neuromuscular maturity)

	-1	0	1	2	3	4	5
자세							
제곱창 (손목)	>90°	90°	60°	45°	30°	0°	
팔 반동		180°	140°-180°	110°-140°	90°-110°	<90°	
오금각	180°	160°	140°	120°	100°	90°	<90°
스카프 징후							
뒷꿈치 귀 닿기							

Source: Ballard, J.L., Khoury, J.C., Wedig, K., Wang, L., Eilers-Walsman, B.L., and Lipp, R.: New Ballard score, expanded to include extremely premature infants. *J Pediatr.* 1991; 119:417–423. Information, instructions, and videos at http://www.ballardscore.com/.

신체적 성숙 (Physical maturity)

피부	끈끈하고, 약하며, 투명함	젤라틴모양, 붉고, 투명함	부드러운 분홍색, 정맥이 보임	얕게 벗겨지거나 반점, 약간의 정맥	갈라짐, 창백한 부위, 정맥은 거의 안 보임	양피지모양, 깊게 갈라짐, 혈관이 없음	가죽모양, 갈라짐, 주름
배냇솜털	없음	거의 없음	풍부	얇음	벗겨진 부위	대개 벗겨짐	
발바닥면	발뒤꿈치-발가락 40–50mm: −1, <40mm: −2	>50mm, 주름 없음	희미한 붉은 자국	앞가로 주름만 존재	앞쪽 2/3 주름	발바닥 전체에 주름	
가슴	눈에 보이지 않음	거의 보이지 않음	납작한 젖꽃판, 봉오리 없음	점얼룩 젖꽃판, 1–2mm 봉오리	융기된 젖꽃판, 3–4mm 봉오리	완전한 젖꽃판, 5–10mm 봉오리	
눈/귀	눈꺼풀이 느슨하게 붙음: −1 단단히 붙음: −2	눈꺼풀이 열림, 귓바퀴는 납작하며 접힌 상태	약간 굽어진 귓바퀴; 부드러움; 천천히 반발	잘 굽어진 귓바퀴; 부드럽지만 잘 반발	잘 형성되며 단단하며 즉각적인 반발	두꺼운 연골, 뻣뻣한 귀	
생식기 (남자)	음낭이 납작하고 평평함	음낭이 비어 있으며, 약한 주름	고환이 위쪽 관에 위치, 주름은 거의 없음	고환이 내려오는 중, 약간의 주름	고환이 완전히 내려옴, 주름이 잘 형성	고환이 축 늘어짐, 깊은 주름	
생식기 (여자)	음핵이 돌출, 음순은 납작함	돌출된 음핵, 작은 소음순	돌출된 음핵, 소음순이 확대	대음순과 소음순이 동일하게 돌출	대음순은 크고, 소음순은 작음	대음순이 음핵과 소음순을 덮음	

성숙도 등급 (Maturity rating)

점수	주
−10	20
−5	22
0	24
5	26
10	28
15	30
20	32
25	34
30	36
35	38
40	40
45	42
50	44

연령에 따른 정상 소아 생체 징후 (Normal Pediatric Vital Signs by Age)

심박동수 (회/분)

연령	각성	안정/수면	운동/발열*
신생아	100–180	80–160	up to 220
영아	100–180	75–160	up to 220
유아	80–110	60–90	up to 200
학령전 아동	70–110	60–90	up to 200
학령기 아동	65–110	60–90	up to 200
청소년	60–90	50–90	up to 200

***주의:** 심박동수는 발열 또는 스트레스/통증 시 증가함

맥박의 등급

0 = 촉지되지 않음
+1 = 촉지하기 어려움, 약하고, 압박으로 쉽게 소실됨
+2 = 촉지하기 어려움, 압박으로 소실될 수 있음
+3 = 촉지하기 쉬움, 압박으로 쉽게 소실되지 않음(정상)
+4 = 강하고, 도약성, 압박으로 소실되지 않음

호흡수 (회/분)

나이	호흡수*
신생아	35–65
영아	30–60
유아	24–40
학령전아동	22–34
학령기아동	18–30
청소년	12–16

***주의:** 심박동수는 발열 또는 스트레스/통증 시 증가함

연령에 따른 정상 소아 생체 징후

혈압(mmHg)*

나이	수축기	이완기
출생 - 12시간, <1000 g	39-59	16-36
출생 - 12시간, 3 kg	50-70	25-45
신생아 - 96시간	60-90	20-60
영아	87-105	53-66
유아	95-105	53-66
학령기아동	97-112	57-71
청소년	112-128	66-80

***주의:** 적정 수축기혈압 계산법
평균(50%) = 90 mmHg + (2 * 나이[세])
최저치(5%) = 70 mmHg + (2 * 나이[세])

체온 (화씨, 구강)

나이	체온	발열 지표 (병원 방문을 요할 때)
<1개월	99.2	101.3
1-3개월	99.4	101.4(또는 24시간 이상 >100.4)
3개월-2세	99.7	103 (또는 3일 이상 >101.4)
2-5세	98.6	101.4(3일 이상)
5-12세	98.3	100.4
>13세	97.8	100.4

***주의:** 직장: 영아에서 가장 정확, 구강온도보다 1° 높음
겨드랑: 4세까지의 유아, 구강온도보다 1° 낮음
구강: 5세 이상의 소아에서 선호
귀: 영아에서 정확하지 않음, 많은 기구들은 구강 또는 직장 온도가 동일함

연령에 따른 정상 소아 생체 징후

발열 시 경고 징후 – 병원 방문

행동 변화, 심한 두통, 지속적인 구토/설사, 피부 발진, 입마름, 목아픔 또는 귀통증이 호전되지 않음, 목이 뻣뻣함, 수일에 걸쳐 오르락내리락하는 발열, 위통, 고음의 울음, 연부조직 부종, 과민성, 무반응 또는 파행 , 배고프지 않음/먹지 않으려 함, 쌕쌕거림/호흡 문제, 흐느껴움, 창백함.

통증 – "다섯 번째 생체 징후"

나이	측정 방법
신생아	신생아/영아 통증 척도; FLACC 척도; CRIES 신생아 수술후 통증 척도
영아	Eastern Ontario 소아병원 통증 척도
유아	Wong-Baker FACES 통증 등급 척도
학령기 아동	시각상사척도 (VAS – 10cm)
청소년	숫자 통증 정도 척도 (0–10), 음성 통증 기술, 활동 제한 척도
기타	소아 통증 프로필 (심한 신경학적 장애를 지닌 소아)

Wong-Baker FACES 통증 등급 척도

보편적 통증 평가 도구

이 통증 평가 도구는 의료진으로 하여금 각각 환자의 요구에 따른 통증을 평가하도록 도와줌. 환자의 자가 평가를 위해 0-10 척도를 설명하고 사용함. 환자가 통증의 정도를 말로 표현할 수 없을 때에는 얼굴이나 행동을 관찰하여 이를 통해 나타나는 통증을 해석함

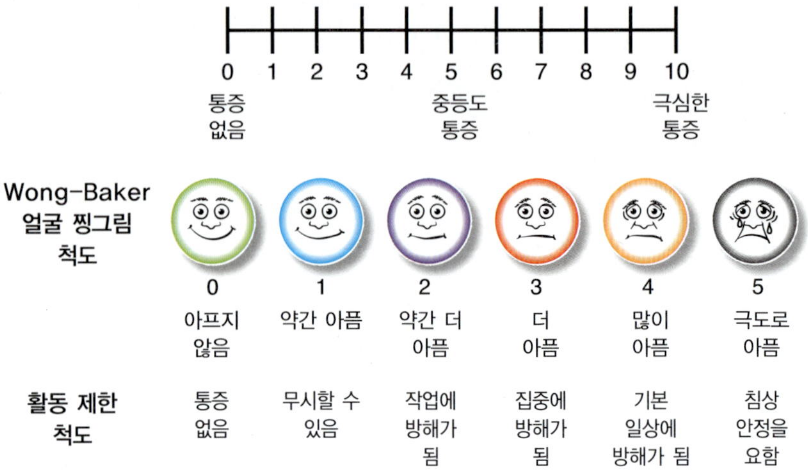

Source: Hockenberry, M.J., and Wilson, D.: Wong's Essentials of Pediatric Nursing,ed. 8. St. Louis, MI: Mosby, 2009.

임상검사 (Laboratory Testing)

검사 항목	연관성	소아 기준치		
빌리루빈, 전혈청	mg/dL; 상승할 경우 황달, 간질환, 담도 폐쇄를 나타냄; 신생아에서 상승할 경우, Rh 또는 ABO 부적합을 나타냄; 지속적으로 상승한 경우, 핵황달로 이어질 수 있으며, 이는 정신지체, 뇌성마비, 실명을 초래할 수 있음	탯줄	*조산아* <2	*만삭아* <2
		0–1일	8	6
		1–2일	12	8
		2–일	16	12
		>5일	20	10
혈액요소질소 (BUN)	mg/dL; 콩팥기능을 나타냄; 상승한 경우 콩팥 질환, 위장관 출혈, 탈수, 고단백식이, 울혈심장기능상실을 나타냄	소아 — 4–16 임계치 — >40; 24시간 동안 20 증가		
혈액량, 전혈	mL/Kg; 적혈구와 혈장을 포함한 전혈량; 수술적 혈액 소실 평가, 위장관 출혈, 진성적혈구증가증 진단을 위해	*남아*	*여아*	
		52–83	50–75	
C반응단백	ng/mL; 염증 및 감염을 나타냄; 상승한 경우 심혈관계질환, 만성감염, 심근경색, 류마티스관절염, 류마티스열, 전신홍반루푸스, 세균성 수막염을 나타냄	탯줄 — 52–1330 2–12세 — 67–1800		
이온화칼슘(혈청)	mEq/L; 감소한 경우 심장리듬 및 신경학적 상태에 영향을 미칠 수 있음	신생아 — 3.7–7 영아 — 5–6 소아 — 4.5–5.8		

<table>
<tr><th>검사 항목</th><th>연관성</th><th>소아 기준치</th></tr>
<tr><td>뇌척수액 (CSF)</td><td>압력은 mmHg 단위, WBC는 μL ; 단백질은 mg/dL; 수막염, 머리속 또는 거미막밑출혈, 뇌손상, 기타 중추신경계 질환의 진단에 사용</td><td>정상 압력— 50–100<table>
<tr><td></td><td>백혈구수</td><td>단백질</td></tr>
<tr><td>조산아</td><td>0–20</td><td><400</td></tr>
<tr><td>신생아</td><td>0–15</td><td>30–200</td></tr>
<tr><td>소아</td><td>0–8</td><td>14–45</td></tr>
</table></td></tr>
<tr><td>염소(혈청)</td><td>mEq/L; 설사, 탈수, 완전비경구 영양법시 상승; 구토, 위흡인, 케톤산증, 콩팥 질환 시 감소</td><td>신생아 — 94–112
영아 — 95–110
소아 — 98–105</td></tr>
<tr><td>콜레스테롤</td><td>mg/dL; 상승한 경우, 죽상경화증, 갑상샘저하증, 담도폐쇄 또는 경화, 조절되지 않는 당뇨, 후기 임신, 스트레스를 나타냄; 감소한 경우, 갑상샘과다증, 쿠싱 증후군, 기아, 흡수 장애, 빈혈, 급성 염증을 나타냄</td><td><table>
<tr><td></td><td>전체</td><td>저밀도 지질 단백질</td><td>중성지방</td></tr>
<tr><td>영아</td><td>90–130</td><td></td><td>5–40</td></tr>
<tr><td>소아</td><td></td><td></td><td>10–135</td></tr>
<tr><td>정상범위</td><td>130–170</td><td><110</td><td></td></tr>
<tr><td>경계범위</td><td>171–184</td><td>110–129</td><td></td></tr>
<tr><td>높은범위</td><td>>185</td><td>>130</td><td></td></tr>
</table></td></tr>
<tr><td>구리(혈청)</td><td>mcg/dL; 상승한 경우, 암, 백혈병, 호지킨병, 갑상샘과다증 또는 갑상샘저하증, 빈혈, 류마티스관절염, 전산홍반루푸스, 임신, 간경화를 나타냄; 감소한 경우, 윌슨병, 단백질 영양실조, 만성허혈성심장질환을 나타냄</td><td>신생아 — 20–70
소아 — 30–190
청소년 — 90–240</td></tr>
</table>

<table>
<tr><th>검사 항목</th><th>연관성</th><th>소아 기준치</th></tr>
<tr><td>코르티졸(혈장)</td><td>mcg/dL; 상승한 경우 부신종양 또는 암, 쿠싱증후군, 임신, 비만, 갑상샘과다증, 당뇨병산증을 나타냄; 감소한 경우, 부신 또는 뇌하수체 기능저하, 저체중아에서의 호흡곤란증후군, 갑상샘저하증을 나타냄</td><td><table><tr><td></td><td>8–10 am</td><td>4–6 pm</td></tr><tr><td>소아</td><td>15–25</td><td>5–10</td></tr></table></td></tr>
<tr><td>크레아티닌청소율</td><td>mL/분; 콩팥 기능이상을 발견하기 위해 사용; 상승한 경우 갑상샘저하증, 고혈압을 나타냄; 감소한 경우 갑상샘과다증, 콩팥 장애, 진행성근디스트로피, 근육위축가쪽경화을 나타냄</td><td>85–135</td></tr>
<tr><td>크레아티닌인산활성효소 (CPK)</td><td>IU/L, 30℃에서; 상승한 경우, 심근경색, 골격근질환, 심혈관질환을 나타냄; 근육에 대한 CPK 동종효소(CPK-MM)는 근디스트로피, 혈우병을 나타냄; 심장에 대한 CPK 동종효소는 심장기능이상, 저칼륨혈증을 나타냄; 뇌에 대한 CPK 동종효소는 출혈, 암, 레이 증후군, 발작, 폐색전을 나타냄</td><td><table><tr><td></td><td></td><td>남아</td><td>여아</td></tr><tr><td>신생아</td><td>65–580</td><td></td><td></td></tr><tr><td>소아</td><td></td><td>0–70</td><td>0–50</td></tr></table></td></tr>
<tr><td>혈청 크레아티닌</td><td>mg/dL; 콩팥기능을 나타냄; 상승한 경우 콩팥기능상실, 전신홍반루푸스, 암, 백혈병, 호지킨병, 심근경색, 당뇨병신경병증, 울혈심장기능상실을 나타냄; 감소한 경우 임신, 자간을 나타냄</td><td>신생아 — 0.8–1.4
영아 — 0.7–1.7
2–6세 — 0.3–0.6
>7세 — 0.4–1.2</td></tr>
</table>

<table>
<tr><th>검사 항목</th><th>연관성</th><th>소아 기준치</th></tr>
<tr><td>거대세포바이러스 항체 (혈청) (CMV)</td><td>IgG와 IgM에 대한 효소면역분석; CMV는 헤르페스바이러스이며 영아에서 흔한 선천성 바이러스임; 6개월 미만의 영아는 혈액내에 모체항체를 지닐 수 있음</td><td><table><tr><td>음성</td><td>약음성*</td><td>양성</td></tr><tr><td><0.30</td><td>0.30–0.50*</td><td>>0.60</td></tr></table>*신생아에서 최근의 감염을 나타낼 수 있음</td></tr>
<tr><td>적혈구침강속도 (ESR)</td><td>mm/시간; 염증 또는 악성 질환, 류마티스열, 심근경색의 평가에 사용; 상승한 경우 류마티스관절염, 류마티스열, 심근경색, 암, 호지킨병, 간기능이상, 신생아용혈병, 임신을 나타냄</td><td>신생아 — 0–2
4–14세 — 0–10</td></tr>
<tr><td>섬유소원</td><td>mg/dL; 감소한 경우 PT 및 PTT가 지연될 수 있음; 상승한 경우 급성 감염, 아교질질환, 염증질환, 간염을 나타냄; 감소한 경우, 심한 간질환, 백혈병, 저섬유소원혈증을 나타냄</td><td>신생아 — 150–300
소아 — 200–400</td></tr>
<tr><td>난포자극호르몬 (FSH)</td><td>mU/mL; 상승한 경우, 성조숙, 난포자극호르몬 분비 뇌하수체종양, 터너증후군, 클라인펠터증후군, 원발성고환부전을 나타냄; 감소한 경우, 난소종양, 고환종양, 부신종양, 다낭난소, 뇌하수체저하증, 신경성 식욕부진을 나타냄</td><td><table><tr><td>소아(사춘기전)</td><td>5–12</td><td></td></tr><tr><td></td><td>여성
월경중간주기</td><td>남성</td></tr><tr><td>청소년/성인</td><td>10–90</td><td>4–25</td></tr></table></td></tr>
</table>

<table>
<tr><th>검사 항목</th><th>연관성</th><th>소아 기준치</th></tr>
<tr><td>공복 시 혈당 (FBS)</td><td>mg/dL; 당뇨를 진단 및 관리하기 위해 혈당을 감시; 상승한 경우, 당뇨, 쿠싱증후군, 심근경색, 스트레스, 으깸손상, 화상, 감염, 콩팥기능상실, 이자감염 또는 암, 울혈성심장기능상실, 말단거대증을 나타냄; 감소한 경우, 저혈당, 암, 부신 기능저하, 영양실조, 알콜중독, 간경화, 용혈병, 고인슐린증을 나타냄</td><td>신생아 — 30-80
소아 — 60-100</td></tr>
<tr><td>성장호르몬 (GH)</td><td>ng/mL; 상승한 경우, 거인증, 조숙을 나타냄; 감소한 경우, 난쟁이증, 성장지연, 뇌하수체저하증을 나타냄</td><td>소아 — <10</td></tr>
<tr><td>면역글로불린
(Ig, 혈청)</td><td>mg/dL; 다섯 군(IgG, IgA, IgM, IgD, IgE)의 항체를 측정; 상승한 경우, 다양한 감염, 영양실조, 간질환, 알레르기반응, 자가면역질환을 나타냄; 감소한 경우, 다양한 백혈병과 다른 혈액 질환을 나타냄</td><td>총 면역글로불린:<table>
<tr><td>영아</td><td>소아에서 청소년</td></tr>
<tr><td>신생아— 650-1450</td><td>1-3세— 400-1500</td></tr>
<tr><td>3개월— 325-750</td><td>4-6세— 700-1700</td></tr>
<tr><td>6개월— 225-1200</td><td>6-16세— 800-1700</td></tr>
</table></td></tr>
</table>

<table>
<tr><th>검사 항목</th><th>연관성</th><th colspan="3">소아 기준치</th></tr>
<tr><td rowspan="5">철 (혈청)</td><td rowspan="5">mcg/dL; 상승한 경우, 다양한 빈혈, 간손상, 지중해빈혈, 납중독을 나타냄; 감소한 경우, 철결핍성빈혈, 암, 류마티스관절염, 출혈성소화궤양, 콩팥기능상실, 임신, 저체중아, 단백질 영양실조, 만성 실혈을 나타냄</td><td></td><td>철</td><td>총 철결합능</td></tr>
<tr><td>신생아</td><td>100–270</td><td>60–175</td></tr>
<tr><td>영아</td><td></td><td>100–400</td></tr>
<tr><td>6개월–1세</td><td>40–100</td><td>100–135</td></tr>
<tr><td>>2세</td><td></td><td>40–100</td></tr>
<tr><td>납</td><td>mcg/dL; 상승한 경우, 납중독을 나타내며 신경학적 장애를 초래할 수 있음; 열사병</td><td colspan="3">정상 — 10–20
허용 — 20–30
과도 — 30–50
독성 — >50</td></tr>
<tr><td rowspan="3">삼투질농도</td><td rowspan="3">mOsm/kg; 상승한 경우, 탈수, 요붕증, 고나트륨혈증, 고혈당, 요독증을 나타냄; 감소한 경우 체액과부하, 기관지암 및 폐암, 부신겉질기능저하증을 나타냄</td><td></td><td>혈청</td><td>소변
(mOsm/kg/H_2O)</td></tr>
<tr><td>신생아</td><td></td><td>100–600</td></tr>
<tr><td>소아</td><td>270–290</td><td>50–1200</td></tr>
<tr><td>부분트롬보플라스틴 시간 (PTT)</td><td>초; 항응고제 농도를 감시하기 위해 사용; 상승한 경우, 혈우병, 간경화, 비타민K 결핍, 백혈병을 나타냄; 감소한 경우 광범위한 암을 나타냄</td><td colspan="3">소아에서의 농도가 성인에서의 농도에 비해 높음 = 60–70</td></tr>
<tr><td>페닐알라닌 (소변); 페닐케톤뇨증(PKU)</td><td>mg/dL; 페닐케톤뇨증을 진단하기 위해 사용; 상승한 경우, 저체중아, 간성뇌병증, 패혈증, 갈락토오스혈증을 나타냄</td><td colspan="3">정상 페닐알라닌 = 0.5–2; 페닐알라닌 농도는 10–15 사이여야 함, 영아에서는 3–6주 되어야 PKU 농도검사가 정확함</td></tr>
</table>

<table>
<tr><th>검사 항목</th><th>연관성</th><th colspan="3">소아 기준치</th></tr>
<tr><td>칼륨(소변)</td><td>mEq/24시간; 상승한 경우, 과도한 정맥내 투여, 콩팥기능상실, 감염, 탈수를 나타냄; 감소한 경우 구토, 설사, 이뇨제 사용, 인슐린 투여, 화상, 복수를 나타냄</td><td colspan="3">조산아 — 4.2–7.6
신생아 — 4.6–7.4
영아 — 6–6.7
소아 — 6.2–8</td></tr>
<tr><td>프로트롬빈시간(PT)</td><td>초; 항응고제(와파린) 치료를 평가하기 위해 사용; 상승한 경우, 간질환 또는 암, 혈우병, 백혈병, 울혈성심장기능상실(CHF), 신생아용혈성질환을 나타냄; 감소한 경우 혈전정맥염, 심근경색, 폐색전을 나타냄</td><td colspan="3">소아 — 10–13</td></tr>
<tr><td>나트륨(혈청)</td><td>mEq/L; 상승한 경우, 과도한 섭취, 쿠싱증후군, 요붕증, 과도한 발한을 나타냄; 감소한 경우, 설사, 구토, 코위흡인, 항이뇨호르몬부적절분비증후군, 이뇨제, 울혈성 심장기능상실을 나타냄</td><td colspan="3">영아 — 134–150
소아 — 135–145</td></tr>
<tr><td rowspan="7">갑상샘기능검사</td><td rowspan="7">갑상샘 및 뇌하수체 기능에 대한 정보를 제공함 다음을 포함:
갑상샘자극호르몬(TSH), 삼요드티로닌(T_3), 티록신(T_4), 유리 T_4, T_3 레진 섭취, 갑상샘항체</td><td></td><td>TSH</td><td>T_4</td></tr>
<tr><td>3일까지</td><td><25 μIU/mL</td><td></td></tr>
<tr><td>신생아</td><td></td><td>11–23 mcg/dL</td></tr>
<tr><td>1–4개월</td><td></td><td>7.5–16.5 mcg/dL</td></tr>
<tr><td>4–12개월</td><td></td><td>5.5–14.5 mcg/dL</td></tr>
<tr><td>1–6세</td><td></td><td>5.5–13.5 mcg/dL</td></tr>
<tr><td>6–10세</td><td></td><td>5–12.5 mcg/dL</td></tr>
</table>

검사 항목	연관성	소아 기준치		
TORCH 선별검사	톡소포자충증, 풍진, 거대세포바이러스, 단순포진에 대한 선별검사; IgG 및 IgM 역가를 사용	영아 IgG가 모체 IgG보다 크고, 영아 IgM가 존재할 경우 = TORCH 감염 양성; 풍진 및 거대세포바이러스가 가장 흔함		
소변검사	비정상적인 소변 요소 및 당뇨를 발견하고 콩팥질환을 진단하기 위해 사용; 신생아 및 소아 소변검사는 맑고 색은 옅은 붉은색에서 노란색이며, 단백질, 포도당, 케톤 및 피가 없어야 함		*pH*	*비중*
		신생아	4.0–7.0	1.001–1.020
		소아	4.5–8.0	1.005–1.030

온혈구계산 (CBC–Complete Blood Count)

검사 항목	연관성	소아 기준치
적혈구 계산	골수; 상승한 경우 탈수, 진성적혈구증가증을 나타냄; 감소한 경우 출혈, 빈혈, 과다수분공급을 나타냄	3.8–5.5
혈색소	g/dL; 상승한 경우, 탈수, 만성 폐쇄성 폐질환(COPD), 진성적혈구증가증, 울혈성심장기능상실(CHF), 심한 화상을 나타냄; 높은 고도에서는 상승하는 것이 정상임; 감소한 경우, 체액과다, 암 및 혈액질환, 실혈, 빈혈을 나타냄(CBC의 일부)	신생아 — 13.5–17 영아 — 10–17 소아 — 11–16

검사 항목	연관성	소아 기준치
적혈구 용적률	%; 혈색소의 간접 측정; 상승한 경우, 탈수, 진성적혈구증가증을 나타냄; 감소한 경우 재생불량빈혈, 용혈성빈혈, 악성빈혈, 낫적혈구빈혈 또는 엽산결핍성빈혈을 나타냄	신생아 — 44-65 1-3세 — 29-40 4-10세 — 31-43
적혈구 지수	• 평균적혈구용적 (MCV) • 평균적혈구혈색소량 (MCH) • 평균적혈구헤모글로빈농도 (MCHC) *큰적혈구빈혈(상승한 경우) 및 작은적혈구빈혈(감소한 경우)을 검사하는데 사용*	MCV — 77-95 μm^3 MCH — 23-33 pg/cell MCHC — 31%-37% Hgb [g]/dL RBC
적혈구 용적 분포폭	%; 빈혈의 일부 아형을 구분	13.4% ± 1.2%
그물적혈구 계산	적혈구의 %; 감소한 경우, 골수기능억제를 나타냄; 증가한 경우, 자극에 의한 적혈구 형성 및 만성용혈성빈혈을 나타냄	0.5% - 1.5%
백혈구 계산	μL; 빈혈의 아형을 검사하는데 사용; 상승한 경우, 급성 감염, 조직 괴사, 백혈병, 아교질질환, 용혈성 및 낫적혈구빈혈을 나타냄; 감소한 경우, 조혈질환(악성 및 재생불량빈혈), 바이러스 감염, 말라리아, 전신홍반루푸스, 류마티스관절염, 무과립구증을 나타냄	신생아 — 9000-30,000 2세 — 6000-17,000 10세 — 4500-13,500

검사 항목	연관성	소아 기준치
백혈구 감별	• 중성구 – 증가한 경우 세균감염을 나타냄 • 띠 – 미성숙 중성구로 급성 감염 시 증가할 수 있음 • 호산구 – 알레르기 질환, 기생충병, 특정 종양에서 증가 • 호염기구 – 손상된 조직으로 혈액 공급을 증가시키고, 과도한 혈액응고를 억제함 • 림프구 – 항체 형성 및 지연과민에 관여 • 단핵구 – 염증 반응의 초기에 관여	중성구 — 35% 띠 — 3%–5% 호산구 — 1%–3% 호염기구 — 0.075% 림프구 — 38%–50% 단핵구 — 3%–7%
절대중성구수치 (ANC)	세균 감염에 대처할 수 있는 신체 능력을 나타냄; ANC는 백혈구(WBC)에 중성구 전체 %를 곱해서 계산함.	>1000
혈소판계산	μL; 빈혈의 종류를 검사하는데 사용; 상승한 경우 – 혈소판증가증 (진성 적혈구증가증); 감소한 경우, 혈소판감소증 (재생불량, 철결핍, 악성, 엽산결핍성, 낫적혈구빈혈)	150,000–400,000

동맥혈가스 (ABGs-Arterial Blood Gases)

검사 항목	연관성	소아 기준치
pH	유리 수소 이온 농도의 표현 • 혈액에서 수소 이온 농도가 높으면 pH가 감소하고, 산도가 높아짐 • 수소이온 농도가 낮아지면, pH가 증가하고 산도가 낮아짐 • 보상산증에서는 pH가 7.40 미만임; 보상알칼리증에서는 pH가 7.40 이상임	7.36-7.44
$PaCO_2$ - 이산화탄소분압	산-염기 균형의 호흡 요소; pH가 비정상적일 때 폐포환기, 호흡기계가 먼저 작용하여 (수분내) 이를 교정 또는 보상함	35-45 mm Hg
HCO_3 - 중탄산염	산-염기 균형의 대사 요소; 콩팥을 통해 보상하므로 보다 오래(수시간) 소요됨	24-28 mEq/L
PaO_2 - 산소분압	혈색소와 결합할 수 있는 산소의 양, pH가 낮으면 혈색소 내의 산소가 적고, PaO_2는 호흡기 질환에서 감소함	75-100 mm Hg
염기 과잉	혈액 pH를 정상으로 돌리기 위해 필요한 산의 양	+2 ~ -2 mEq/L
음이온 차이	양이온과 음이온 간의 밀리그램당량 차이; 산-염기 균형/불균형의 표시	>95%

동맥혈가스 해석

혈액 pH	정상 = 정상 또는 보상된 상태
	상승 = 산성
	감소 = 알칼리성
$PaCO_2$	상승 = 산성
	감소 = 알칼리성
HCO_3	상승 = 알칼리성성
	감소 = 산성
보상되지 않음	pH는 비정상, $PaCO_2$ 또는 HCO_3 중 하나는 비정상이며, 다른 하나는 정상임
부분 보상됨	pH는 비정상, $PaCO_2$ 와 HCO_3 는 비정상임
보상됨	pH는 정상, $PaCO_2$ 와 HCO_3 는 비정상임

폐기능검사
(PFTs- Pulmonary Function Tests)

***주의:** 폐기능검사의 기준치는 소아의 나이, 신장 및 성별에 따른 폐용량/용적 예측치의 백분율(대개 75%-120%) 또는 95% 신뢰구간에 근거함. 남아 및 여아에서의 폐기능검사 예측치는 http://medcalc3000.com에서 참고할 수 있음. 2세 미만의 소아에서 정확한 폐기능검사를 시행하기는 어려움.

폐활량 측정치

검사 항목 (name of test)	기술 (description)
강제폐활량 (FVC)	최대강제날숨 노력 시 내쉴 수 있는 공기의 총량(최대들숨 후)
1초 강제날숨량 (FEV_1)	최대들숨 후 1초 동안 내쉴 수 있는 공기의 양
FEV_1/FVC 비율 (절대값)	1초 동안 내쉴 수 있는 강제폐활량의 백분율
6초 강제날숨량(FEV_6)	최대들숨 후 6초 동안 내쉴 수 있는 공기의 양
강제폐활량(FVC)의 중간 절반 동안의 강제날숨유량 ($FEF_{25\%-75\%}$)	FVC의 25%에서부터 FVC의 75%를 내쉴 때까지의 평균 유량; 작은 기도의 유량을 반영
최대수의환기량 (MVV)	일정 지속시간(예; 15초) 동안 들이쉬고, 내쉴 수 있는 공기의 최대량; 최대호흡량

폐용적

검사 항목 (name of test)	기술 (description)
날숨예비량 (ERV)	정상 호흡의 날숨끝에서 내쉴 수 있는 공기의 최대량
들숨예비량 (IRV)	정상 호흡의 들숨끝에서 들이 쉴 수 있는 공기의 최대량
잔기량 (RV)	최대 날숨 후 폐에 남아 있는 공기의 양
일회호흡량 (VT)	각 호흡 주기 동안 들이쉬거나 내쉬는 공기의 양
분당호흡량 (MV)	분당 내쉬는 공기의 총량

폐용량

검사 항목 (name of test)	기술 (description)
기능잔기용량 (FRC)	날숨 끝에서 폐에 있는 공기량
들숨용적 (IC)	둘숨 시 들이 쉴 수 있는 최대 공기량
전폐용량 (TLC)	최대 팽창 시 폐의 공기량
폐활량 (VC)	최대 들숨 후 완전히 내쉴 때의 최대량
최고날숨유속 (PEFR)	강제날숨 시의 최대량

폐기능검사의 해석

폐기능에 의한 장애 정도	폐활량측정 결과의 해석		
	정상	폐쇄성 환기장애	제한성 환기장애
• 경도(mild) • FVC 예측치의: 60%–79% • FEV_1 예측치의: 60%–79% • FEV_1/FEV 예측치의: 60%–79% • 중등도(moderate) • FVC 예측치의: 40%–59% • FEV_1 예측치의: 40%–59% • FEV_1/FEV 예측치의: 40%–59% • 중증(severe) • FVC 예측치의: $\leq$ 40% • FEV_1 예측치의: $\leq$ 40% • FEV_1/FEV 예측치의: $\leq$ 40%	• FVC 정상 • FEV_1 정상 • FVC_1/FVC 절대치 $>$70%	• FVC 감소 또는 정상 • FEV_1 감소 • FVC_1/FVC 절대치 $<$70% 기관지확장제 유발검사 시행 • FEV_1이 12% 이상이고, FVC 또는 FEV가 200 mL 이상 증가하는 경우 = 가역적 기도 질환	• FVC 감소 • FEV_1 감소 또는 정상 • FVC_1/FVC 절대치 $>$70% 정적 폐용적검사 시행

심전도법
(ECG- Electrocardiography)

정상 리듬의 도표

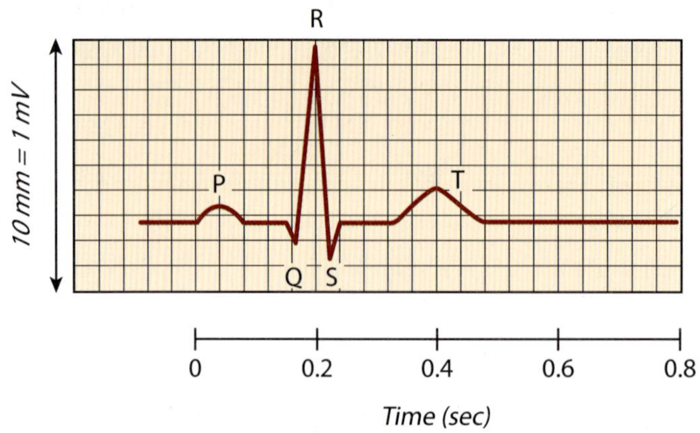

P = 심방 탈분극
QRS = 심실 탈분극
T = 심실 재분극

기초 심전도 해석

- 심실율을 결정
- QRS 지속시간 및 모양을 결정
  - QRS 0.08-0.12초 사이 = 정상 (그래프에서 2-3개의 작은 박스)
  - QRS > 0.12초, 넓고, 비정상적인 모양 = 심실 전위 가능
  - QRS > 0.12초, 톱니 또는 토끼귀 모양 = 다발갈래차단 가능
  - QRS 앞에 하나 또는 두 개의 매우 좁은 극파가 선행 = 박동조율기 가능
- P파를 확인하고, P파가 모든 QRS 복합에 선행하는지 확인
  - 만약 하나 이상의 P파가 QRS 복합에 선행한다면, P파와 QRS 복합의 비율 (4:1, 3:1 등)을 결정
- P파 모양이 일정한지 확인
- 심방률 및 리듬을 결정

- PR 간격(PR interval : PRI)이 일정한 경우 이를 결정
  - PRI가 일정하며 0.12-0.20초 사이 (그래프에서 3-5개의 작은 박스) = 정상
  - PRI < 0.12초 = 이음부리듬(rhythm) 가능
  - PRI > 0.20초, 간격 사이 길이는 일정하게 유지 = 일차 방실차단 가능
  - PRI가 지속적으로 길어지면서 QRS 하나가 소실 = 이차 방실차단 가능
  - PRI가 일정하지 않고, P파와 QRS 사이에서 연관관계 소실 = 삼차 방실차단 가능

심전도(ECG) – 소아 정상치

나이	심박수 (회/분)	QRS 축 (도)	PR 간격 (초)	QRS 간격 (초)	V1* 에서의 R (mm)	V1* 에서의 S (mm)	V6* 에서의 R (mm)	V6* 에서의 S (mm)
1주	90–160	60–180	0.08–0.15	0.03–0.08	5–26	0–23	0–12	0–10
1–2주	100–180	45–160	0.08–0.15	0.03–0.08	3–21	0–16	2–16	0–10
1–2개월	120–180	30–135	0.08–0.15	0.03–0.08	3–18	0–15	5–21	0–10
3–5개월	105–185	0–135	0.08–0.15	0.03–0.08	3–20	0–15	6–22	0–10
6–11개월	110–170	0–135	0.07–0.16	0.03–0.08	2–20	0.5–20	6–23	0–7
1–2세	90–165	0–110	0.08–0.16	0.03–0.08	2–18	0.5–21	6–23	0–7
3–4세	70–140	0–110	0.09–0.17	0.04–0.08	1–18	0.5–21	4–24	0–5
5–7세	65–140	0–110	0.09–0.17	0.04–0.08	0.5–14	0.5–24	4–26	0–4
8–11세	60–130	–15–110	0.09–0.17	0.04–0.09	0–14	0.5–25	4–25	0–4
12–15세	65–130	–15–110	0.09–0.18	0.04–0.09	0–14	0.5–21	4–25	0–4
16세 이상	50–120	–15–110	0.12–0.20	0.05–0.10	0–14	0.5–23	4–21	0–4

*V1 = 우측 가슴 유도; V6 = 좌측 가슴 유도

소아에서의 정상 심전도 리듬

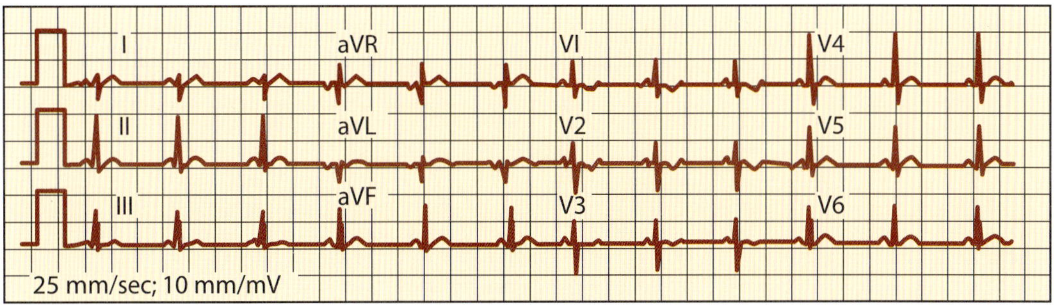

심전도(ECG) – 소아에서 비정상 리듬

정의 – 심방 부정맥	
• 굴부정맥(sinus arrhythmia)	심박수는 호흡에 따라 변화, 소아에 흔함; 대개 양성이며, 다른 증상이나 문제가 없을 수 있음
• 굴빠른맥(sinus tachycardia)	심박수는 나이에 따른 정상치에 비해 많음; 위약, 피로, 어지러움, 심계항진을 초래할 수 있음; 종종 운동, 스트레스, 발열, 탈수에 의해 일시적으로 유발됨
• 굴기능부전증후군 (sick sinus syndrome)	동결절이 신호를 너무 느리거나 너무 빠르게 보냄; 너무 느린 것과 너무 빠른 것이 번갈아 나타날 수 있음
• 조기심방수축(PACs)	심실위 심방 박동조율 부위가 신호를 조기에 보냄; 심실이 대개 반응하나 불규칙적인 리듬을 초래; 자극 또는 약제에 의해 흔히 유발됨
• 발작성심방빠른맥(PAT)	심실위 심방 또는 이음부 박동조율 부위로부터 연속적인 조기 박동으로 인해 심박수가 증가; 빠르게 시작되고 끝나며 반복적인 주기로 나타남; 위약, 피로, 어지러움, 실신 또는 심계항진을 유발할 수 있음
• 심방조동(atrial flutter)	심방으로부터의 신호가 빠르지만 일정한 속도로 나와 심실이 빠르게 수축하며, 심박수가 증가; 심실이 반응하지 못하면 심전도에서 "톱니"모양(각 QRS 복합 사이에 두 개 이상의 조동파)을 보임; 각 QRS 복합 사이의 파의 숫자가 비율로 나타남
• 심방세동(atrial fibrillation)	심방에서 전기신호가 매우 빠르게, 불규칙적으로 나옴; 심실이 불규칙적으로 수축

정의 – 심실 부정맥	
조기심실수축 (PVCs)	전기신호(electrical signal)가 심실로부터 나와 심방에서의 신호를 받기 전에 수축함; 흔하며 종종 아무런 증상 또는 문제를 초래하지 않음; PVC의 빈도가 증가하여 분당 수회가 되면, 위약(weakness), 피로, 어지러움, 실신 또는 심계항진이 발생할 수 있음
심실빠른맥 (ventricular tachycardia)	심실로부터의 전기신호가 매우 빠르지만 규칙적으로 나옴; 심박수가 매우 높게 유지되면 위약, 피로, 어지러움, 실신 또는 심계항진이 발생할 수 있음; 리듬을 규칙적으로 "변환"시키기 위해 전기충격이 필요할 수 있음
심실세동 (ventricular fibrillation)	심실로부터의 전기신호가 매우 빠르고 불규칙적으로 나옴; 심실이 혈액을 채워서 펌프질하지 못함; 맥박이 없고 완전한 의식소실이 동반되어 치명적임; 즉각적인 제세동기 사용으로 정상리듬 및 심장기능을 회복시켜야 함; 갑작스러운 심장마비로 사망할 수 있음

ECG 리듬의 예

굴빠른맥

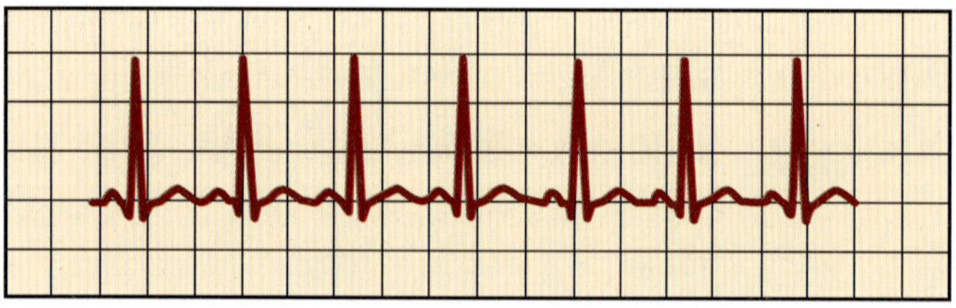

조기심방수축(PACs)

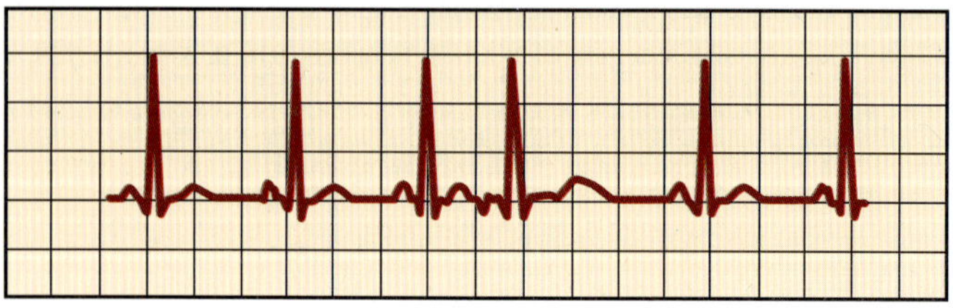

심방조동

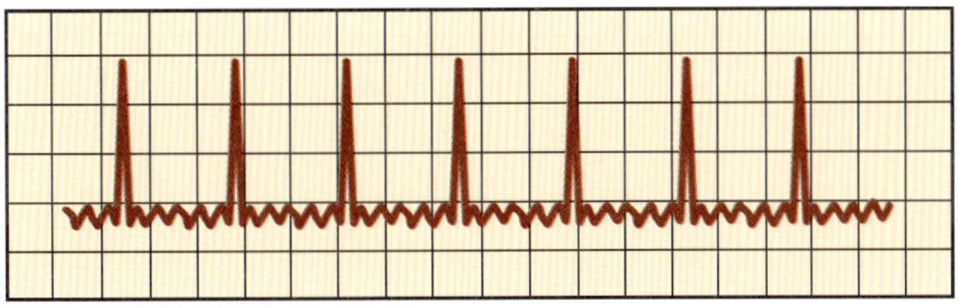

심방세동

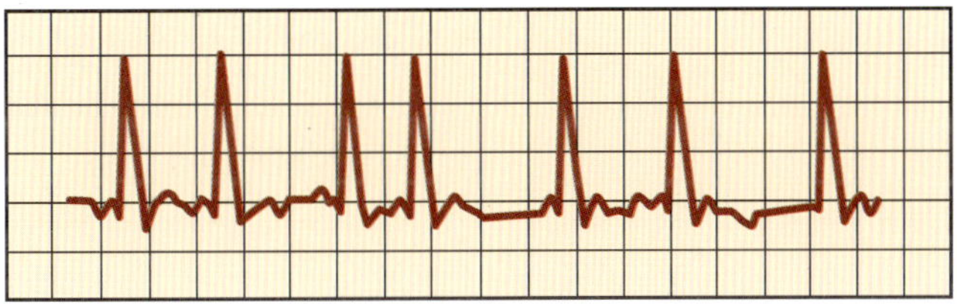

조기심실수축(PVCs)

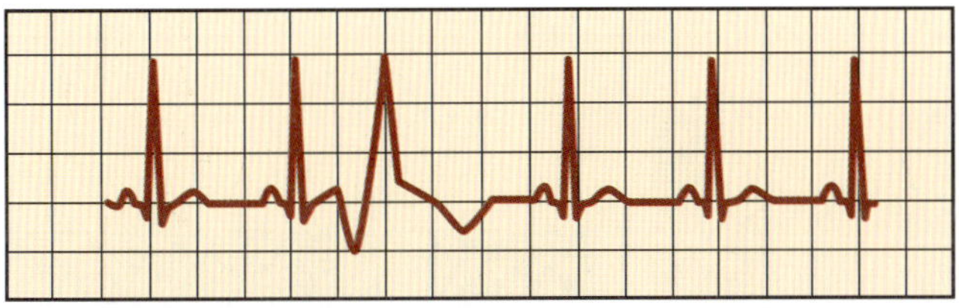

방사선/영상*
(Radiology/Imaging)

검사(study)	기술(description)
단순 방사선/X-ray 방사선밀도에 대한 지침: • 공기 = 검은색 • 지방 = 짙은 회색 • 물 = 중간 회색 • 뼈 = 옅은 회색 • 조영제 = 매우 옅은 회색 • 중금속 = 흰색	해부학적 특징에 대한 진단적 영상은 x-ray 빔(이온화방사선)을 신체에 투과시켜서 얻음; 남은 방사선(신체에 흡수되지 않은 빔의 부분)은 필름을 노출시키는데 사용됨; 장기 및 순환기계 x-ray는 조영제를 사용해야 함; 진단적 목적의 x-ray는 최소한 두 개의 "상(view)"에서 촬영해야 함; 흔한 상으로 전후상(A/P), 측면영상(LAT), 경사영상(OBL)이 있음
예(examples):	
팔꿈치의 전후상으로 10세 남아에서 안쪽위관절융기 찢김골절을 나타냄	팔꿈치의 측면상으로 12세 남아에서 관절융기위골절을 나타냄

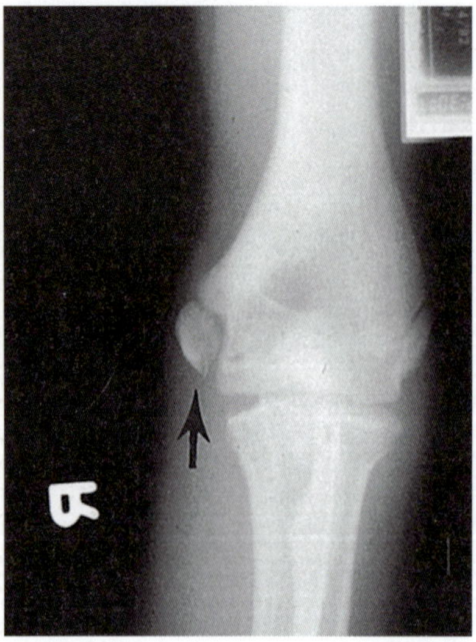

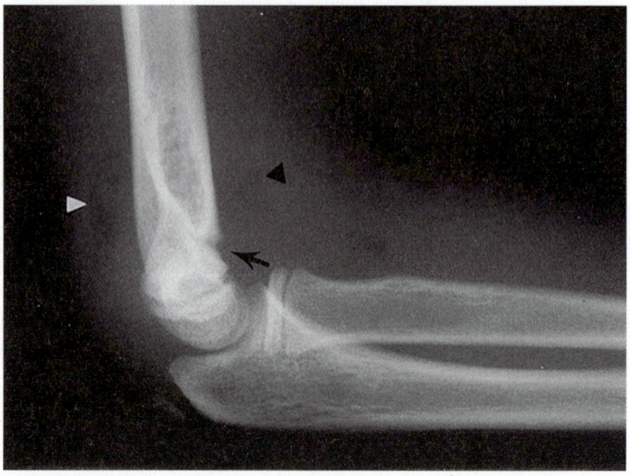

(Source: From Richardson, J.K., and Inglarsh, Z.A.: *Clinical Orthopaedic Physical Therapy.* Philadelphia: W.B. Saunders, 1994.)

*달리 명시되지 않는 한 모든 방사선 영상은 McKinnis, L.N.: *Fundamentals of Musculoskeletal Imaging.* Philadelphia: F.A. Davis, 2005.에서 인용함

검사(study)	기술(description)
CT 스캔 (전산화단층촬영) 영상 판독의 지침: • 공기 = 짙은색/검은색 • 지방 = 짙은 회색/검은색 • 뼈겉질 = 흰색 • 골수 = 짙은색/검은색	2D 및 3D 영상을 만드는 x-ray의 응용으로 신체 조직의 단면상을 만드는데 사용됨; x-ray 소스와 필름은 반대방향으로 이동하여 2D 영상을 얻음; CT 스캔은 축영상, 시상면상 및 관상면상이 있음; 조영제를 사용할 수 있으며 정맥내, 구강 또는 직장으로 투여할 수 있음
예(examples):	
축영상 – 9세 여아에서 골수염에 의한 왼쪽 정강뼈의 반응성 경화를 나타냄	관상면상(우측) – 15세 여아의 몸쪽 위팔뼈 연골모세포종을 나타냄

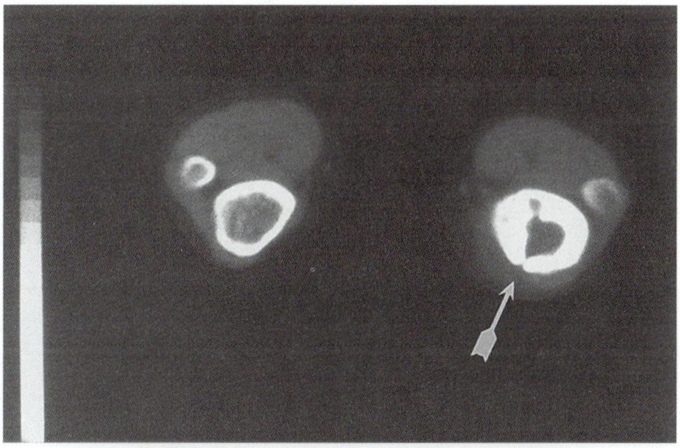

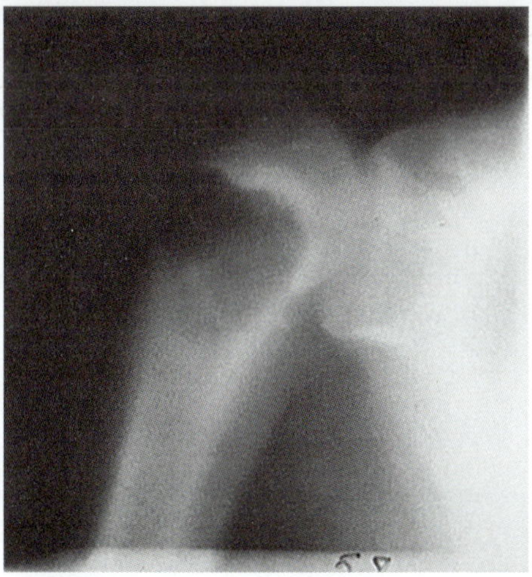

검사(study)	기술(description)
투시검사(Fluoroscopy)	"움직이는 x-ray"의 일종; 단순 x-ray, 형광스크린 및 종종 비디오 장비를 사용; 시술 중 도관의 삽입을 가이드하거나 폐기능의 평가, 기도 및 혈관 폐쇄 또는 기형을 발견, 바륨과 같은 조영제를 사용하여 삼킴검사를 할 때 사용됨
예(examples):	
투시검사의 일종으로 정상 지라문맥조영을 나타냄	

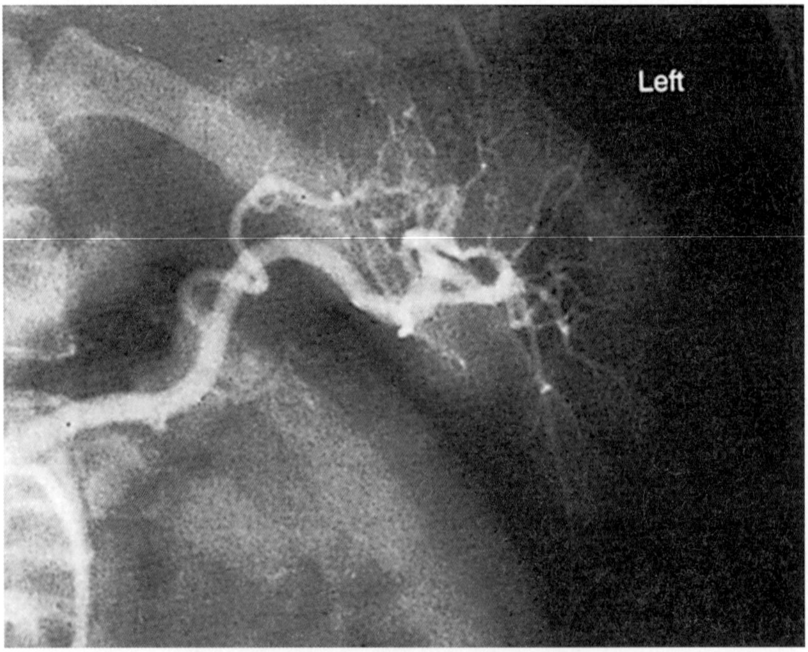

Source: From Tortoricci, M., and Apfel, P.: *Advanced Radiographic and Angiographic Procedures.* Philadelphia: F.A. Davis, 1995.

검사(study)	기술(description)
MRI (자기공명영상) 영상 판독의 지침: T1 / T2 • 공기 짙은 짙은 • 지방 밝음 밝음 • 골수 밝음 밝음 • 뼈겉질 짙음 짙음	인체 조직내 수소원자는 자기장 내의 고주파 펄스에 노출될 때 흥분함; 이들이 정상상태로 돌아올 때 에너지를 분출하며 이는 MRI에 나타남; 조직의 물리적 및 화학적 상태를 검사하는 방법; 단면상으로 3D 영상을 생성; 중추신경계, 척추, 사지, 뼈 및 관절의 연부조직 검사에 종종 사용; 조영제를 사용할 수 있음; 다른 종류의 MRI로 기능적자기공명영상(fMRI), 자기공명혈관촬영(MRA) 및 자기공명분광법(MRS)이 있음
fMRI (기능적 자기공명영상)	fMRI는 환자가 어떤 동작 또는 말을 할 때 이 기능을 담당하는 부위를 확인할 수 있으며 적절한 경우에는 다른 부위와의 공간적 관계까지 알 수 있음
예(examples):	
척추의 T1 및 T2 강조영상 – L5–S1 전방탈출증을 나타냄	넙다리뼈머리의 T1 강조영상 – 무혈성괴사를 나타냄

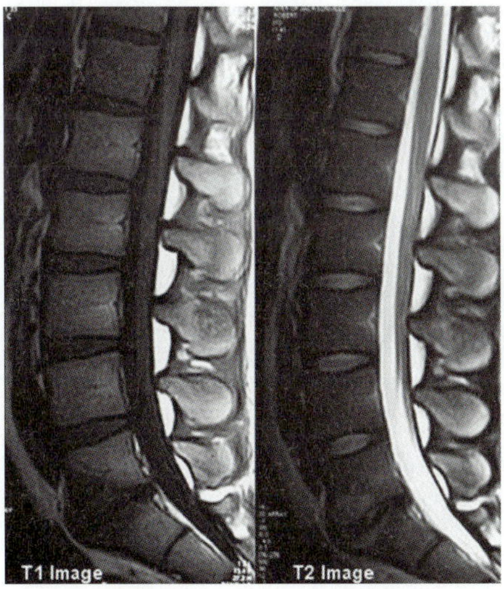

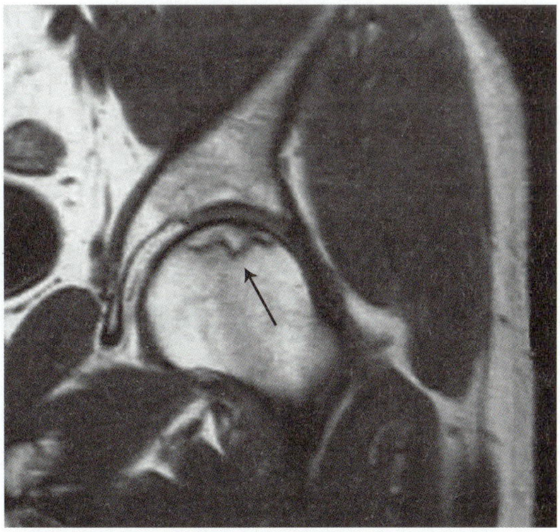

검사(study)	기술(description)
초음파(ultrasound)	고주파빔을 사용하여 신체 구조의 영상을 생성; 방사선 노출이 없음; 단순 x-ray에서 보이지 않는 연골구조의 영상화가 가능함; 특수 소프트웨어를 사용하면 여러 상에서의 2D 영상을 통해 3D 영상을 구성할 수 있음
도플러초음파 (doppler ultrasound)	초음파를 사용하여 동맥과 정맥을 지나가는 혈류의 속도를 평가
심장초음파 (echocardiogram)	초음파를 사용하여 (조영제는 사용할 수도 있고, 사용하지 않을 수도 있음) 심장의 구조를 관찰; 가슴경유 및 식도경유 방식이 있음
예(examples):	
관상면상 초음파 영상으로 4주된 남아의 엉덩뼈형성이상을 나타냄	심장초음파의 예

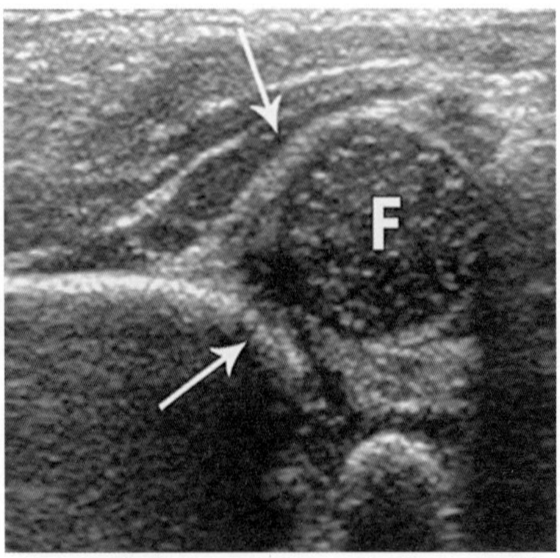

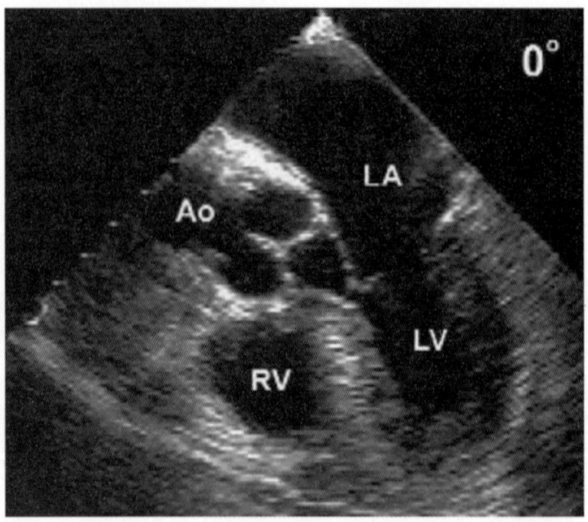

Source: From Cochrane Miller, J.: Screening for general hip dysplasia. *Radiology Rounds* [serial online] 2004; 2(4). Available at: http://www.massgeneralimaging.org/newsletter/april_2004/. Accessed July 20, 2009.

검사(study)	기술(description)
신티그래피(핵의학검사) 〔scintigraphic (nuclear medicine) studies〕	화학 동위원소를 사용하여 스캔을 통해 장기 및 그 생리학적 기능을 조사하는 영상을 얻음; 매우 작은 양의 방사선을 사용하여 이를 먹거나 흡입하거나 방사선추적자를 주사하며, 이는 감마선의 형태로 에너지를 방출함; CT 스캔 또는 MRI에 중첩할 수 있음; 핵의학으로 얻어진 영상은 명확하거나 상세하지 않을 수 있으나 신체 장기 및 구조의 기능 정보를 얻을 수 있는 점에서 유용함
PET 스캔(양전자방출단층촬영)	혈류, 산소 사용, 포도당 대사를 측정하기 위해 종종 사용됨
SPECT (단일광자방출컴퓨터단층촬영)	회전하는 카메라를 사용하며 단면 및 3D 정보를 얻을 수 있음
뼈스캔*(bone scan)*	뼈와 뼈의 대사를 볼 수 있는 비침습적인 영상 기법

예(examples):

골반 뼈스캔의 예. 화살표는 중간볼기근의 초기 골화근염을 나타냄

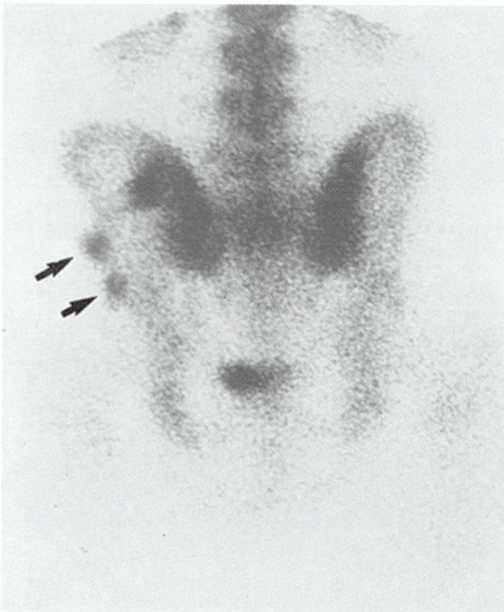

권장 예방접종 스케줄 - 0-6세 소아
(Recommended immunization Schedule- Children 0-6 yr old)

0-6세 소아에서의 권장 예방접종 스케줄 -
미국 2009년

권장 연령 특정 위험군

<table>
<tr><th>백신 나이</th><th>출생</th><th>1 개월</th><th>2 개월</th><th>4 개월</th><th>6 개월</th><th>12 개월</th><th>15 개월</th><th>18 개월</th><th>19-23 개월</th><th>2-3 세</th><th>4-6 세</th></tr>
<tr><td>B형 간염</td><td>Hep B</td><td colspan="2">HepB</td><td></td><td colspan="4">HepB</td><td></td><td></td><td></td></tr>
<tr><td>로타바이러스</td><td></td><td></td><td>Rota</td><td>Rota</td><td>Rota</td><td></td><td></td><td></td><td></td><td></td><td></td></tr>
<tr><td>디프테리아, 파상풍, 백일해</td><td></td><td></td><td>DTaP</td><td>DTaP</td><td>DTaP</td><td></td><td colspan="2">DTaP</td><td></td><td></td><td>DTaP</td></tr>
<tr><td>B형 헤모필루스 인플루엔자균</td><td></td><td></td><td>Hib</td><td>Hib</td><td>Hib</td><td colspan="2">Hib</td><td></td><td></td><td></td><td></td></tr>
<tr><td>폐렴알균</td><td></td><td></td><td>PCV</td><td>PCV</td><td>PCV</td><td colspan="2">PCV</td><td></td><td></td><td colspan="2">PPSV</td></tr>
<tr><td>비활성 폴리오바이러스</td><td></td><td></td><td>IPV</td><td>IPV</td><td colspan="4">IPV</td><td></td><td></td><td>IPV</td></tr>
<tr><td>인플루엔자균</td><td></td><td></td><td></td><td></td><td colspan="7">Influenza (yearly)</td></tr>
<tr><td>홍역, 볼거리, 풍진</td><td></td><td></td><td></td><td></td><td></td><td colspan="2">MMR</td><td></td><td></td><td></td><td>MMR</td></tr>
<tr><td>수두</td><td></td><td></td><td></td><td></td><td></td><td colspan="2">Varicella</td><td></td><td></td><td></td><td>Varicella</td></tr>
<tr><td>A형 간염</td><td></td><td></td><td></td><td></td><td></td><td colspan="4">HepA (2 doses)</td><td colspan="2">Hep A series</td></tr>
<tr><td>수막알균</td><td></td><td></td><td></td><td></td><td></td><td></td><td></td><td></td><td></td><td colspan="2">MCV</td></tr>
</table>

원문: 질병통제예방센터(CDC) http://www.cdc.gov/vaccines/recs/schedules/child-schedule.htm.

권장 예방접종 스케줄 - 7-18세 소아 (Recommended Immunization Schedule - Children 7-18 yr old)

7-18세 소아에서의 권장 예방접종 스케줄 - 미국 2009년

권장 연령 | 특정 위험군 | 따라잡기 접종

백신 나이	7-10 세	11-12 세	13-18 세
디프테리아, 파상풍, 백일해		Tdap	Tdap
인체유두종바이러스		HPV (3 doses)	HPV series
수막알균	MCV	MCV	MCV
인플루엔자균	Influenza (yearly)		
폐렴알균	PPSV		
A형 간염	HepA series		
B형 간염	HepB series		
비활성 폴리오바이러스	IPV series		
홍역, 볼거리, 풍진	MMR series		
수두	Varicella series		

원문: 질병통제예방센터(CDC) http://www.cdc.gov/vaccines/recs/schedules/child-schedule.htm.

제 5 장

약제(Medications)

소아에서 흔히 사용하는 약제 (Common Medications in Children)

상품명(일반명)	적응증	흔한 부작용	주의사항
• Adderall, Adderall XR (amphetaminedex-troamphetamine)	주의력 증진, 주의력결핍과다활동 장애 증상 경감을 위해 사용하는 자극제, 3세 이상의 어린이에 승인, 장기작용제제는 8-12시간 동안 작용	복통, 구토, 체중감소, 식욕감퇴, 두통, 불면, 코막힘, 초조; 혈압을 상승시킬 수 있음	심장질환, 고혈압, 갑상샘항진, 녹내장, 불안/긴장/초조, 뚜렛증후군, 약물남용력, 경련 병력, 모노아민 옥시다제 억제제 복용 시 사용 금지; 피부 패치의 경우, 부착 부위 피부 자극을 일으킬 수 있음
• Advair (fluticasone) [호흡-유발; 어린 아이에게는 어려울 수 있음]	코르티코스테로이드 및 기관지확장제; 천식 징후 및 증상 유지를 위해 사용; 빈번한 천식 증상, 발작 및 구조 약제의 사용	상기도 감염, 목 자극, 이비인후과적 감염, 코피, 굴염, 두통, 위장관 불편감 및 통증, 오심 및 구토, 입 또는 목의 칸디다증, 발열, 가슴 증상	최근 수두에 노출, 당뇨, 심장질환, 고혈압, 감염, 간질환, 면역체계질환, 갑상샘기능항진, 경련 질환, 스테로이드에 대한 알레르기반응

상품명(일반명)	적응증	흔한 부작용	주의사항
• Allegra (fexofenadine hydrochloride) [정제 및 내복현탁액]	계절성 알레르기비염/ 건초열에 대한 항히스타민제, 6세 이상 어린이에 사용 가능	감기 또는 독감, 기침, 졸림, 피로, 발열, 두통, 소화불량, 월경문제, 오심, 등 또는 귀 통증	고혈압, 당뇨, 심장질환, 안압 증가, 전립성 문제, 갑상샘항진; erythromycin 또는 ketoconazole과 병용 금지; 모노아민 옥시다제 억제제 복용 2주 내에 사용 금지
• Amoxil (amoxicillin; capsules) [츄어블, 내복현탁액]	항생제; 가운데귀염, 요로감염, 폐렴, *E. coli* 등 세균성 감염에 사용	오심 및 구토, 설사, 거짓막잘록창자염, 치아변색, 간염, 결정뇨, 빈혈, 가역적 과다활동, 초조, 불안, 불면, 혼돈, 경련, 행동변화, 어지러움	간 및 콩팥 질환, 천식, 출혈성 질환, 단핵구증; 페니실린에 알레르기가 있는 경우, 사용 금지
• Ativan (lorazepam)	Benzodiazepine으로 불안 조절 및 경련/간질에 사용	어지러움, 졸림, 위약, 불안정감, 오심 및 구토, 시력장애, 불면, 건망증, 식욕변화, 피부발진	우울증 병력 또는 자살시도 시 주의; 간, 콩팥 질환 또는 호흡기능 장애; 알콜남용력

상품명(일반명)	적응증	흔한 부작용	주의사항
• Augmentin (amoxicillin 및 clavulanate potassium)	항생제; 굴염, 폐렴, 귀염, 기관지염, 요로감염, 피부감염 등 세균성 감염에 사용	경미한 설사, 가스, 위 통증, 오심 및 구토, 두통, 피부발진 또는 가려움, 입 또는 목에 백색 패치, 효모 감염	간 및 콩팥 질환, 천식, 단핵구증, 심한 설사 또는 3일 이상 지속되는 설사 시 의사 방문, 오심, 위 통증, 낮은 발열, 식욕 감소, 짙은 소변, 진흙색 변, 황달
• Botox (botulinum toxin A) [주사]	신경전달물질의 전달을 차단, 아세틸콜린을 억제; 근육의 일시적 위약을 통해 경직 경감	두통, 어지러움 또는 졸림, 주사 부위 통증, 오심	알레르기 반응, 호흡, 발화, 삼킴곤란, 비정상적 또는 과도한 위약, 가슴 통증, 불규칙적인 심박동 시 즉각적인 주의 요함
• Claritin (loratadine) [일반의약품, 츄어블 및 시럽] / Clarinex (desloratadine, 이성질체) [전문의약품, 12세 이상 어린이에 사용 가능]	계절성 알레르기 비염/건초열에 대한 항히스타민제, 6세 이상 어린이에 사용 가능	두통, 신경질, 졸림, 위 통증, 설사, 입마름, 목통증, 쉰소리, 침침한 시야, 코피, 피부발진	간 또는 콩팥 질환, 페닐케톤뇨증; 빠르거나 불규칙적인 심박동, 실신할 것 같은 느낌, 황달, 경련 시 의사 방문

상품명(일반명)	적응증	흔한 부작용	주의사항
• Cipro (ciprofloxacin)	항생제 (fluoroquinolone); 세균성 감염에 사용	오심 및 구토, 어지러움, 침침한 시야, 불면, 관절 강직 또는 근육통, 태양빛에 대한 피부의 민감도 증가	콩팥 질환, 관절 문제, 경련질환; 우유, 요구르트 또는 칼슘강화 쥬스와 병용 금지; 경련, 환각/혼돈, 갑작스러운 통증/관절 부종, 오심, 위 통증, 미열, 식욕 소실, 짙은 소변, 진흙색 변, 황달, 물설사/피설사, 소변량 감소, 감각 마비 또는 저림, 가슴 통증 또는 불규칙한 심박동
• Concerta (methylphenidate) [장기작용]	주의력 증진, 주의력결핍과다활동 장애 증상 경감을 위해 사용하는 자극제	복통, 구토, 체중감소, 식욕감퇴, 두통, 불면, 코막힘, 초조; 혈압을 상승시킬 수 있음	심장질환, 고혈압, 갑상샘항진, 녹내장, 불안/긴장/초조, 뚜렛증후군, 약물남용력, 경련 병력, 모노아민 옥시다제 억제제 복용 시 사용 금지; 피부 패치의 경우, 부착 부위 피부 자극을 일으킬 수 있음

상품명(일반명)	적응증	흔한 부작용	주의사항
• Enbrel (etanercept) [주사]	심한 관절염/소아류마티스성 관절염의 증상 완화를 위한 질병조절 항류마티스제	두통, 굴염	면역체계억제, 골수질환, 경련, 당뇨, 감염위험 증가; 알레르기 반응, 근육통, 위약, 시력장애, 경련, 우울, 결핵 증상 (지속적 마른기침, 체중 감소, 발열, 야간발한) 동반 시 의사 진료
• Dantrium (dantrolene sodium) [캡슐 및 주사]	근이완제, 경련감소, 5세 미만 소아에서 사용	졸림, 어지러움, 피로 또는 위약, 설사, 침침하거나 비정상적인 시야, 변비, 소화불량, 식욕감퇴, 삼킴곤란, 두통, 불면, 우울/혼돈, 소변량 증가	간, 심장 또는 폐질환; 알레르기반응, 발진 또는 가려움, 검은변, 혈변, 타르변 또는 심한 설사, 노란색 피부 또는 눈, 경련 시 의사 진료

상품명(일반명)	적응증	흔한 부작용	주의사항
• Daytrana (methylphenidate) [피부 패치]	주의력 증진, 주의력결핍과다활동 장애 증상 경감을 위해 사용하는 자극제	시력 문제; 경도의 피부 발적, 두드러기 또는 가려움; 오심 및 구토; 식욕감퇴; 체중감소; 불면; 코막힘, 인후통	모노아민 옥시다제 억제제 복용 2주 이내 또는 녹내장, 뚜렛증후군, 우울, 심한 불안을 지니거나 가족력이 있는 경우; 피부 패치에 대한 피부 반응의 병력, 선천성 심결손, 고혈압, 심부전, 경련질환, 약물중독의 병력; 발열을 동반한 심한 두통, 위약 또는 통증, 심박동 변화, 이상행동 시 의사 진료
• Depakene (valproic acid)	항경련제로 경련/간질 치료에 사용	어지러움, 졸림 또는 불면, 두통, 설사 또는 소화불량, 구토, 식욕변화, 체중증가	2세 미만 소아에서는 사용 금지, 간 및 이자 질환 위험 증가
• Depakote (divalproex sodium)	경련/간질, 양극성질환 치료, 편두통 예방에 사용	졸림, 위약, 우울, 체중변화, 시력장애, 소화불량, 설사 또는 변비, 월경주기 변화	간질환 시 복용 금지, 혈액질환, HIV 또는 거대세포바이러스, 머리손상 또는 혼수 상태 병력 시 주의

상품명(일반명)	적응증	흔한 부작용	주의사항
• Dilantin (phenytoin)	항경련제로 경련/간질 치료에 사용	어지러움, 불면, 두통, 오심 및 구토, 관절통, 피부 발진/가려움	당뇨, 당뇨증, 비타민 D 결핍, 간질환 병력 시 주의
• Lioresal (경구 baclofen)	억제시 GABA B 수용체를 활성화하여, 경직을 조절	허리통증, 변비, 설사, 어지러움, 졸림, 피로, 두통, 호흡 증가, 침 분비 증가, 가려움, 근위약, 오심, 배뇨문제	심한 알레르기반응, 초조, 오한, 배뇨곤란, 근육긴장도 소실, 경련 시 즉각적인 주의 요함
• Lioresal (수막공간 내 baclofen [ITB])	심한 경직의 조절; ITB 시도하기 전에 대개 경구 baclofen을 먼저 시도	근육 이완, 졸림, 소화불량, 구토, 두통 및 어지러움; 펌프 고장으로 과다복용/과소복용 초래 가능	***과다복용:*** 졸림, 머리가 멍함, 호흡억제, 경련, 의식소실, 혼수; ***과소복용:*** 경직의 증가/재발, 가려움, 저혈압, 머리가 멍함, 저림
• Luminal (phenobarbital)	Barbiturate (중추신경계 억제제), 불안 및 경련/간질 조절에 사용(특히, 응급 상황에서)	어지러움, 졸림, 두통, 오심 및 구토, 불안정감, 초조, 저혈압, 느린맥 및 느린호흡	Valproic acid, 베타 차단제, 코르티코스테로이드 등의 다른 약제와 상호작용하여 이들의 효과를 변화시킴

상품명(일반명)	적응증	흔한 부작용	주의사항
• Neurontin (gabapentin)	항경련제로 경련/간질 치료에 사용	어지러움, 오심 및 구토, 설사 또는 변비, 입마름, 인후통, 두통, 시력장애, 피부발진, 불면; 기억, 집중, 행동 변화 시 의사 진료	12세 이상의 소아의 간질에만 사용, 부분 경련의 경우에는 3-12세 소아에 사용; 심장, 간 또는 콩팥질환 시 주의
• Prednicen-M (prednisone)	스테로이드로 급성 천식, 소아특발성관절염, 알레르기 반응, 급성 백혈병 및 다른 질환에서 흔히 사용	위약, 골다공증, 골절, 쿠싱 증후군, 뇌하수체-부신축 억제, 성장 억제, 포도당불내성, 여드름, 부종, 고혈압, 저칼륨혈증, 알칼리증, 백내장, 녹내장, 소화성궤양, 오심 및 구토, 두통, 현기증, 경련, 정신병, 가성뇌종양, 피부 위축, 기분 변화, 초조, 불면	콩팥 또는 간질환, 갑상샘질환, 당뇨, 결핵, 고혈압, 심부전, 위궤양, 궤양성 대장염, 곁주머니염, 우울, 정신질환; 알레르기 반응, 부종, 숨가쁨, 시력장애, 혈변/타르변, 심한 위통증, 오심 및 구토, 저칼륨혈증 또는 심한 고혈압의 징후/증상을 보이는 경우, 의사 진료

상품명(일반명)	적응증	흔한 부작용	주의사항
• Proventil (albuterol)	급성 기관지연축의 완화, 천식 관리에 사용	불안, 신경과민, 떨림, 기침, 설사, 수면장애, 입마름, 경도의 두통, 코막힘, 콧물, 오심, 소화불량, 인후자극(경도), 미각 이상	심장 질환, 경련 질환, 고혈압, 비정상 심박동, 갑상샘 과활동, 당뇨; 첫 복용 시 심한 알레르기반응 또는 심박동 변화가 언제라도 나타나면 의사 진료
• Rheumatrex (methotrexate)	느린 작용 항류마티스제, 암 및 심한 관절염/소아류마티스성 관절염에 사용	오심 및 구토, 소화불량, 어지러움, 피로, 두통, 잇몸 출혈, 침침한 시야	간질환 또는 혈액 또는 골수 질환 시 사용 금지; 마른 기침, 숨가쁨, 설사, 구토, 입안 또는 입술에 백색 패치나 궤양, 소변 또는 변에 피, 소변량 감소, 발열, 오한, 몸살, 감기 증상, 인후통 및 심한 수포를 동반한 두통, 박피, 붉은 피부 발진, 창백한 피부, 쉽게 멍듦, 출혈, 위약, 오심, 위 통증, 미열, 식욕 감퇴, 짙은 소변, 진흙색 변, 황달

상품명(일반명)	적응증	흔한 부작용	주의사항
• Risperdal (risperidone)	항정신병제, 자폐증에서 초조함의 치료 및 주의력결핍과다활동 장애도 사용, 5-16세 소아에서 사용	졸림, 변비, 피로, 체중 증가; 신경이완제악성 증후군, 지연성이상운동, 고혈당증 및 당뇨와 같이 흔하지는 않지만 심각한 부작용 가능	발열, 근육 강직, 혼돈, 발한, 불규칙적인 심박동, 떨림, 삼킴곤란 또는 알레르기 반응, 머리가 멍함, 실신의 징후
• Ritalin, Ritalin SR, Ritalin LA (methylphenidate)	주의력 증진, 주의력결핍과다활동 장애 증상 경감을 위해 사용하는 자극제	시력 문제, 경도의 피부 발진, 어지러움, 초조함, 불면, 오심 및 구토, 식욕감퇴, 체중감소	선천성 심질환, 고혈압, 정신질환 병력, 경련 질환, 약물남용 병력; 불규칙적인 심박동, 머리가 멍함, 고혈압, 발열, 인후통, 피부 발진 또는 쉽게 멍듦, 이상 행동 시 의사 진료
• Singulair (montelukast) [경구 과립 및 츄어블]	류코트리엔 수용체 길항제, 계절성 알레르기, 천식에 사용; 1세 이상에서 승인	소화불량, 오심, 설사, 입 통증, 피로, 어지러움, 두통, 인후통, 기침, 쉰목소리, 코막힘	피부 발진, 멍듦, 심한 저린감, 감각 마비, 통증, 근위약, 심한 굴통증, 부종 또는 초조, 천식증상의 악화 시 의사 진료

상품명(일반명)	적응증	흔한 부작용	주의사항
• Straterra (atomoxetine)	비자극제; 시냅스이전 노르에피네프린 전달체; 주의력결핍과다활동장애에서 주의력, 과활동성/충동성 개선	식욕부진, 오심, 구토, 피로, 소화불량 등 자극제와 유사	소아 및 청소년에서 자살 사고의 증진에 대해 FDA가 경고, 정맥내 albuterol과 병용 투여 시 주의, 심질환, 고혈압, 빠른맥에서는 사용 금지
• Tamiflu [정제 및 내복현탁액]	항바이러스제, 뉴라미니다제 억제제; 독감의 치료; 증상 발현 1–2일 내에 투여 시작해야 함	구토, 복통, 코피, 귀질환, 결막염	A형 및 B형에 대해 효과
• Tegretol (carbamazepine)	항경련제, 경련/간질의 치료에 사용	어지러움, 졸림, 두통, 불안정감, 소화불량, 시력장애	골수억제의 병력, 항우울제에 대한 알레르기, 모노아민 옥시다제 억제제 사용 2주 이내에는 사용 금지
• Topamax (topiramate)	항경련제, 경련/간질의 치료에 사용, 편두통 예방에도 사용	어지러움, 졸림, 두통, 불안정감, 불면, 식욕감퇴, 체중감소, 감각마비/저린감, 집중, 언어 변화	2세 미만 소아에서 사용 금지; 간, 콩팥 질환, 호흡부전, 녹내장에서 주의

상품명(일반명)	적응증	흔한 부작용	주의사항
• Valium (diazepam)	Benzodiazepine으로 불안 조절 및 경련/간질에 사용	졸림, 피로, 침침한 시야, 불면, 근위약, 균형 또는 협조저하, 불분명발음, 오심 및 구토, 변비, 두통, 침흘림, 피부발진	간 또는 콩팥질환, 호흡기질환, 녹내장, 경련질환, 우울병력, 자살사고 또는 약물남용; 이상행동, 우울, 과활동성 또는 초조, 환각, 실신, 떨림, 발열 및 독감증상, 황달, 소변량 감소 시 의사 진료
• Vantin (cefpodoxime)	Cephalosporin으로 세균성 감염에 사용	경도의 오심, 구토, 위 통증, 팽만감, 가스, 두통, 피로, 허리통증, 근육통, 불면, 불안, 신경과민, 도는 듯한 느낌, 미각 저하, 소변량 증가 또는 감소	물설사/피설사, 숨가쁨, 부종, 빠른 체중증가, 불규칙적인 심박동, 경련, 온열감, 발적, 감각마비 또는 저린감, 발열, 인후통, 심한 수포를 동반한 두통, 박피, 붉은 피부 발진

상품명(일반명)	적응증	흔한 부작용	주의사항
• Vyvanse (lisdexamfetamine) [하루 일회/장기 작용]	주의력 증진, 주의력결핍과다활동 장애 증상 경감을 위해 사용하는 자극제, 활성화되기 전에 소화되어야 하므로 남용될 가능성이 적음	오심 및 구토, 위 통증, 식욕감퇴, 체중 감소, 침침한 시야, 피부 발진, 초조, 불면, 입마름, 불쾌한 맛	심장질환, 심부전, 선천성 심결손, 고혈압, 갑상샘질환, 녹내장, 심한 불안, 약물중독 또는 정신질환, 뚜렛증후군; 불규칙적인 심박동, 혈압의 변화, 떨림, 이상 행동 시 의사 진료
• Xopenex (levalbuterol) [구강 흡입]	기관지확장제, 급성 기관지연축의 완화	불안, 신경과민, 떨림, 기침, 설사, 수면장애, 입마름, 경도의 두통, 코막힘, 콧물, 오심, 소화불량, 인후자극(경도), 미각 이상	심장 질환, 고혈압, 갑상샘 과활동, 경련 질환, 당뇨; 심한 알레르기반응, 호흡기 증상 악화, 가슴통증 또는 불규칙적인 심박동 시 의사 진료
• Ziana (clindamycin과 tretinoin 복합제제) [국소 겔]	항생제 및 tretinoin의 혼합제제, 12세 이상 소아의 여드름에 사용	홍반, 인설, 가려움, 작열감, 찔림통증; 일시적인 피부색 변화 초래 가능; 드문 경우, 대장염 유발 가능하여, 심한 물설사 또는 피설사 동반	국소소장염, 궤양성 대장염 또는 항생제 연관 대장염 병력 시 사용 금지

상품명(일반명)	적응증	흔한 부작용	주의사항
• Zanaflex (tizanidine)	단기 작용 근이완제; 경직 치료에 사용	졸림 또는 어지러움, 불안 또는 신경과민, 감각마비 또는 저림, 위 통증, 설사, 변비, 구토, 발열, 입마름, 근위약, 허리통증, 근육 긴장도/연축 증가, 발한, 피부발진	간 또는 콩팥 질환, 고혈압 또는 저혈압, 긴QT증후군; 머리가 멍함, 느린 심박동, 환각 또는 혼돈, 오심, 위 통증, 미열, 식욕감퇴, 짙은 소변, 진흙색 변, 황달, 배뇨통 시 의사 진료
• Zithromax (azithromycin)	Macrolide 항생제, 세균성 감염에 사용	경도의 오심 및 구토, 설사, 변비, 위 통증, 어지러움, 피로, 두통, 질 가려움 또는 분비물, 경도의 가려움 또는 피부 발진	간 또는 콩팥 질환, 심박동이상 질환, 긴QT증후군 병력; 물설사 또는 피설사, 가슴통증, 불규칙적인 심박동, 우심, 위 통증, 미열, 식욕감퇴, 짙은 소변, 진흙색 변, 황달 시 의사 진료
• Zyrtec (cetirizine) [일반의약품, 츄어블 및 시럽]/Xyzal (levocetirizine dihydrochloride) [이성질체, 전문의학품]	계절성알레르기 비염/건초열에 대한 항히스타민제, 2세 이상 어린이에 사용; 만성특발성 두드러기는 6개월 이상 소아에서 사용 가능	어지러움, 졸림, 피로, 입마름, 인후통, 기침, 오심, 변비, 두통	불규칙적인 심박동, 위약 또는 떨림, 불면, 과활동성, 혼돈, 시력장애, 소변량 감소 시 의사 진료

제 6 장

중재(Intervention)

서비스 전달의 주요 원칙 (Key Principles in Service Delivery)

발달상 적절한 치료

- 지지제공
- 인내심을 보임
- 이성적으로 발달상/나이에 맞는 기대를 함
- 느리고, 단순한 지시를 사용
- 필요한 경우, 과제를 세부 단계로 나눔
- 아이가 지시사항에 집중하고 주의를 기울이도록 보조
- 일관성 및 틀을 제공
- 가능한 경우, 선택사항을 제시
- 연습하고 정보를 처리할 시간을 제공
- 다른 아이/형제와 교제하도록 장려
- 치료 활동을 일상 생활로 접목

가족 중심의 치료

- 의료진은 왔다 가지만, 가족은 늘 함께 하는 것을 주지
- 가족/의료진의 협동을 지속적으로 지지
- 가족의 전통과 다양성을 존중
- 가족의 힘과 대처 방법을 인지
- 아이와 가족의 발달상의 요구를 인지
- 아이와 가족의 정서적 및 경제적 지지 요구 사항을 고려
- 유연하고, 문화를 배려하며, 가족에 반응하는 치료 시스템을 창조

문화적으로 경쟁력 있고/섬세한 치료

- 문화적으로 확인된 "가족"의 정의를 인지
- 가족의 선택은 문화적 전통에 근거할 수 있음을 이해
- 문화적 지식을 시설 정책 및 절차에 접목

- 지역사회 보조 네트워크내에서 지지를 받으면서 작업
- 개인과 가족의 개별적인 요구를 만족시키는 서비스를 고안 및 실행
- 문화적으로 가려지거나 제한받지 않는 것이 아닌 문화적으로 선호되는 선택에 의한 직접적인 서비스
- 서비스에 대한 동등하며 비차별적인 접근 제공을 추구

자연 환경을 사용

- 아이/가족에게 친밀한 환경에서 서비스 제공하며 그들이 일상생활을 수행할 수 있는 장소(가정, 육아센터 및 유치원, 놀이터, 도서관, 쇼핑센터, 레스토랑)를 나타냄
- 아이의 자연 환경의 일부인 사람과 사물(형제자매, 조부모, 이웃 등)을 융합
- 기능 및 사회화에 집중하면서 서비스 제공

소아와 의사소통

- 아이가 편안하게 느낄 수 있는 시간을 허용; 아이의 눈 높이에 맞추고, 조용하고 자신있는 목소리로 말함
- 아이가 협박이라고 느낄 수 있는 행동은 피함(예; 갑작스럽게 다가가거나, 눈 맞춤을 지속)
- 부모/보호자 또는 이행 물체(인형, 꼭두각시, 박제동물)를 통해 부끄럽거나 회피하는 아이와 의사소통
- 단순한 단어를 사용; 짧은 문장; 그리고 분명하고 구체적이고 긍정적인 지시 또는 암시
- 정직하고 우려 및 두려움의 표현을 장려
- 좀 더 나이가 있는 어린이는 가능하면 부모가 없을 때 대화할 기회를 제공

상담/협조

- *과정 내 단계*
  - 문제의 확인 및 구체화
  - 대체 해결방안을 강구
  - 해결책을 선택, 실행 및 주시
  - 해결책을 평가
- *협조적 상담* – 일반 및 특수 교육 교사들이 공통의 목표에 대해 책임감을 공유하며 협업하는 과정

- *개별화 가족 서비스 계획(Individual Family Service Plan/Program; IFSP) 또는 개별화 교육 계획(Individual Education Plan/Program; IEP)에서 상담을 포함하는 방법*
  - 특정 시간에 아이와 상담
  - 특정 시간에 교사/가족과 상담
  - 직접적인 중재의 보조로 상담
  - 특정 개별화 교육 계획의 목표을 지지하기 위한 목적/기준으로 열거된 상담
  - "특수 고안된 지시"부분 또는 개인에 대한 보조/지지로서 열거된 상담

소아 및 청소년의 특수 중재 상황 - 주요 사항: 적응증-금기증-주의사항 (Special Intervention Considerations for Children and Adolescents- Key: Indications-Contraindications-Take Precaution)

열치료(Thermal modalities) **(*상대적 금기)**

온열치료	한냉치료	월풀/수치료/ 수중치료	초음파/광선치료
• 관절운동범위 감소 • 아급성 손상 • 급성 염증 • 급성 출혈 • 발열 • 암(malignancy)* • 체온조절 문제* • 감각 소실*	• 통증, 급성 손상 • 경직 • 냉과민증 • 한랭글로불린혈증 • 동맥부전증 • 체온조절 문제* • 감각 소실*	• 혈액순환 감소 • 촉각과민증 • 석고붕대 제거 후 • 관절운동범위 감소 • 관절 부하 감소 • 어린 소아에서는 체온조절 능력 저하로 완전 침수 금지	• 통증 • 부종 • 반흔 조직 • 유착 • 결핵 • 임신 • 뼈끝판* • 암

기계적 치료(Mechanical modalities) **(* 상대적 금기)**

견인치료	압박치료	전기자극/TENS
• 통증 또는 척추 충돌로 견인으로 완화 • 척수 감염, 암, 종양 • 류마티스성 관절염(RA) • 뼈돌기*, 골다공증* • 관절과운동성* • 임신* • 견인 불안* • 턱관절 기능이상 시 턱끈 없는 경우	• 말초부종 • 감염 • 혈전 • 암(cancer) • 불안정 골절 • 동맥부전 • 연조직염	• 근력 감소 • 경직 • 통증, 부종 • 근육 재교육 • 심장 박동조율기 • 혈전 부위 • 임신 • 결핵 • 암*

계속

도수치료(Manual therapy)		
말초관절 동원치료 (peripheral joint mobilization)	마사지치료 (massage)	근막이완치료 (myofascial release)
• 관절운동범위 감소 • 관절주머니 제한 • 골다공증 • 관절염증 • 동원(mobilization) >3등급	• 혈액순환 감소 • 촉각과민증 • 조산아 (체중 증가, 결속) • 감염 • 비정상 체온 • 인플루엔자 • 심한 상기도염증 • 결핵 • 발달성 엉덩관절 형성이상 • 창상 • 급성 질환	• 관절운동범위 감소 • 근막 또는 연부조직 제한 • 전신 또는 국소 감염 • 열린 상처 • 치유중인 골절 • 급성 염증 • 암 • 골다공증 • 저긴장증

치료적 운동(Therapeutic exercise)	
근력강화 (strengthening)	유산소활동 (aerobic activities)
• 근력 감소 및 건강 쇠퇴 • 시합 참가를 위한 훈련 • 골격 성숙 이전에 역도, 보디빌딩, 최대 부하 들기 금지 • 심근병증, 폐동맥고혈압, 마르팡증후군 병력 시 운동전 의학적 검진 • 조절되지 않는 고혈압, 경련 질환, 암 또는 항암치료 병력	• 건강 쇠퇴 • 시합 참가를 위한 훈련 • 심폐호흡 기능이상, 류마티스열 병력 시 운동전 의학적 검진 • 더운 날씨에는 지속적인 유산소활동 금지 • 알레르기 및 운동유발천식, 제1형 및 2형 당뇨 시 주의

긍정 행동 지지
(Positive Behavior Supports)

행동 분석 – 평가 및 문서화

- 촉진 상황 또는 행동을 포함한 도전적인 행동을 확인하고 정의
- 아이의 정상적인 일상생활을 정하고 도전적인 행동이 발생할 것 같은 시기를 정함
- 문제 행동으로 정의하는 기준을 조사; 아이의 행동에 대한 가능한 원인을 확인 (예; 많은 아이들은 어려운 상황을 모면하기 위해 "행동화 노출"을 함)
- 아이의 장점, 요구사항, 좋아하는 것, 싫어하는 것을 결정; 가족/문화적 가치/기준; 행동과 연관된 신체적 또는 환경적 요인
- 아이의 도전적인 행동의 객관적 기준을 설정하여 전략의 효과를 측정
- 가족/보호자(적절한 경우에는 아이도)와 함께 전략, 결과를 문서화하기 위한 행동 계획, 빈도 및 방법을 개발

일반적 원칙 및 전략

- 확고하고, 분명하고, 합의된 아이 행동의 범위를 설정; 부모/보호자는 행동을 지지하는 파트너임
- 공정함; 지시, 동의 및 계약에 따라야 함 – "이번이 마지막"이라고 말하면 이를 지켜야 함; 가능하다면 아이를 의사 결정에 참여시킴
- 나이에 적합하며 발달상 적절한 기대를 해야 하며 아이의 어려움을 고려해야 함
- 하나 또는 두 단계의 지시를 통해 간단한 언어로 소통함; 아이가 했으면 하는 것을 말하고 하지 말았으면 하는 것을 말하지 않음 (예; 걷도록 해라 vs. 뛰지 말아라)
- 선행에 대해서는 구체적으로 칭찬함; 아이가 올바른 목표를 가지고 있지 않으면 "잘했어"라고 말하지 않음
- 부적절한 행동에 대해서 즉각적으로 반응함; 적절한 행동에 대해서도 제때 반응함 – 아이가 잘하거나 잘못한 것을 분명하게 알도록 함
- 행동에 대해 일관되고 이상적인 결과를 적용시킴; 안전하고 적절한 경우에는 자연적 결과를 사용함

- 일정기간 동안 하나의 전략을 유지하는 것이 효과적임; 긍정적인 행동 지지를 사용할 때에는 아이의 행동이 개선되기 전에 악화될 수도 있음
- 가시적인 보상 체계를 확립 (예; 스티커, 음식, 작은 선물); 매력적이고, 프로그램을 재미있게 하고, 아이가 의사 결정에 참여하며, 보상을 얻기 위해 기대치가 점점 높아지며, 궁극적으로는 가시적인 보상을 칭찬으로 대체할 수 있는 보상을 사용

예 – 특수 전략 및 정의

- ***계획적인 무시*** – 부적절한 행동에 대해서는 주의를 기울이지 않음; 안전이 문제되지 않는 사소한 일에 효과적임
- ***반응–비용*** – 부적절한 행동에 대한 반응시 특권의 소실; 아이를 협박하지 않고 결과를 명확하게 함; 정지시킬 권한이 없는 특권을 사용하지 않음
- ***만약–그러면 계약*** – 아이 또는 성인을 대상으로 할 수 있으며, 원하는 행동을 수행하는 경우에는 아이에게 의미있고 아이가 원하는 물건으로 보상을 받음 (예; "공을 10번 던지면 퍼즐을 2분 동안 가지고 놀 수 있다")
- ***명상의 시간*** – 아이가 일정 기간 동안 활동 또는 주위환경에서 떨어져서 조용히 앉아 있도록 함
- ***타임 아웃*** – 아이가 일정 기간 동안 주위환경에서 떨어져서 긍정적인 관심이나 강화를 받지 못함; 행동의 결과를 이해할 수 있는 나이 많은 소아에서 보다 효과적임

새로운 과제를 학습할 때 절망을 줄이는 조언
(Tips for decreasing frustration in learning novel tasks)

- ***일관적이여야 함*** – 새로운 것을 배우는 초기에는 환경을 동일하게 유지하고, 기술이 생기면 다른 환경과 조건에서도 연습함
- ***반복 사용*** – 아이가 과제에서의 변화를 유발하기 전에 수일 또는 필요하면 수주 동안 새로운 기술을 연습하도록 함
- ***간단하고 짧은 지시 및 명령을 사용*** – 하나 또는 두 단계의 지시를 사용하며, 복잡하거나 과도한 구두 지시를 피함
- ***아이가 주도권을 쥐도록 함*** – 제한된 선택을 주고, 독립성을 권장하며, 아이의 속도에

맞춰서 가도록 함; 아이가 배울 준비가 되어 있는지 고려함

- ***초반의 성공을 칭찬하고 축하*** – 아이의 노고를 칭찬하면서 수행한 것에 대한 정확한 피드백을 주고, 제대로 수행한 부분에 집중하도록 하여 이들이 일관적으로 나타나도록 하며, 개선되어야 할 점에 대해서는 같이 작업함
- ***보조와 독립성간의 균형*** – 현실적인 기대를 하며, 아이가 실수를 하고 이로부터 배울 수 있도록 함 (안전한 범위 내에서); 성공하기 위해 필요한 만큼의 보조와 피드백을 제공 – 아이가 할 수 있는 최대한을 하도록 함; 아이는 전체 과정에서 능동적으로 참여해야 함

목표 설정 및 중재의 문서화 (Goal Setting and Documenting Interventions)

학교 환경에서 잘 서술된 목표 및 목적의 특징 (Dole 등, 2003)

측정가능성 (measurability)	교육적 연관 (educational relevance)	전반적 질/협조 (overall quality/compliance)
• 성취를 측정할 수 있는 방법을 사용 • 관찰 가능한 행동 또는 기능적 기술을 기술 • 검증되고 수용가능한 측정 전략/도구를 사용 • 필요한 보조 또는 신호의 정도를 구체화 함 • 치료사 외의 다른 사람도 측정 가능해야 함 • 성취에 대한 구체적이고 정량적인 기준을 확립	• 학교 기능 또는 학교에서의 아이의 능력을 증진 • 관여한 모든 사람으로부터 쉽게 이해 • 학교, 교실 커리큘럼 또는 목적/요구사항에 직접적으로 연관 • 교육적 환경/위치로부터 이득을 얻도록 보조 • 개별화 교육 계획 목표 달성과 연관 • 일반적인 학교 활동과 연관	• 잘 정의되고, 구체적이며, 명확하고, 은어가 없어야 함 • 기능적/교육적 기술과 연관 • 명시된 기간 내에 현실적이며, 성취 가능해야 함 • 장기적 목적과 연관 • 아이 중심적 • 관여된 모든 사람에게 의미 있어야 함 • 동작동사 (action verb)를 포함함

모든 소아 환경에서 기능적 목표 설정에 대한 고려 사항

- 변화/개선(change/improvement)을 위한 기술 또는 행동을 파악 – 아이, 가족, 보호자, 선생님과 상담
- 아이의 학습 능력, 가정에서의 기능과 연관, 사회적 역할에 참여
- 기술이 어떻게 측정 가능한 방법으로 관찰/기록되는지를 고려; 관여한 모든 사람에게 분명하고 의미있어야 함
- 관찰 가능하고, 측정 가능한 기준에 근거하여 기저 기술 수행능력을 결정하고 기록
- 기술이 개선된다면 어떻게 보일지 기술함; 어떻게 알 수 있는가?
- 이러한 변화를 가져오려면 무엇이 필요한지, 아이가 새로운 수준의 수행력을 취득하기 위한 학습 속도/예후는 어떤지 기술

특수 소아 환경에서의 빠른 문서화 조언

의학적 환경	조기 중재 환경	교육적 환경
• 의학 및 전문용어가 흔히 사용됨; 사람이 우선시되는 언어가 선호됨	• 가족친화적, 비전문가적 언어를 사용; "아이" vs. "환자" 또는 "고객"	• 전문적 용어를 피함; "아이/학생" vs. "환자" 또는 "고객"
• 약어의 사용에 있어서 의학적 환경의 정책에 순응	• 개별화 가족 서비스 계획을 위한 미국 장애인 교육법의 요구사항을 충족	• 개별화 가족 서비스 계획을 위한 미국 장애인 교육법의 요구사항을 충족
• 목표 설정은 대개 규율에 따르며 아이 및 가족과 협의해야 함	• 가족 및 서비스팀과의 협업을 통한 목표 설정	• 교육 및 지원 서비스팀, 아이, 가족과의 협업을 통한 목표 설정
• 능숙한 보호 및 의학적으로 필요한 치료에 대한 필요성을 정당화 해야 함	• 자연 환경에서의 보호를 위한 노력을 논의해야 함	• 치료와 아이의 학교 참여에 전략간의 연결
• 환경에 맞고 보험 제공사의 정책에도 부합되는지 필요한만큼 자주 재검사함	• 최소 6개월 간격으로 재검사	• 최소 3년 간격으로 재검사; 개별화 가족 서비스 계획의 업데이트
• 필요한 치료 세션을 모두 기록하며, 다른 의료진 및 제3의 지불자와도 종종 공유함	• 매번 방문 시 주 또는 국가에 기반한 양식을 사용	• 매일 기록화는 학교에서 필요하지 않을 수 있음; 주 진료 법규에는 그러한 요구사항이 있을 수 있음 • 개별화 가족 서비스 계획에서의 진행을 강조하기 위한 주기적인 보고/보고 카드
• 공식적인 퇴원 기록이 종종 필요하며, 직접적인 의사소통이 필요함	• 공식적인 퇴원 기록은 필요하지 않을 수 있음, 주 진료 법규 요구사항을 확인	• 팀에서 퇴원 결정을 내림; 퇴원 기록 요구사항에 대해서는 주 진료 법규를 확인

중재적 접근 - 수치료 (Intervention approaches-Aquatic Therapy)

이론적 근거

- 부력은 자세 지지를 돕고, 이동 시 중력의 효과를 경감시키며, 관절에 부담을 줄임
- 수온은 근육 신장성 및 동작의 용이함에 영향을 미칠 수 있음
- 물에서의 운동은 전반적인 심호흡 기능을 향상시킬 수 있음
- 물에서의 기능적 활동 훈련이 육지에서의 기능 개선으로 이어지는지에 대해서는 논란의 여지가 있음

기본 원칙 및 응용

- 물은 관절운동범위 및 근력강화 운동 시 동작을 보조 또는 저항하는데 사용됨
- 물에서 유산소 및 무산소운동을 시행할 수 있음
- 치료는 개별적 또는 집단적으로 시행할 수 있음
- 수치료는 기존의 육지에서의 치료와 흔히 병행됨

대상집단	근거
• 유연성, 근력, 이동 및 기능에 장애가 있는 소아 및 성인 • 다른 환경에서의 운동이 제한된 특수 집단 (예; 소아류마티스성관절염/ 소아특발성관절염, 불완전뼈형성, 근디스트로피)	• 11개 연구 (하나의 RCT 포함)의 계통적 고찰 (Getz 등, 2006); 신경운동 장애를 지닌 소아에서의 수치료; 소아마비 아동에서의 호흡기능 개선에 대한 통계적 근거; 그 외 보행 및 운동기술에서의 호전을 지지하는 근거는 있지만 이들 근거의 수준은 낮음

중재적 접근 - 일상 작업 수행시 인지 치료
(Cognitive Orientation to Daily Occupational Performance; CO-OP)

이론적 근거

- 일상 작업 기술의 습득에 대한 인지적 접근
- 학습에 대한 인지 심리학 및 인지 이론에 근거 (예; Vygotsky, Luria)
- Meichenbaum (1977) 및 Camp 등 (1976)에서 유래한 운동해결 전략을 사용 (목표-계획-실행-확인)

기본 원칙 및 응용

- 6가지 주요 특징: "세션 구조, 아이가 선택한 목표, 동적 수행 분석, 인지 전략, 가능화 원칙 및 부모/보호자 참여" (Polatajko 등, 2001; p.112)
- 전반적 문제 해결의 틀
- 기술의 일상생활로의 전이 및 일반화의 중요성
- 아이의 전략 수행시 자기대화를 권장
- 치료사는 발견을 돕기 위한 중재자, 학습된 것의 일상생활로의 전이에서의 모델 및 보조자 역할을 수행

대상집단	근거
• 발달성 협응장애 아이(DCD) 및 인지 또는 주요 신경학적 손상 없이 다른 동작 및 협응장애를 지닌 아이	• Pilot RCT (Miller 등, 2001); 일상 작업 수행시 인지 치료를 비문제해결 치료 접근과 비교; 발달성 협응장애 진단기준에 부합한 20명의 아이; 두 집단 모두에서 수행력 및 운동기술 측정에서 호전되었으나, 일상 작업 수행 시 인지 치료 집단에서는 좀 더 유의하게 많이 호전됨

중재적 접근 - 유도 교육 (Intervention aproaches - Conductive Education; CE)

이론적 근거

- 1940년 헝가리의 Peto에 의해 개발; 다른 국가에서도 사용됨
- "Orthofunctioning personality"의 개념에 기반함 – 스스로의 동작 및 기능에 대한 조절을 능동적으로 학습하여 독립성 및 자신감을 고취; 사회 참여의 증가; 감정적 및 지적 기술의 개선

기본 원칙 및 응용

- 체계적 교육, 문제 해결 기술 개발에 집중
- 교육 및 재활 목표가 아이의 프로그램 및 일상 활동에 포함
- 커리큘럼 개발, 계획 및 전달은 숙련된 "유도자(conductiors)"에 의하며, 이들은 학업 및 재활 목표를 강조함
- 유도자들은 안내하고 격려하지만 신체적인 도움은 대개 주지 않음
- 전통적으로 유도 교육은 사회적 지지 집단에서 이루어짐; 활동이 구조화되며 과제가 세분화되어 아이가 함께 수행하면서 성취할 수 있는 단계로 나뉨
- 배경 음악/노래 등의 "리듬"을 사용하여 동작 및 학습을 보조; 특수 장비를 사용할 수도 있음 (접이식 침대 및 침대 및 등받이에 가로대를 댄 의자)

대상집단	근거
• 중추신경계 손상으로 인해 신체적 또는 복합적 장애를 지닌 소아 및 성인	• 15개의 연구에 대한 계통적 고찰 (Darrah 등, 2004); 20개의 통계적으로 유의한 연구 결과는 동일하게 나뉜 것으로 나타남 (10개의 CE 집단, 10개의 대조군)

중재적 접근 - 강제유도운동치료
(Intervention Approaches - Constraint-Induced Movement Therapy ; CIMT)

이론적 근거

- 신경학적 손상 이후 편측 상지 기능의 소실은 발달적 미사용/학습된 불용(learned nonuse)에 기인할 수 있음
- 환측의 반복적인 동작 연습은 겉질의 재구성화(cortical reorganization)를 통해 사용이 개선될 수 있음

기본 원칙 및 응용

- 팔걸이 또는 다른 도구를 사용하여 덜 침범된 상지의 사용을 제한
- 보다 침범된 상지를 사용하여 특정 기능적 과제 및 활동 참여
- 치료는 짧은 기간 (수주) 동안 집중적으로 (하루 수시간/일주일에 수일) 이루어짐

대상집단	근거
• 신경학적 손상 (예; 뇌졸중, 편측 뇌성마비)으로 인해 상지 장애가 생긴 환자	• Charles 등 (2006)에 의한 RCT; "아이 친화적"인 형태의 CIMT를 편측 뇌성마비 22명의 환자에게 시행; CIMT 집단은 소운동 기능 검사에서 점수 향상을 보임; 6개월동안 호전이 지속됨; 저자는 CIMT가 치료에 잘 따라올 수 있는 중등도의 상지 장애가 있는 환아에서 가장 효과적이라고 함

중재적 접근 - 승마치료 (Intervention Approaches - Hippotherapy)

이론적 근거

- 말에서의 삼차원적 움직임은 말을 타고 있는 사람에서 반응, 자세 교정의 촉진, 균형 반응 및 보행시 골반의 체중 이동과 유사한 동작을 유발함

기본 원칙 및 응용

- 말 타는 사람의 자세 변경은 다양한 균형 자극을 유발
- 치료사는 유연성(flexibility), 근력강화(strengthening), 이완(relaxation), 과제 집중 및 균형 반응을 증진시키는 테크닉을 사용
- 최소한 한 명의 "옆에서 걷는 사람"을 두고 치료사 및 말을 보조하여 안전을 보장할 수 있음

대상집단	근거
• 뇌성마비 또는 다른 동작, 균형, 자세 또는 보행 장애를 지닌 소아 및 성인 • 주의력 결핍, 자폐증, 감각 결손/기능이상 및 언어 및 발음 장애를 지닌 소아 및 성인	• 10개의 연구에 대한 계통적 고찰 (Snider 등, 2007); 승마치료를 기존의 치료 또는 치료 받지 않는 경우와 비교할 때 몸통 및 엉덩이 근육 대칭성의 개선 및 전반적인 대운동 기능의 개선에 대한 근거를 보임

중재적 접근 - 이동 훈련/체중 지지 트레드밀 훈련 (Intervention Approaches - Locomotor Training [LT] / Body Weight Support Treadmill Training [BWSTT])

이론적 근거

- 중추신경계의 가소성, 즉 손상 후에도 훈련과 연습으로 보행 기술을 재습득할 수 있는 능력
- 운동을 유발하는 특정 감각 입력을 통해 "중심패턴발생기(central pattern generator)"에 영향

기본 원칙 및 응용

- 훈련은 기립 보행시의 "과제-특이적" 훈련을 포함하며, 이는 트레드밀에서 신체 지지를 조절하는 기구로 발걸음을 물리적으로 보조하면서 시행
- 입각시에서 유각으로 전이할 때 엉덩관절 폄의 중요성
- 신경근육 자극과 함께 사용될 수 있음
- 스탭 패턴 생성시 하지의 부하/무부하의 동기화
- 체중 지지의 정도, 트레드밀 속도 및 감각 입력은 원하는 운동 결과를 유발시키기 위해 모두 변화 가능
- 지상에서의 보행 훈련/연습과 같이 시행해야 함

대상집단	근거
• 신경학적 기능이상 (예; 뇌성마비, 다운증후군) 또는 손상 (예, 척수손상, 뇌손상)으로 인한 운동 및 감각 장애를 동반한 소아 및 성인	• Dodd & Foley (2007); 대조군 연구; 14명의 소아 (뇌성마비; GMFCS 레벨 3 및 4); 트레드밀 집단에서 자가 선택 보행 속도의 통계적으로 유의한 호전 • 2개의 RCT (Angulo-Barroso 등, 2008; Ulrich 등, 2001); 다운증후군 환아에서 트레드밀 치료; 신체 활동 및 독립 보행의 조기 시작을 포함

중재적 접근 - 운동 학습 (Intervention Approaches – Motor Learning)

이론적 근거

- 연습을 통한 동작의 습득에 관한 신경생리학, 심리학, 행동 및 인지 이론에 기반
- 과제 접근, 정보 처리, 동작 프로그래밍의 폐쇄 루프 및 개방 루프 이론의 이해에 기반
- Fitts & Posner (1967)의 학습 단계, Schimidt (1975)의 schema 이론, Adam (1971)의 폐쇄 루프 이론의 적용

기본 원칙 및 응용

- 운동 기술에 관련된 수행 및 학습을 서로 분명히 구분함
- 피드백 종류의 중요성 – 수행 지식 vs. 결과 지식
- 상대적, 대역폭 및 시간-지연 피드백을 포함한 피드백 빈도의 계획화
- 모델링 및 데모, 연습전 지시 및 정신적 연습의 계획적 사용
- 연습의 주요 요소로는 전체 연습의 일부, 연습의 다양성 및 연습에서의 변화를 포함함
- 다른 과제로의 훈련 전이 및 일반화는 학습에 중요함

대상집단	근거
• 운동 기술/과제의 학습/재학습을 하는 소아 및 성인 (운동 조절의 장애는 동반하거나 동반하지 않을 수 있음)	• Sullivan 등 (2008)은 분명한 상지 과제에서 100%와 62%로 감소된 피드백을 비교함; 소아는 젊은 성인과는 다르게 피드백을 사용 • 단일 시스템 (Thorpe & Valvano, 2002); 수행 지식 단독 vs. 수행 지식과 인지 전략의 병용; 새로운 과제 수행; 13명의 뇌성마비 환아; 모두에서 연습시 개선됨; 13명중 8명은 증가된 피드백으로 유의한 차이를 나타냄

중재적 접근 - 신경발달치료적 접근 (Intervention Approaches - Neurodevelopmental Treatment Approach; NDT)

<table>
<tr><th colspan="2">이론적 근거</th></tr>
<tr><td colspan="2">• 1940년 Bobath로부터 기원
• 검사 및 치료 테크닉은 신경계의 반사-계급 모델에 기반
• 현재는 보다 최근의 신경과학/체계 모델, 운동 발달, 운동 학습 및 운동 조절 이론을 반영하도록 수정됨</td></tr>
<tr><td>"클래식" NDT
• 중추신경계 기능이상은 동작, 자세 조절 및 발달 이상을 유발하며, 정상 발달 단계에 초점을 맞춤</td><td>"현재의" NDT
• 보다 넓은 관점에서 중추신경계는 동작 및 발달에 영향을 줄 수 있는 여러 시스템 중의 하나로 간주
• 정상 발달 단계에 대한 의존 감소</td></tr>
<tr><th colspan="2">기본 원칙 및 응용</th></tr>
<tr><td>"클래식" NDT
• 정상 발달 단계에 엄격하게 맞춘 정상 발달을 증진
• 변화된 근육 긴장도, 원시반사, 비정상적인 동작 패턴의 영향 감소
• "반사-억제" 자세를 사용
• 아이는 치료에 상대적으로 수동적임
• 자세 조절 전단계로 정위 및 평형 반응을 유도</td><td>"현재의" NDT
• 정상발달 단계를 일반적인 가이드로 간주
• 기능적 과제 및 기술에 중점
• "조절의 주요 점(key points of control)"을 사용
• 아이가 보다 능동적으로 참여
• 관련 환경 및 상황에서의 적용을 강조</td></tr>
<tr><th>대상집단</th><th>근거</th></tr>
<tr><td>• 뇌성마비 아동을 대상으로 개발
• 뇌졸중 이후의 성인, 후천성 뇌손상 후의 소아 및 성인</td><td>• 1973년-2000년 동안 이루어진 21개 연구의 계통적 고찰 (Butler & Darrah, 2001) (101개의 결과); 17개는 NDT를 선호, 12개는 대조군을 선호, 72개는 유의한 변화 없음</td></tr>
</table>

중재적 접근 - 감각통합치료 (Intervention Approaches - Sensory Integrative Treatment; SIT)

이론적 근거

- 1950년대에 시작된 Ayres의 이론에 근거
- 뇌는 감각 정보 (내부적 및 외부적)를 처리하고 반응에 대한 정보를 구성화한다는 전제에 기반
- 감각 정보 통합 능력의 결여 (감각 처리 장애)는 적응 반응을 유도하기 위한 "적절한 자극"을 통해 감각 입력을 보조할 때 교정될 수 있음

기본 원칙 및 응용

- 아이 중심의 능동적인 참여를 권장하는 개별적 치료
- 적응 반응을 유도하기 위해 치료사가 안내하는 감각 입력 (고유감각, 촉각, 안뜰감각)
- 특정 감각 체계의 과다자극 문제를 강조
- 특정 장비 (그네, 공, 베개 받침, 트램폴린, 진동기기 등)를 사용하여 고유감각, 촉각 및 안뜰감각 입력이 풍부한 환경을 제공
- 기저의 감각 처리 및 구성화의 신경학적 기능을 개선시키는 것이 목표임

대상집단	근거
• 감각처리 장애를 지닌 소아; 감각 조절, 감각 구별 및 감각-기반 운동 장애를 포함 • 학습장애, 인지장애, 주의력결핍, 운동협응장애/행동곤란 및 다른 신경학적 기능이상을 지닌 소아	• 1972년-1994년 동안 이루어진 32개 연구의 메다분석 (Vargus & Camilli, 1999); 방법론적 측면에서 질적으로 낮았던 이전 연구에서의 긍정적인 결과를 확인함 (SIT와 치료 받지 않는 경우 또는 다른 치료와의 비교), 이후의 연구에서 SIT가 다른 치료에 비해 특별한 유익을 나타내지는 못함을 나타냄

중재의 예 - 기도 확보 (Intervention Examples - Airway Clearance)

일반적 원칙

- 기관지 분비물을 이동시키기 위해 자세, 뒤집기, 타진, 진동 및 기침을 이용
- 폐질환 (예; 낭성섬유증)의 단기 또는 장기적 치료에 사용될 수 있음
- 아침 또는 잠들기 직전에 가장 효과적일 수 있음
- 식후 1-2시간 기다림
- 체위 배액 자세 후 기침을 하여 가래를 배출
- 타진을 위해서는 손을 오므리거나 특수 기구를 사용
- 자세 (예; 머리속압력>20mmHg, 척추 증상/손상, 출혈, 폐부종), 가슴 처치 (예; 피부문제, 최근의 경질막바깥 또는 척수 마취, 골다공증, 갈비뼈 골절) 및 나이 (예; 영아에서는 손가락 세개 또는 적절한 크기의 기기를 사용하여 타진)와 관련되어 특수한 주의사항을 점검

테크닉

- 도수 및 기계적 방법 사용 가능
- 자세는 중력을 사용하여 배액을 보조
- 타진에는 리듬있는 두드림, 가볍게 두드림 등이 있음
- 진동은 손의 떨림과 같은 동작
- 심호흡과 기침 또는 헛기침 (덜 강력한 기침) 유발
- 호흡 테크닉의 능동적 주기
- 자발요법
- 기류 기구의 종류: 진동성 날숨끝양압, 폐내 타진성 환기, 날숨끝양압, 고주파 가슴벽 진동 조끼

체위 배액 자세

영아 및 소아에서의 사용을 위한 지시 및 자세에 대해서는 http://www.cff.org/UploadedFiles/treatments/Therapies/Respiratory/PosturalDrainage 에서 낭성섬유증 재단에서 나온 "체위 배액 및 타진의 기초"라는 제목하의 소비자 자료표를 참조.

중재의 예 – 균형/자세 (Intervention Examples – Balance/Posture)

일반적 원칙

- 자세 조절 발달은 주로 머리에서 꼬리방향으로 진행됨 – 목, 다음으로 몸통, 다음으로 하지에서의 근육 조절
- 자세의 ABC – alignment(정렬), base of support(지지면), center of mass(무게중심)
- 정적 및 동적 앉기, 서기 및 눕기 자세에서의 정렬은 척추의 정상 굽이 및 대칭성을 유지해야 함
- 감각 체계의 균형에 대한 영향: 소아는 주로 시각 (4세 미만), 체성감각 (4–6세), 이후 안뜰 입력 (7세 이상)에 의존함
- 안정성의 한계에 대한 신체 체형, 근골격 및 신경근육 제한을 고려
- 나이, 발달/경험 및 신장이 균형 조절을 위한 동작 전략에 미치는 영향 – 발목, 엉덩관절, 보상적 (엉덩관절, 무릎, 발목을 굽혀서 무게중심을 낮춤), 발걸음
- 조기 기립자 및 신경학적 장애를 지닌 소아는 몸쪽–먼쪽 운동 조절 전략을 사용 (엉덩이 전략이 먼저 활성화); 경험이 쌓이면서 나이 든 소아는 보다 성인과 유사한 먼쪽–몸쪽 전략을 사용함 (발목 전략이 먼저 활성화)

테크닉

- 주도성 (내부적 동요) 및 반응성 (외부적 동요) 전략을 증진시키는 활동을 사용
- 움직이거나/변화하는 표면을 사용하여 균형을 자극하고, 가장자리 또는 안정성의 한계 밖으로의 동작/뻗기를 권장
- 모든 자세 및 기능적 활동에서의 효율적인 동작을 위한 정렬을 증진
- 적절한 경우 보상을 위한 외부 지지를 사용 – 앉기 및 자세 기구, 테이핑, 탄력있는 의복 등

균형/자세 자극을 위한 전략의 예

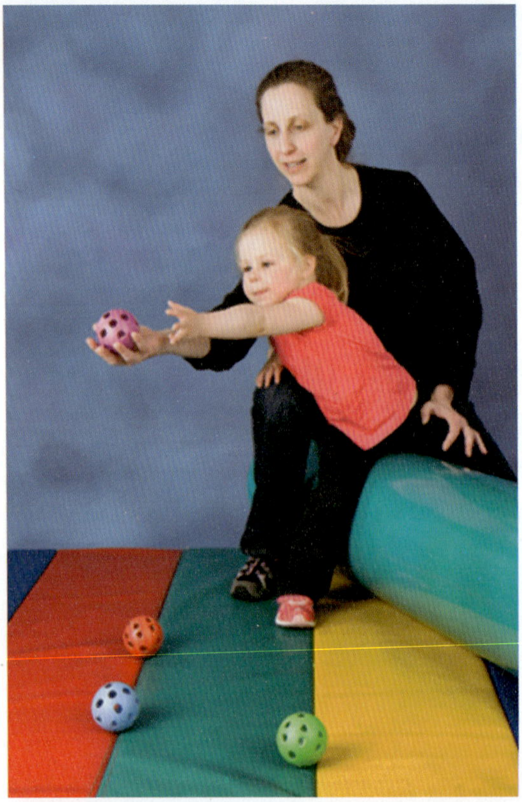

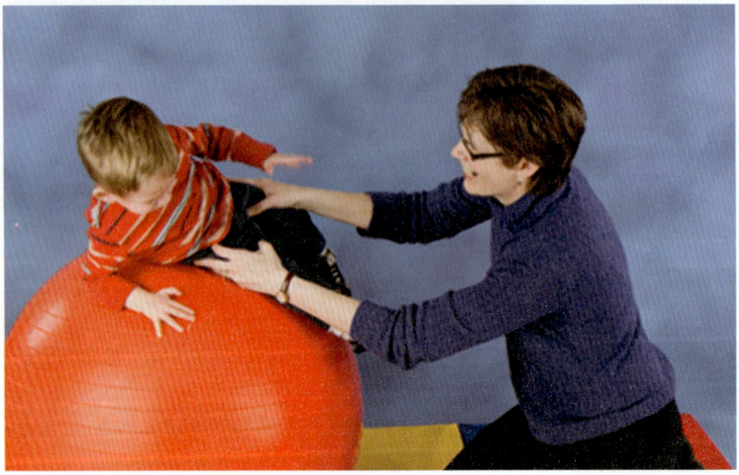

기본 균형: 안정성의 한계에서의 뻗기를 포함; 이동 동작, 게임 및 놀이를 통한 예상하는 자세 전략

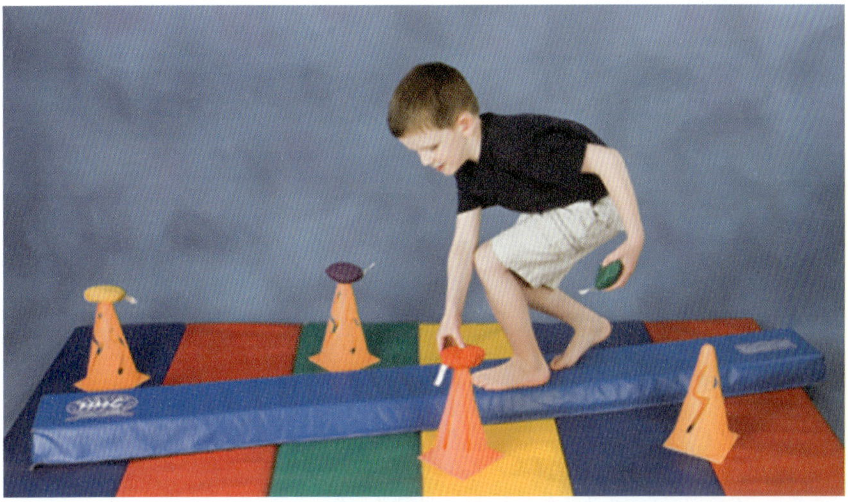

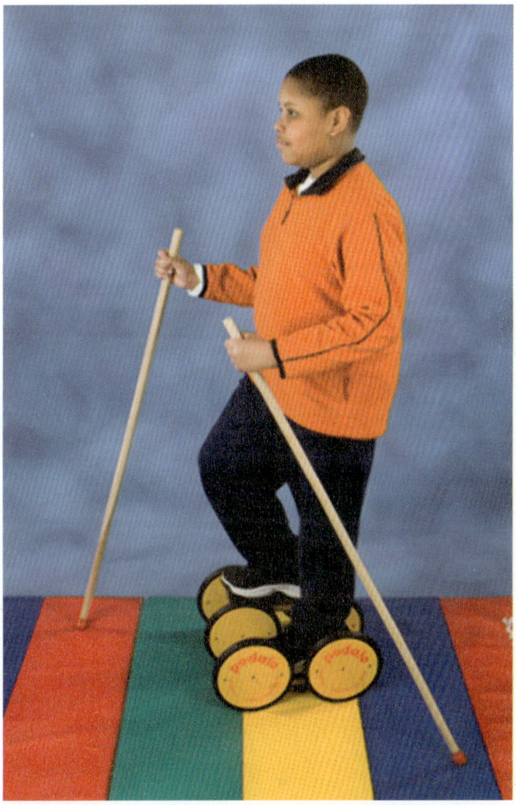

높은 수준 균형: 복잡하고/도전적인 환경에서의 기술을 개발 및 연습; 문제-해결 및 동료와의 상호작용을 포함하는 새로운 과제/환경을 사용

중재의 예 - 전기 자극 (Intervention Examples -Electrical Stimulation)

일반적 원칙

- 자발적 동심근육수축에서 발생하는 것과 반대로 근섬유를 동원함
- 근력 및 운동 조절을 향상시키기 위한 보조치료로 통증, 부종 및 경직 치료에도 도움이 될 수 있음
- 기능적 활동 (예, 보행)을 위한 근육수축의 적절한 시기를 촉진
- 신경학적 기능이상 유무와는 상관없이 소아에서 안전함

테크닉

- 등장성 및 등척성 근력강화 프로그램에서 사용
- 흔한 형태로는 신경근육 (neuromuscular; NMES), 역치 (threshold; TES) 및 경피 (transcutaneous; TENS) 전기자극이 있음
- 기능적전기자극 (Functional electrical stimulation; FES)은 기능적 사용을 위해 낮은 전류를 사용하여 근육 수축을 활성화 및 협응시킴 (종종 척수손상으로 인한 마비에서)
- 동작 부목과 병용하여 동작 제한/구축의 경감 및 예방함

소아에서의 NMES 가이드라인 (from Carmick, 1997)

- 근육힘살 또는 운동점에 전극을 위치; 원하는 결과를 얻거나 주변 근육의 자극을 피하기 위해 표준 크기의 전극을 잘라서 사용해야 할 수 있음
- 파형은 대칭적일 수도 있고, 비대칭적일 수도 있음 - 비대칭적 파형은 작은 근육 크기로 인해 소아에서 보다 더 사용이 용이할 수 있음
- 피로를 최소화하기 위해 빈도 및 동작비율 변수를 설정 - NMES 10분간의 실행만으로도 피로를 유발할 수 있음
- 초기 빈도는 가시적인 수축 및 전극 위치의 올바른 선택을 위해 초당 7 펄스 (pulses per seconds; PPS)로 설정할 수 있음 (진폭을 키울 필요가 있을 수 있음); 전극 위치가 설정되면 진폭을 낮추고, 빈도를 30-35 pps로 낮춤; 원하는 효과를 위해 서서히 진폭을 상승

- 아이가 참을 수 있을 정도로, 전극이 활성화되었을 때에만 진폭을 조정; 진폭은 시간에 따라 증가하며 진행할 수 있음
- 램핑은 자극이 처음 들어올 때 2-4초 동안 지속되어야 하며, 이후 참을 수 있는 범위내에서 감소시킴; 자극을 일부 기능적 활동 (예; 보행)과 연관시키는 것은 매우 짧은 발현 시간을 요구함; 초기 on-off 시간은 5초 on/20-25초 off로 하며, 10-15초 간격으로 늘림; 피로를 피하기 위해서는 1:5 또는 1:6의 비율을 사용

중재의 예 - 유연성 (Intervention Examples -Flexibility)

일반적 원칙

- 스트레칭 전에 항상 근육을 준비함 (온열, 운동, 연부조직 이동)
- 근육 신장성은 낮은 부하, 긴 기간동안 스트레칭을 할 때 가장 많이 증가
- 정적 스트레칭은 최대 효과를 위해 15-30초 동안 정지
- 전체 관절운동범위에 걸쳐 동작을 얻도록 집중
- 과도하게 신장되거나 짧아진 근육은 힘을 생성하는 능력이 저하됨
- 두 관절에 걸쳐서 작용하는 근육은 두 관절에 걸쳐 신장되어야 함

테크닉

- 고유수용성 신경근 촉진 (Proprioceptive neuromuscular facilitation; PNF) (수축-이완, 정지-이완)
- 심부조직 마사지; 기타 도수치료 테크닉 - strain-counterstrain, 자세 유리, MFR 등
- 치료 방식 - 온열, 한냉
- 신경촉진/억제
- 경직의 의학적 치료 (예; 보톡스, 경막내 바클로펜)

스트레칭을 위한 여러 전략의 예

<table>
<tr><th colspan="2">외부 지지/부목의 사용</th></tr>
<tr><td>발목 발등굽힘:
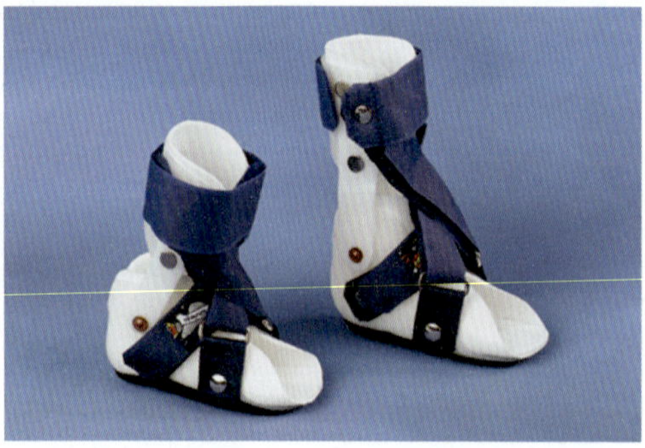</td><td>무릎굽힘/폄:
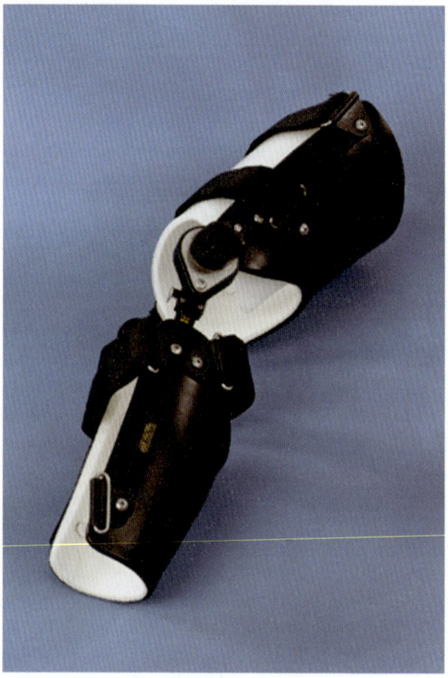</td></tr>
<tr><th colspan="2">도수/수동적</th></tr>
<tr><td>엉덩관절 폄:
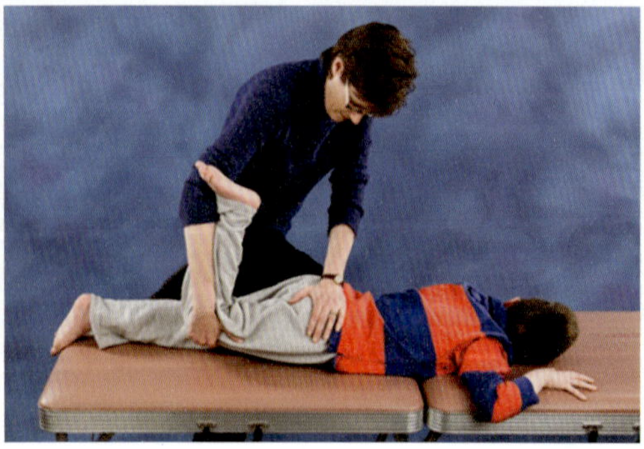</td><td>엉덩관절/무릎 굽힘
(넙다리뒤근육):
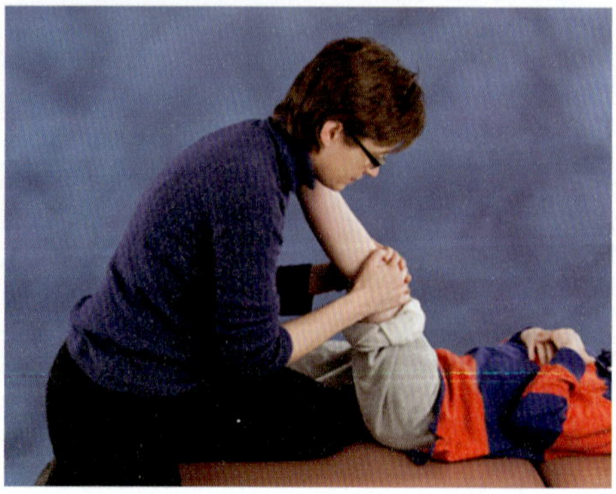</td></tr>
</table>

계속

스트레칭을 위한 여러 전략의 예– *계속*

<table>
<tr><th colspan="2">자세</th></tr>
<tr><td>엉덩관절 폄:
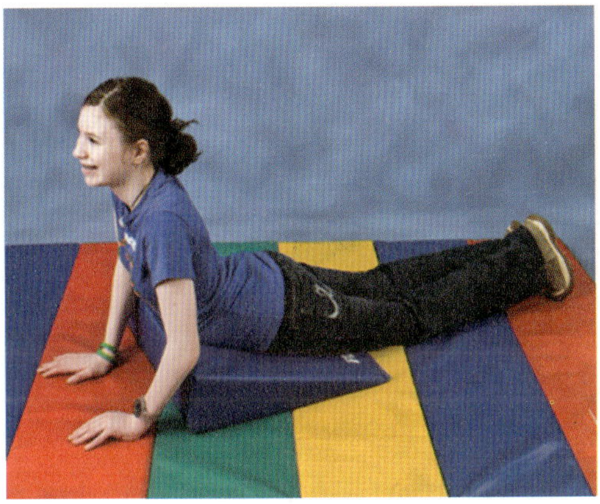</td><td>팔꿈치 폄:
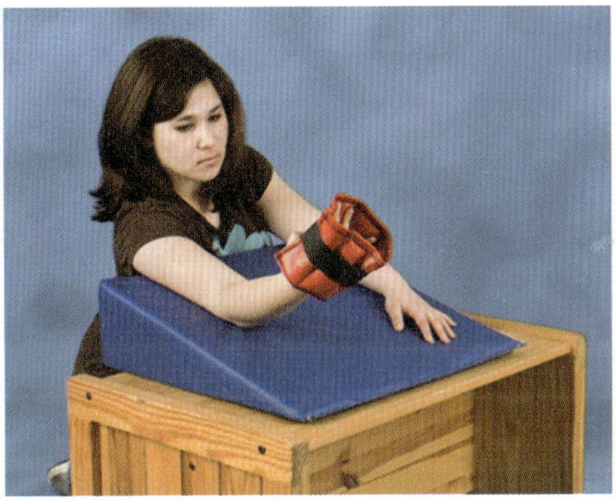</td></tr>
<tr><th colspan="2">기능적/능동적</th></tr>
<tr><td>발목 발등굽힘:
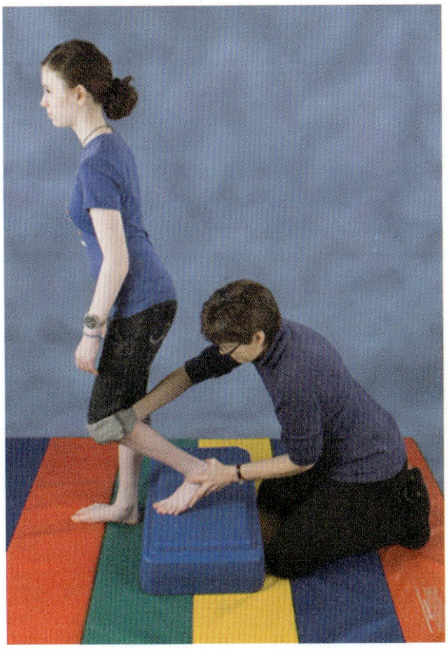</td><td>허리 및 엉덩관절/
무릎 굽힘 (넙다리뒤근육):
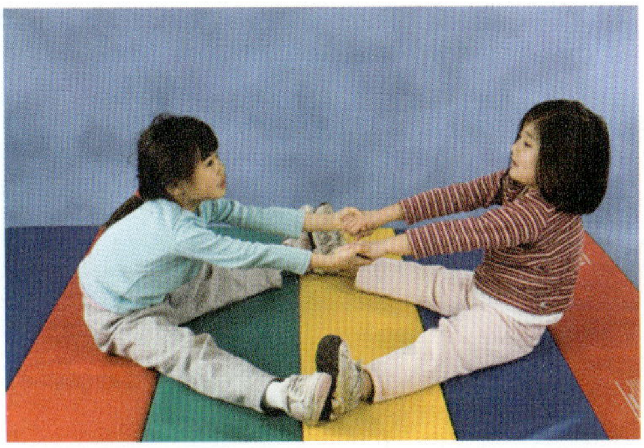</td></tr>
</table>

중재의 예 – 이동 (Intervention Examples – Locomotion)

일반적 원칙

- 이동 – 한 지점에서 다른 지점으로 움직이는 방법; 구르기, 기기, 걷기, 뛰기 등을 포함
- 발달적으로 적절한 이동 방법을 고려
- 보행의 세 가지 일반적 기능을 고려 – 안정성, 진행성, 수용성
- 상황의 고려 – 시간 제약, 표면의 변화, 환경적 요구/주의분산, 에너지 효율, 안전
- 가능한 움직임/유연성, 운동 조절 효율, 과제 집중, 감각 체계 (시각, 안뜰, 체성감각), 리듬감의 결여를 강조

테크닉

- 과제 전체 또는 일부에 대한 직접적인 안내 및 보조
- 전체 수행 및 학습에 대한 구두 안내, 지시, 피드백
- 균형 및 조절에 대한 외부 지지 (예; 탄성 띠 시스템, 테이핑)
- 이동 보조 도구 (예; 지팡이/목발/워커/보행 훈련기, 바닥 이동 기구, 바퀴달린 이동 기구, 개조된 아이의 장난감 자동차)
- 직립 균형 및 조절을 보조하기 위한 보조기 또는 의지
- 동작을 지탱하기 위한 근육 수축의 생성, 시기 및 유지를 촉진하는 근육 자극
- 트레드밀에서의 리듬감 있는 발걸음/사이클링, 체중 지지 또는 사이클링 도구

직립 이동/보행 전략의 예

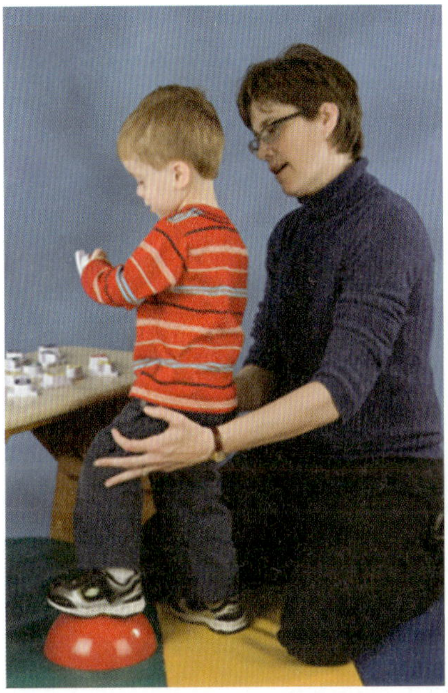

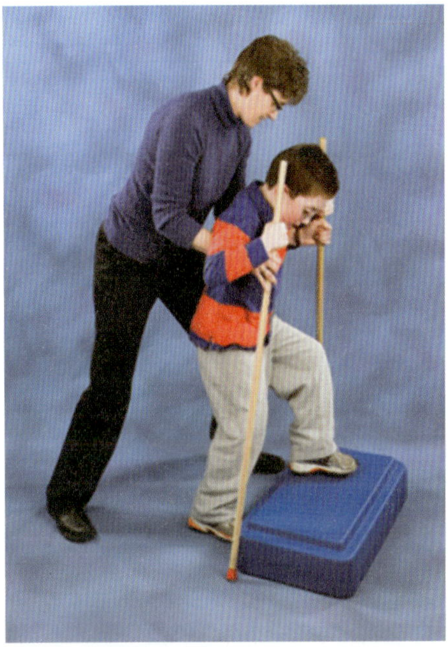

안정성: 동적 표면을 사용하며, 자세 반응 및 골반 조절을 발달시키기 위해 자극

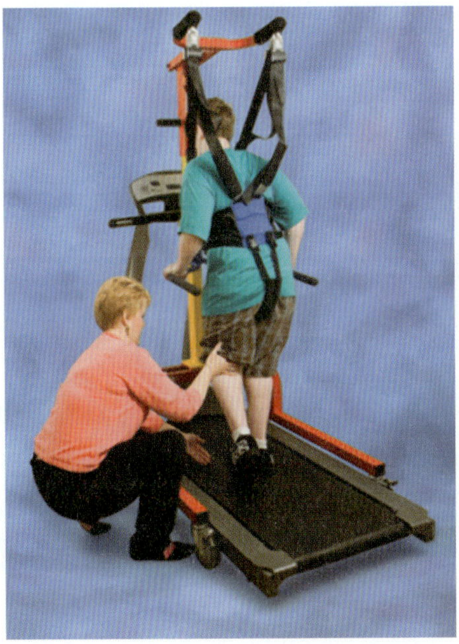

계속

직립 이동/보행 전략의 예 – *계속*	
진행성: 체중 이동 및 트레드밀에서의 리듬감 있는 활동을 동반한 발걸음	
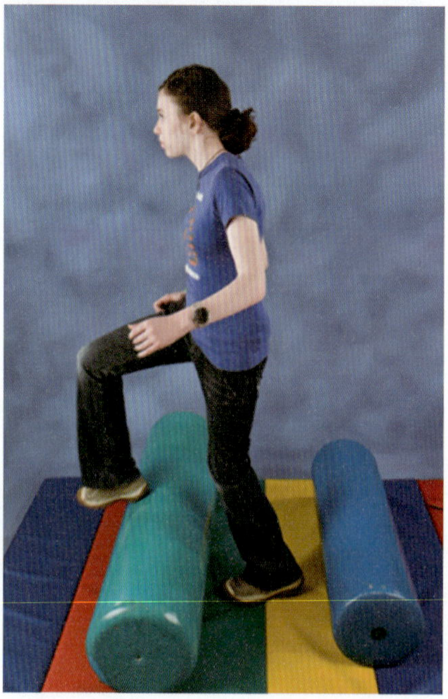	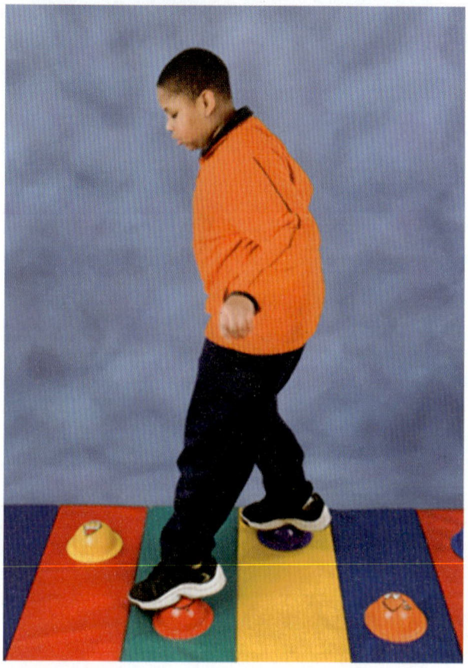
수용성: 환경 변화에 직면하는 여러 상황에서의 연습	
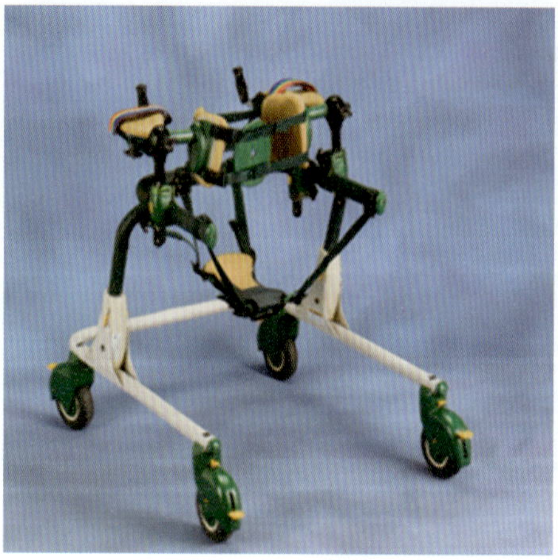	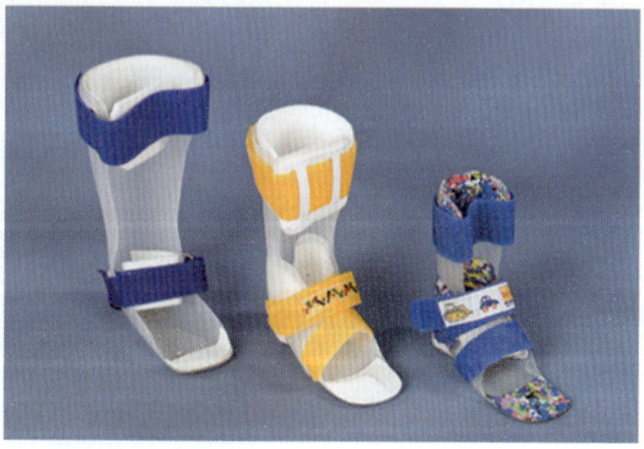
보조도구의 사용: 보조 기구/보행 보조 도구 또는 보조기의 사용으로 독립성을 증진	

지역사회 보행의 예후에 기반한 이동/보행 중재 목표 (Locomotion/Gait Intervention Aims Based on Prognosis for Community Ambulation)

최고의 예후	중재의 일반적 목표
• CP – GMFCS 레벨 1 & 2; 편마비; 대개 양측마비 (3세에 65%까지) • SB – 낮은 허리 및 엉치부위 병변 • DS – 2–3세까지 대개 보행 • SCI – 불완전병변; 하지 운동 척도 (Lower Extremity Motor Scale; LEMS)에서 10점 이상; 양측 엉덩관절 굽힘 및 무릎관절 폄의 grade 3–5 • 신경학적 기능이상 없이 인지 장애	• 기능적 상황에 집중 – 가정(home), 학교(school), 지역사회(community) • 효능을 제한할 수 있는 보완에 주목 • 보행을 감소시킬 수 있는 장기적 문제를 예방 • 환경 변화에 적응할 수 있는 능력을 만들기 위해 여러 표면, 융기 및 환경에 주목 • 이중 과제 전략, 기능적 상지의 사용 • 필요한 경우 보조기의 사용을 고려
좋거나 신중한 예후	**중재의 일반적 목표**
• CP – GMFCS 레벨 3; 양측마비 (보조기구 사용 시 20%까지); 무정위 (대개 3세까지 보행); 실조성 (대개 8세까지 보행) • SB – 높은 허리부위 병변 • SCI – 불완전 병변, LEMS에서 10점 이상; 최소 한쪽에서의 엉덩관절 굽힘 또는 무릎관절 폄의 grade 3–5	• 짧아진 범위 내에서 자세 근육의 등척성 근력 강화 • 보조기구(assistive devices) 또는 보조기(orthotic devices) 사용을 통한 지지면의 확대 • 매끄러운 진행 및 전방 추진 • 충격 흡수, 에너지 효율의 강조; 지지를 위해 상지 사용 • 체중 지지, 기능적 상황에서 움직임의 상승작용을 촉진 • 이차 합병증 방지를 위해 정렬의 차이 및 과다사용을 주시

계속

중간 또는 안 좋은 예후	중재의 일반적 목표
• CP – GMFCS 레벨 4; 경직성 사지마비 (1/3 절대 보행 불가, 1/3 기구 사용시 보행, 1/3 기구 없이 보행) • SB – 등부위 병변 • SCI – 완전병변 (ASIA A)	• 골밀도, 정렬, 연부조직 근력을 위한 기립 프로그램 • 체중 지지 보행 시도 • 리듬감 있는 발걸음을 생성하기 위한 활동 • 직립 자세에서 중력에 저항하여 조절을 개발하는 활동 • 이동 형태의 교대 – 수동 또는 전동휠체어, 스쿠터 등
CP, cerebral palsy(뇌성마비); DS, Down syndrome(다운증후군); SB, spina bifida(척추갈림증); SCI, spinal cord injury(척수손상)	

중재의 예 - 운동 조절/위약 (Intervention Examples - Motor Control/Weakness)

일반적 원칙

- 미국소아과학회에서는 준비운동 및 정리운동을 권장하며, 근력훈련, 유산소/지구력 훈련과 같이 시행할 것을 권장하며, 최소 8주간; 주 2-3회, 운동시 8-10회 반복을 2-3세트 시행; 정확한 테크닉으로 8-10회 반복 후에 부하를 10% 증가시킴
- 정확한 테크닉으로 감독하에 시행하는 근력운동이 소아에게 유용함; 상대적으로 낮은 저항으로 상대적으로 많은 반복 시행; 신체적 및 골격 성장이 일어날 때까지는 파워 리프팅 및 웨이트리프팅은 금지
- 모든 근육 그룹을 강조하며, 완전한 관절운동범위에 걸쳐 운동
- 운동 조절에 영향을 미치는 모든 변수를 고려 (예; 감각운동, 기계, 인지, 과제-특이적)
- 신경근육 수행의 모든 요소를 고려 (예; 근력 생성, 파워, 지구력, 타이밍, 동원, 상승동작, 선택적 조절)
- 근력 훈련/운동은 일부 신경근질환 (예; 근디스트로피, 척수근육위축증)에서 논란의 여지가 있지만, 선택된 질환에서의 효용의 근거가 존재함
- 장애를 지닌 소아에서의 운동 프로그램은 근력, 유연성, 지구력, 자존심을 포함함; 근력강화는 뇌성마비 소아에서 안전하며, 경직을 증가시키지 않음
- 장애를 지닌 소아에서 휘트니스 프로그램이 종료한 후부터 이득을 얻기가 어려우며, 보다 긴 기간 동안 (6개월-1년) 신체 활동 및 프로그램에 대한 지속적인 지원이 필요함

테크닉

- 치료적 운동, 진행성 저항 운동, 근력 훈련 (저항, 체중, 탄력 밴드, 기능적 활동을 이용)
- 등척성, 등장성, 등속성; 동심성, 편심성; 열린 사슬, 닫힌 사슬
- 발달상 적절한 전략을 놀이 및 일상 기능적 활동에 포함함

놀이에서 운동을 접목시키는 예

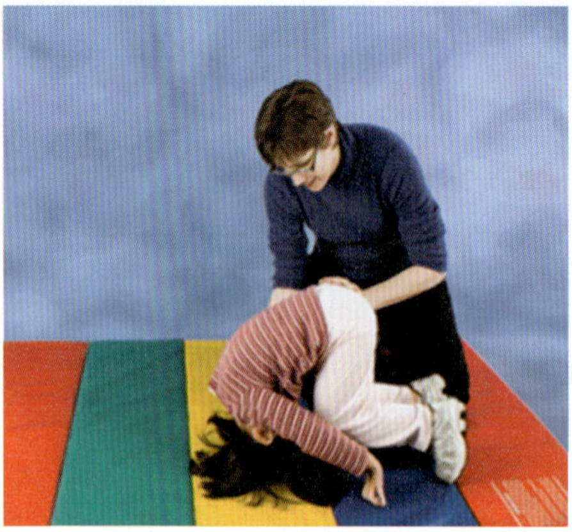

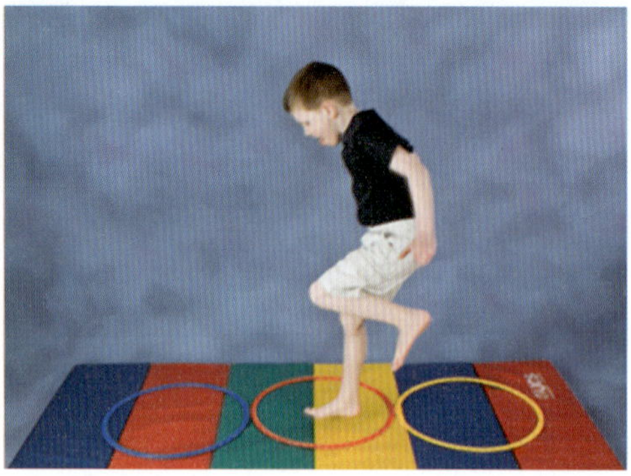

사지: 오르기, 스윙, 밀기, 당기기, 점프; 주요 근육군의 참여

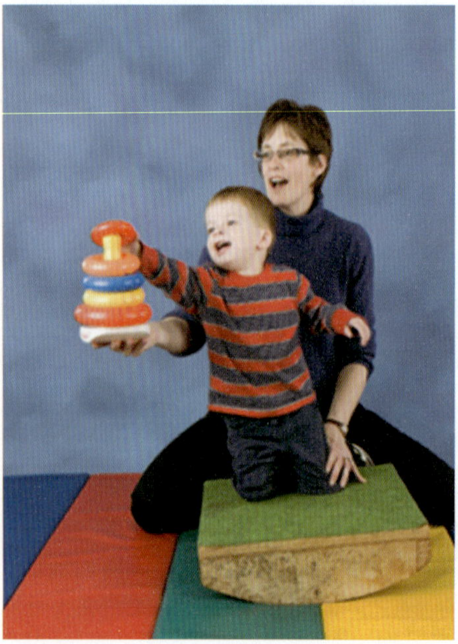

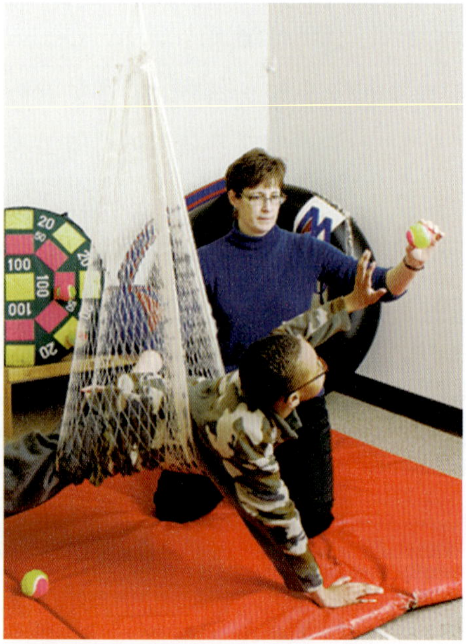

배/등/중심: 움직이는 표면, 팔뻗어닿기, 던지기; 엎드린 자세 vs. 중력

중재의 예 – 운동 이정표 (Intervention Examples – Motor Milestones)

일반적 원칙

- 운동 발달은 예측 가능한 순서로 발생하지만, 그 범위는 넓음
- 운동 발달은 환경, 경험 및 문화적 상황에 영향을 받을 수 있음
- 주요 운동 이정표는 구강운동, 소운동 및 대운동 기술 영역의 이정표를 포함
- 성숙 – 신체적 성장에서 측정가능한 변화, 대개 유전적 영향을 받으며 외부 요인에는 상대적으로 영향을 덜 받음

테크닉

- NDT와 감각운동 발달에 대한 SIT 접근
- 운동 학습 접근
- 인지 및 사회 학습 접근
- 가족 교육 및 지원
- 운동 기술의 성취를 위해 개조된 도구 및 장비를 고려
- 다른 발달 영역 – 인지, 언어, 사회–감정 – 간의 상호작용을 인지

운동 발달의 증진을 위한 방법의 예

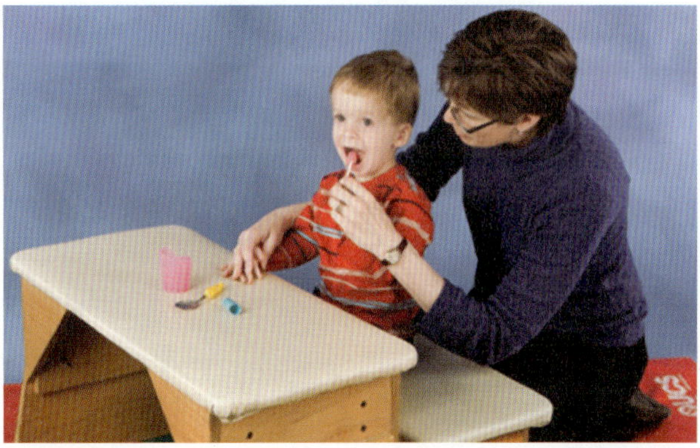

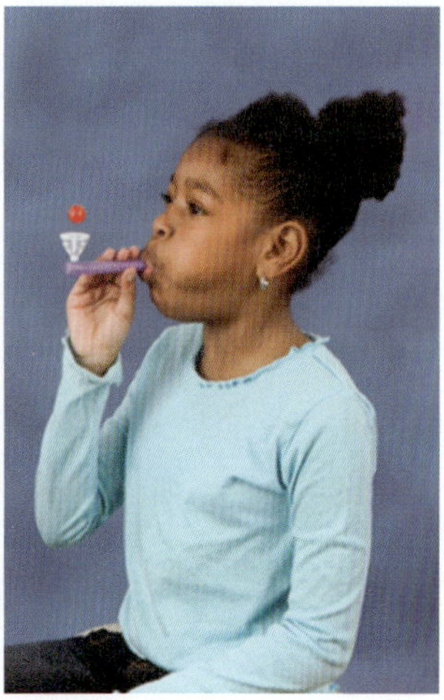

구강운동 기술: 나이에 따른 운동/감각 탐험을 증진; 감촉; 운동 조절을 기능적 일상 활동에 포함

계속

운동 발달의 증진을 위한 방법의 예 – *계속*

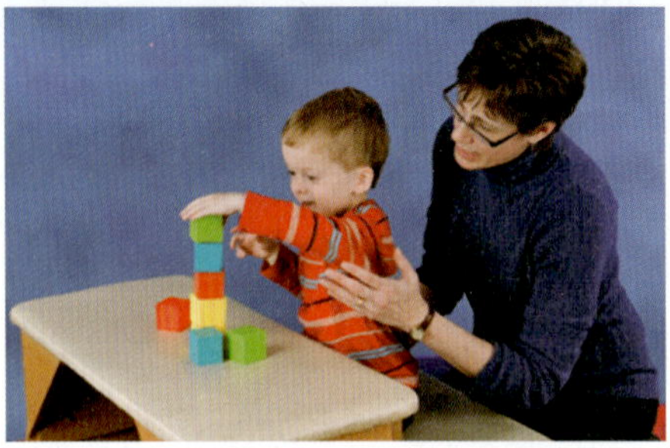

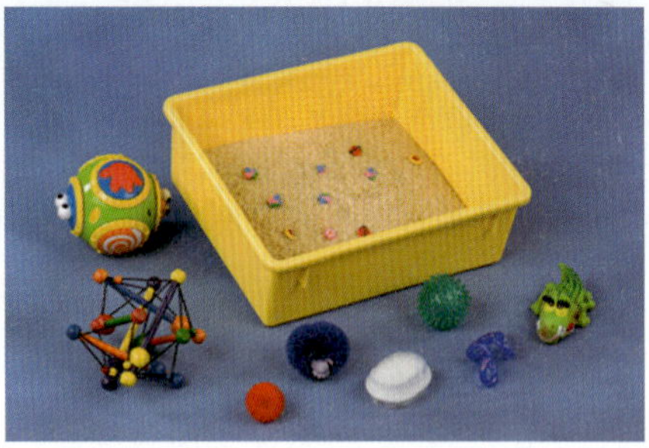

소운동 기술: 물체, 감촉을 탐험; 팔뻗어닿기, 쥐기, 조작; 기능을 보조하기 위해 개조된 도구를 사용

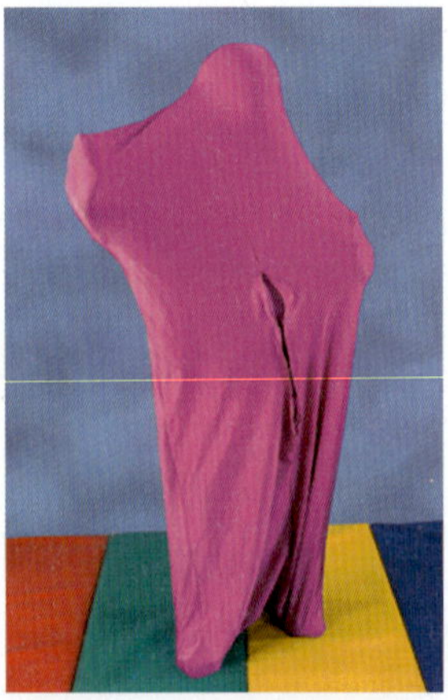

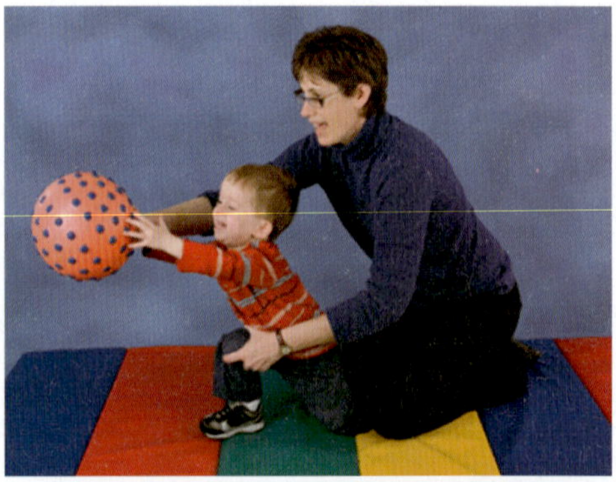

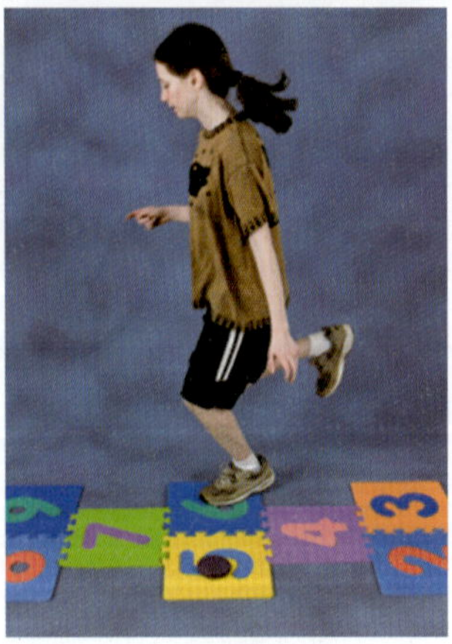

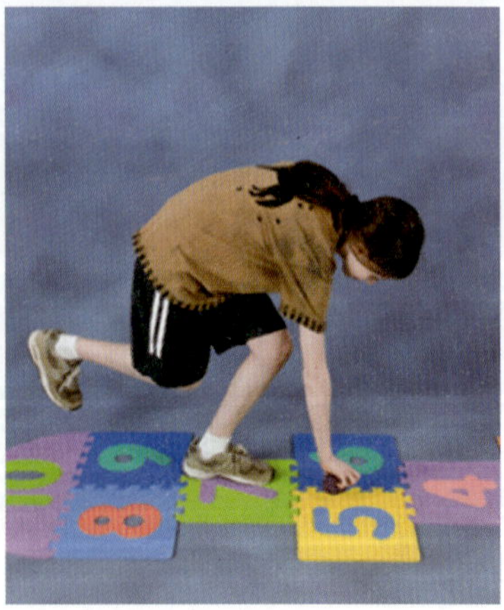

대운동 기술: 신체 지각을 포함; 동작 시 탐험; 자세간의 이동; 이동성 및 균형 기술; 필요한 경우 개조

중재의 예 - 운동 계획/협조 (Intervention Examples - Motor Planning/Coordination)

일반적 원칙

- 시스템 이론은 운동 행동을 개인, 환경 및 과제간의 상호작용으로는 유래하는 성질로 기술하며 이들 3가지 모두 중재의 대상임
- 움직임의 숙련도는 안정성에서 이동성, 조절되는 이동성, 기술로의 연속 과정임
- 5%-15%의 소아가 (남아가 여아 보다 2배 많음) 주요 신경학적 질환에 의해 설명되지 않는 운동 협조 및 계획의 장애를 지니는 것으로 추산; 대부분은 주의력결핍 또는 학습장애도 지님
- 이들 문제는 아이가 나이가 들수록 사라지지는 않음; 사회적 및 감정적 영향이 청소년 및 성인기에 중요할 수 있음
- 일차 신경근 장애를 지닌 소아는 운동 계획 및 협조 장애를 보일 수 있음

테크닉

- 위에서 아래로의 접근은 운동 계획에서 인지 과정을 강조 (예; CO-OP, 과제-특이적 훈련, 과제 분석, 운동 학습 전략, 운동 상상)
- 아래에서 위로의 접근은 근력, 감각 처리, 균형 등의 기저 장애의 개선에 중점을 둠 (예; NDT, SI)
- 타이밍, 리듬, 상호적 사지 활동, 운동 계획 및 연속화를 강조; 새로운 기술이나 상호작용을 하는 게임을 통해 증진될 수 있음 (예; 댄스-댄스 레볼루션, Wii, 가상 현실, 상호적 메트로놈)
- 동작 및 자세의 모방을 통한 신체 자각을 권장
- 효과적인 피드백 스케쥴을 사용 (지속적 vs. 간헐적), 연습 스케쥴을 다양화
- 줄인 후 오락 활동을 재도입
- 과제에 대한 관심을 증진시키기 위해 계약서 및 보상을 사용

운동 계획/협조를 위한 전략의 예

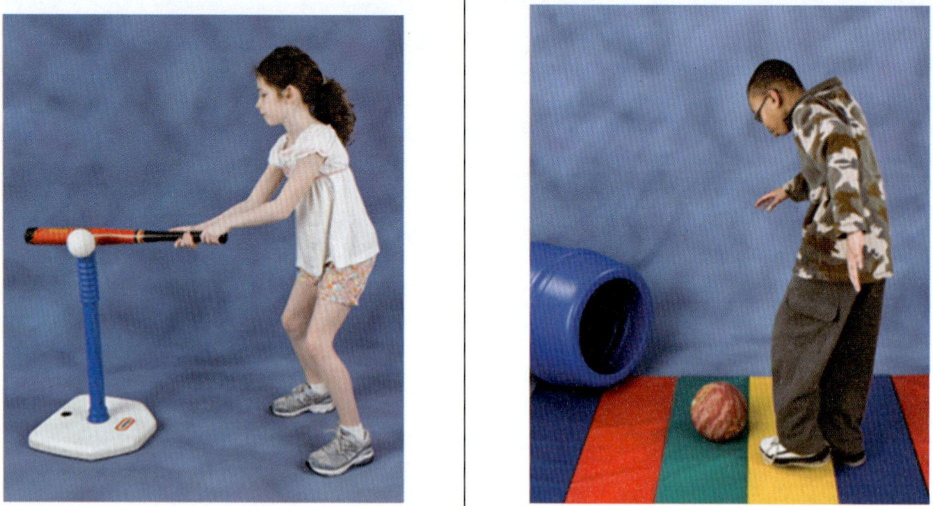

문제 해결 능력을 키우면서 소아에서 동기 부여가 되는 활동을 선택

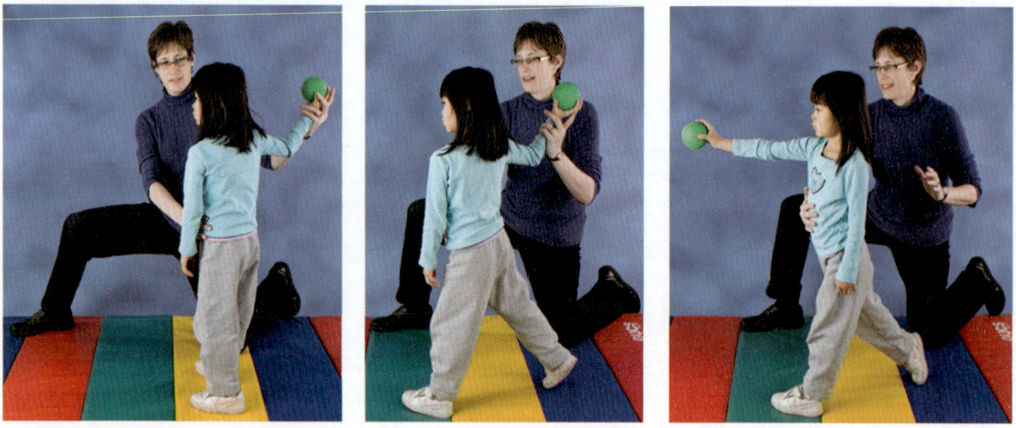

아이 중심의 과제를 보다 작은 단계로 세분화; 연습을 다양화

계속

운동 계획/협조를 위한 전략의 예 – *계속*	
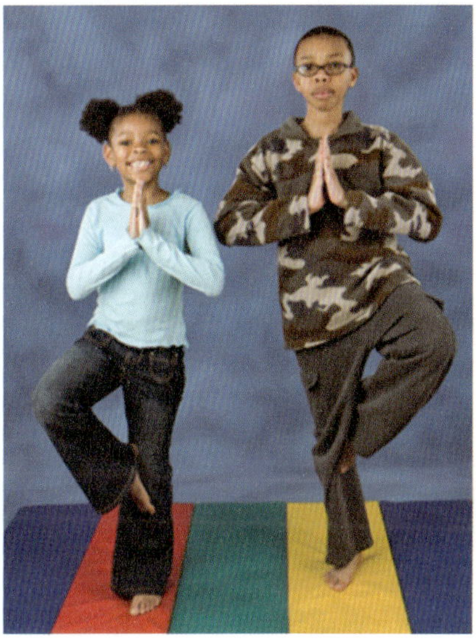	
지역사회 활동의 참여; 개인별 성취 및 동료 모델링 장려	

중재의 예 - 피부
(Intervention Examples - Skin Integrity)

일반적 원칙

- 독립 이동/동작을 할 수 있는 방법이 없는 소아에서의 주요 예방 영역; 압력 완화 기회를 만드는 것이 욕창 방지의 주요 요소임
- 자세를 자주 변화; 욕창 가능 부위를 주시
- 보조기/의지 사용, 장비/앉는 시스템에서의 지속적인 자세 유지 후 압력 부위를 확인; 발적은 10-15분간 지속될 수 있으며 감각 또는 혈액순환 저하 부위를 확인
- 욕창의 단계 (NPUAP): *심부조직 손상 의심* (자주색/탄색된 정상 피부 또는 피가 가득찬 수포; *1단계* (다시 회복되는 발적, 피부는 정상, 대개 뼈돌출부위 위로); *2단계* (얕은 개방성 궤양, 진피 소실 - 부분층, 적색-분홍색 창상 바닥); *3단계* (전체, 피하지방이 보일 수 있음, 턴넬링/잠식이 있을 수 있음); *4단계* (전층, 뼈, 힘줄 또는 근육이 보일 수 있음, 턴넬링/잠식이 있을 수 있음); *단계 설정 불가* (전층, 창상 바닥이 딱지나 가피로 덮힘)
- 화상의 종류: *1도* (표층; 표피만 침범), *2도* (부분층; 진피층까지), *3도* (전층; 지방층까지), *4도* (전층; 힘줄 및 근육 포함); 체표면은 보통 "9의 법칙" 또는 수정된 Lund-Browder 방법을 사용하여 계산함
- ***라텍스 알레르기의 징후:*** 접촉성 피부염, 과민 면역 체계 반응, 건초열 또는 천식과 같은 증상; 심한 경우 아나필락시스 반응; 척추갈림증, 복합 생식비뇨기 질환, 라텍스를 포함한 의학적 기구 거치 (예; 경비위관 또는 위장관 튜브) 하거나 다발성 수술 병력이 있는 환아에서 잘 발생; 음식물 알레르기가 있는 소아도 위험이 증가 (라텍스와 유사한 단백질을 포함한 음식)

테크닉 - 소아 화상에서의 재활치료

- 초기 화상 관리: 통증 조절, 수분화, 창상 절제, 국소 항균제로 감염 조절
- 의학적 관리에서 허용하는 범위 내에서의 부드럽고 진행성의 관절운동범위, 움직임
- 드레싱 변화시의 시간 중재, 통증 약물 투입

- 흉터 관리 – 단기 또는 장기; 피부 관리, 압박옷, 흉터 움직임
- 심한 화상으로부터의 장기적 합병증을 제한하는데 열쇠가 되는 소아 및 가족 교육

소아에서 사용되는 드레싱의 예

- 반밀봉: 가스 및 물은 투과 (예; 기존의 습윤 드레싱, 폼, 하이드로콜로이드, 투명필름; 항균제 및 생체활성 제품)
- 밀봉: 창상을 봉해서 감염을 예방 (예; 일시적 피부 대체물, 배양된 피부 대체물, 피부 이식)

제 7 장

보조기/의지 (Orthotic/Prosthetic)

보조기구 - 일반적 원칙 (Orthotic Devices - General Principles)

- 하나 또는 그 이상의 관절에서의 움직임을 막거나 보조하거나 조절하기 위해 3 또는 4축 힘체계를 사용함
- 포함되는 관절의 이름에 따라 기구를 명명
  - CTLSO(cervicothoracolumbosacral orthosis) - 목가슴허리엉치 보조기
  - HKAFO(hip-knee-ankle-foot orthosis) - 엉덩무릎발목발 보조기
  - EWHO(elbow-wrist-hand orthosis) - 팔꿈치손목손 보조기
- 기구는 대개 주문 제작되지만 규격품도 가능함
- 모든 보조기구는 적절히 착용하지 않으면 피부 파괴를 초래할 소지가 있음; 주기적 피부 점검과 소아 및 보호자에게 적절한 착용법을 교육하는 것이 필요함

몸통뼈대 보조기 예 (Axial Skeleton Orthotic Examples)

헬멧/머리뼈 만들기

특징
- 주문제작
- 시간을 두고 조정이 필요할 수 있음

흔한 적응증
- 쏠린머리증에서 머리뼈 재형성

주의사항
- 1세 이전에 사용 시작하는 경우, 예후가 가장 좋음
- 하루 23시간 착용

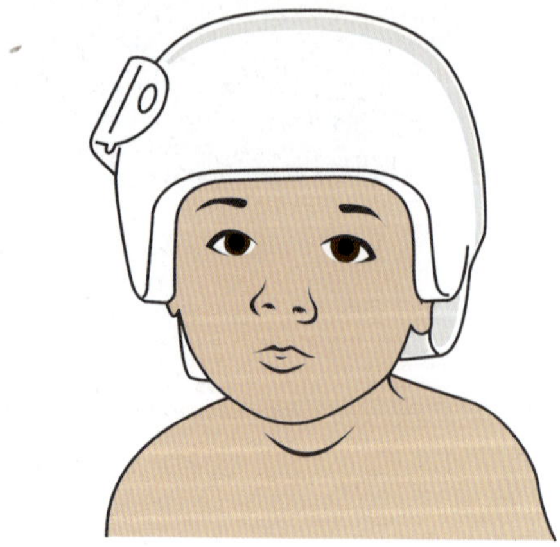

계속

목 보조기

특징 • 유연한 관 모양의 폴리염화비닐 또는 플라스틱과 발포 고무로 만들 수 있음 • 주문 제작 가능함 **흔한 적응증** • 목뼈를 안정화하거나 움직임을 제한하기 위해 사용 • 기운목에서 머리 위치 및 움직임 보조 **주의사항** • 4개월 미만의 소아에서는 잘 협조되지 않음 • 기운목 적용 시에는 연성 보호대에서 잘 분리될 수 있어야 함	목 보호대 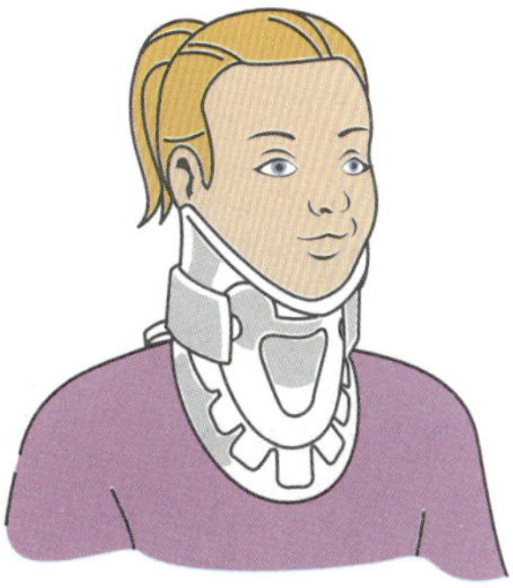 TOT 보호대 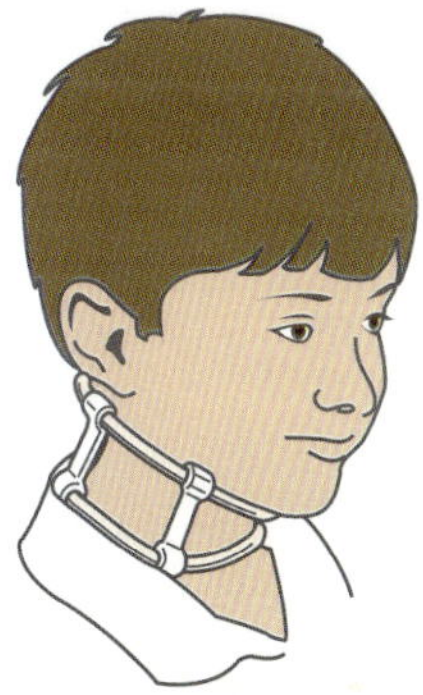

척추 보조기

특징 • 조절이 필요한 높이에 따라 디자인 • 세 면(plane) 모두에서의 움직임/자세를 조절할 수 있음 **흔한 적응증** • 척주옆굽음증/자세 • 수술 후 • 수상 후 보호 **주의사항** • 대개 하루 23시간 작용	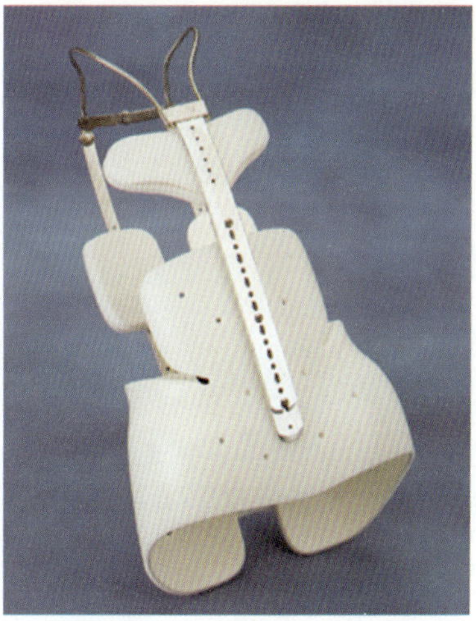 밀워키 보조기(CTLSO)

계속

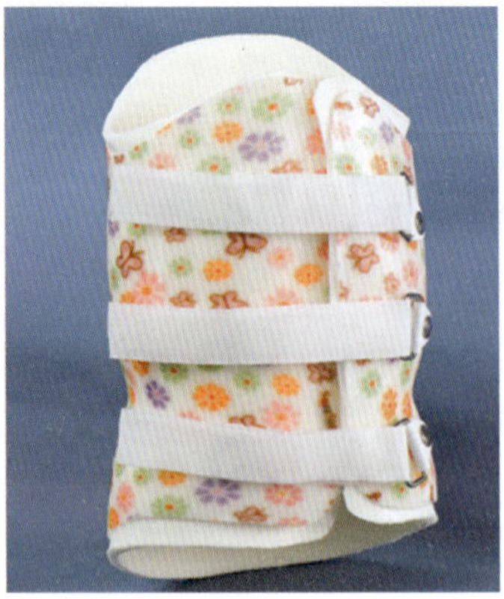

Boston 보조기(TLSO)

하지 보조기 예 (Lower Limb Orthotic Examples)

엉덩관절 보조기(HpO) - SWASH

특징

- 엉덩관절 모음 및 안쪽돌림을 방지

흔한 적응증

- 가위보행을 감소
- 앉을 때 엉덩관절 모음을 감소

주의사항

- 옷 바깥에서 착용해야 함

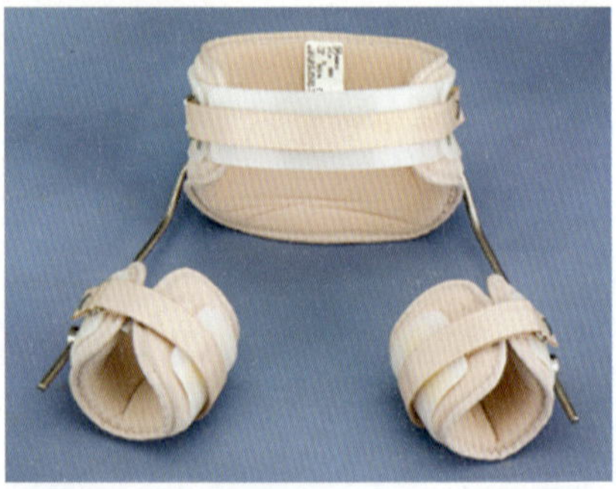

기립-보행-좌위 엉덩관절 보조기(SWASH)

엉덩뼈형성이상에 대한 엉덩관절 보조기

특징

- 다리를 굽히고 벌린 자세로 유지
- 띠만으로 만들거나 플라스틱 및 가죽 부분을 사용할 수도 있음

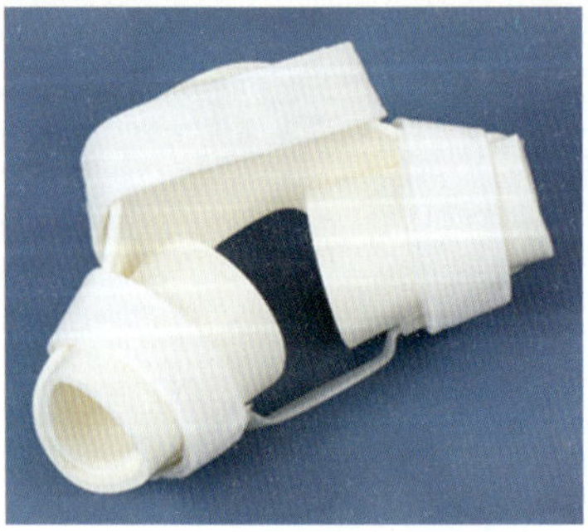

계속

흔한 적응증

- 엉덩관절 질환 또는 형성이상에 대한 보존적 치료
- 엉덩관절 탈골을 방지

주의사항

- 위생

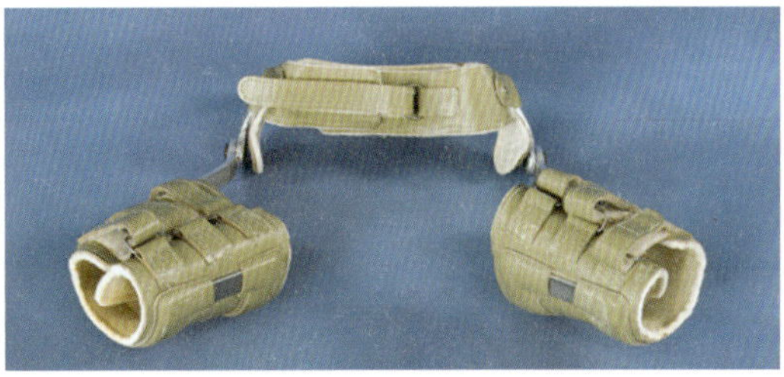

Scottish-Rite 보조기
(특히, 레그-칼베-페르테스병에 사용됨)

엉덩무릎발목발 보조기(HKAFO)

특징

- 엉덩이, 무릎, 발목을 조절
- 상호적 또는 목발뒤흔들걸음을 가능하게 함

흔한 적응증

- 척수손상 또는 척수형성이상에서 기립 및 보행 보조

주의사항

- 기구 무게가 이동성을 제한할 수 있음

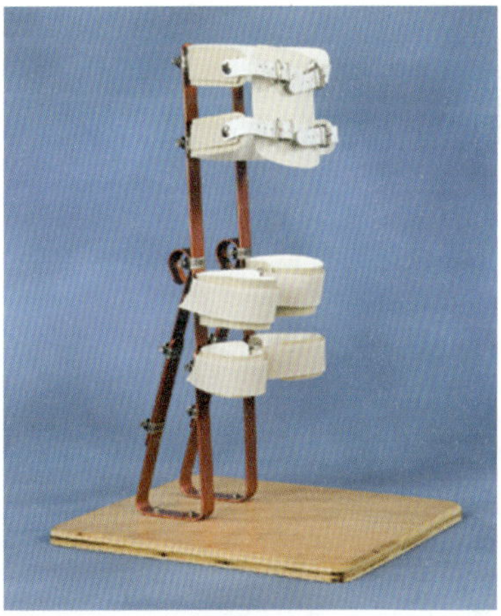

발보조기(파라포디움)/기립기

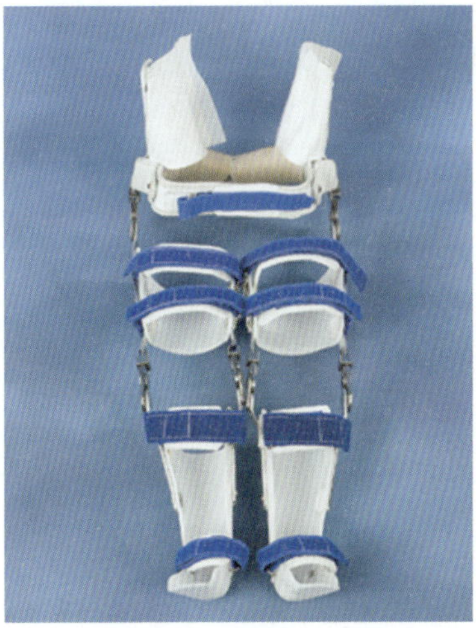

HKAFOs

계속

상호 보행 보조기(RGO)

특징
- 양측성 엉덩무릎발목발 보조기(HKAFO)의 일종 – 엉덩이, 무릎, 발목을 조절
- 이중 엉덩관절 굽힘("잭나이프")을 방지

흔한 적응증
- 척수손상 또는 척수형성이상 후 상호적 또는 목발뒤흔들걸음

주의사항
- 기구의 무게로 이동성이 제한될 수 있음

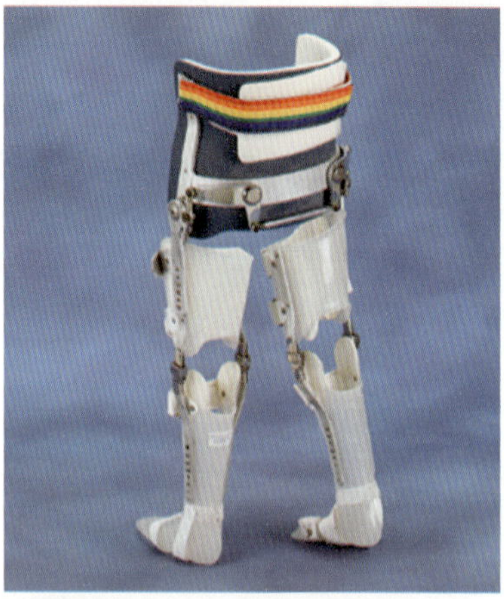

무릎 고정기

특징
- 무릎을 편 상태로 고정 또는 관절운동범위를 제한

흔한 적응증
- 수술 후
- 야간 부목

주의사항
- 적절한 무릎 관절운동범위가 필요

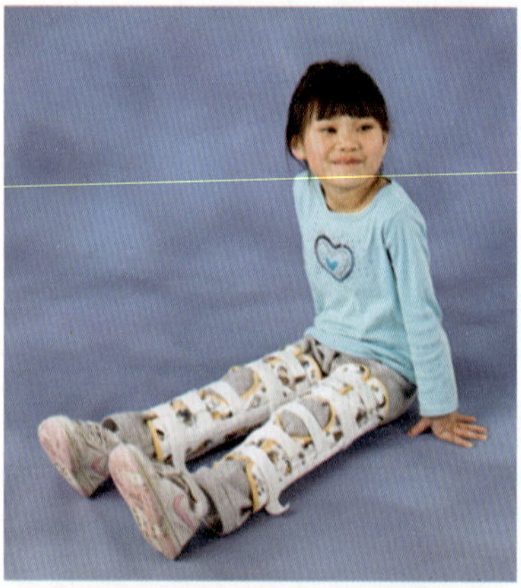

무릎발목발 보조기(KAFO)

특징
- 다양한 무릎관절로 수동 또는 독립적 잠금/풀림이 가능
- 발목은 약간 발등굽힘 상태로 위치하여 엉덩관절의 안정성을 보조

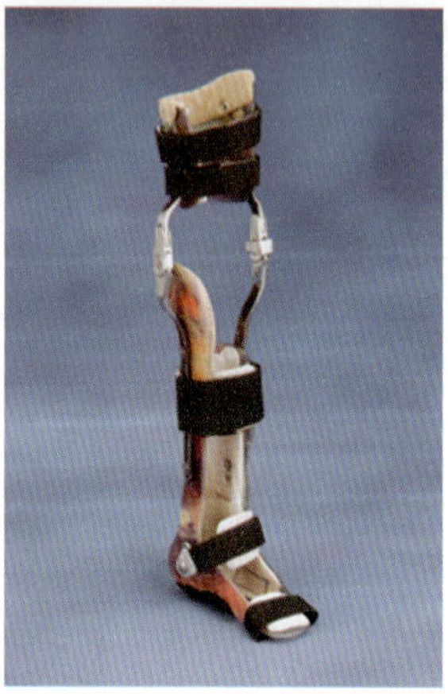

계속

흔한 적응증 • 기립 또는 보행 시 안정성(무릎, 발목, 발) • 무릎 굽힘 또는 젖힘 방지 • 야간 부목/신장을 위해 사용 가능 • 변형 교정 **주의사항** • 기구의 무게로 이동성이 제한될 수 있음	
Universal발 보조기(UFO)	
특징 • 발등굽힘 장력을 조절가능 **흔한 적응증** • 야간 발등굽힘 신장 가능 • 발바닥쪽 굽힘 구축 방지 **주의사항** • 끈의 장력을 유지해야 함	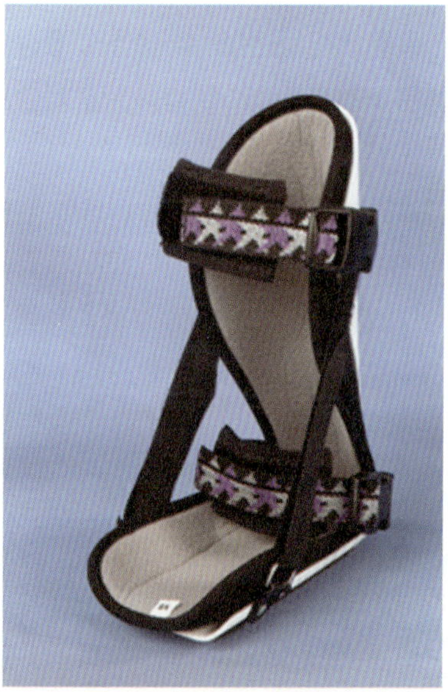
경성 또는 고형 발목-발 보조기(AFO)	
특징 • 안정적인 발목 자세를 유지하여 움직임에 저항 **흔한 적응증** • 기립 시 발목을 지지 • 보행시 발목 움직임을 제한 • 발등굽힘/발바닥쪽 굽힘, 뒤침/엎침을 조절 • 유각기 시 발떼기 보조 • 무릎 조절 및 젖힘 제한 • 자세/보호	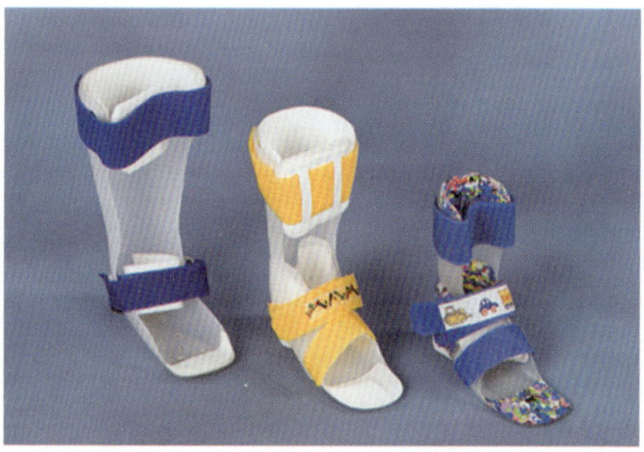

계속

주의사항

- 발목 움직임 감소로 인한 보행 보완
- 과도한 근육 긴장도
- 발목 관절운동범위 감소
- 기능적 활동(계단 오르기, 앉았다 서기, 네발기기)을 제한할 수 있음

관절형 또는 경첩형 발목-발 보조기(AFO)

특징

- 안정적인 발목 자세 유지, 움직임 가능
- 발등굽힘 또는 발바닥쪽 굽힘을 보조하기 위한 선택적 스프링
- 발바닥쪽 굽힘을 저항하기 위한 선택적 차단

흔한 적응증

- 보행 시 발목을 조절/보조
- 유각기 시 발떼기 보조
- 중간입각기 동안 정강뼈 앞쪽 움직임을 허용

주의사항

- 과도한 근육 긴장도
- 발목 관절운동범위 감소

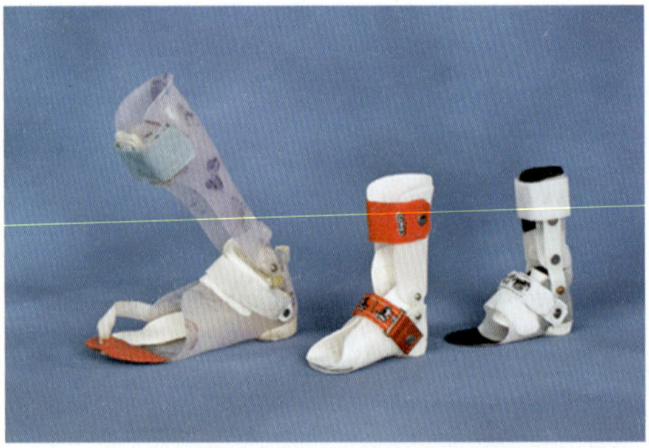

후엽스프링(PLS)

특징

- 발목 뒤로 절단된 선이 체중이 부과되면, 스프링처럼 작용

흔한 적응증

- 발목 발등굽힘 관절범위운동을 보조
- 보행 시 발목을 조절/보조

주의사항

- 안쪽-가쪽 조절은 불가능
- 과도한 근육 긴장도
- 발목 관절운동범위 감소

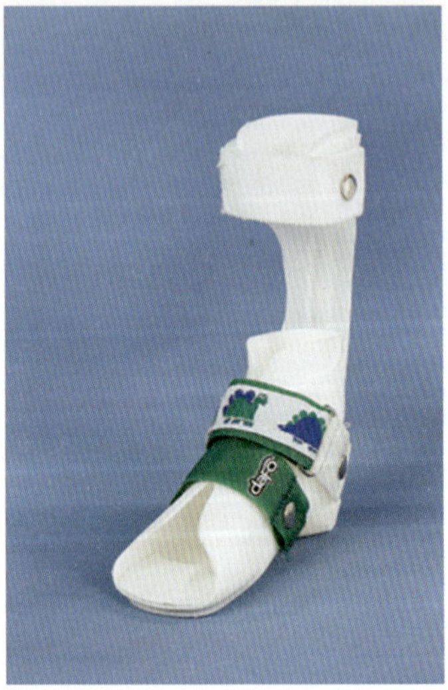

계속

지면 또는 바닥 반발 보조기

특징
- 기구의 뒤쪽에서부터 작용하는 보조기

흔한 적응증
- 바닥 반발력을 통해 무릎 내몰/웅크림보행을 방지
- 보행 시 발떼기 보조

주의사항
- 기능적 활동 (계단 오르기, 앉았다 서기, 네발기기)을 제한할 수 있음

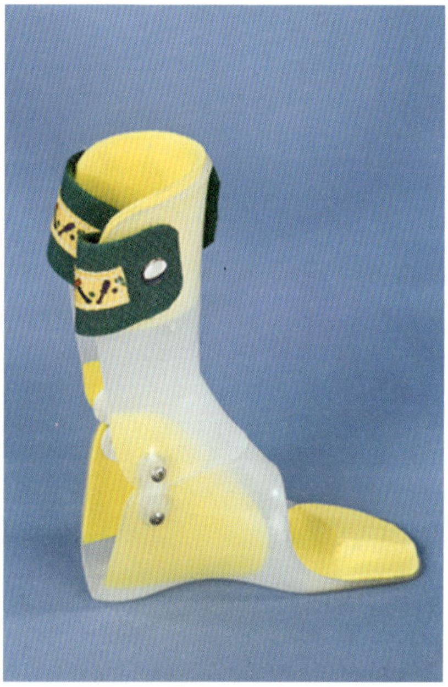

복사위 보조기(SMO)

특징
- 엎침/뒤침을 조절; 후족 및 중족 움직임

흔한 적응증
- 보행 및 기능적 활동시 엎침을 감소; 유연한 편평족
- 고난도 균형 훈련시 발목/발의 동작을 지지
- 발보조기에 비해 강력한 조절
- 자세 (Weaton 보조기)

주의사항
- 발목 발등굽힘/발바닥쪽 굽힘의 조절 능력이 상대적으로 좋아야 함

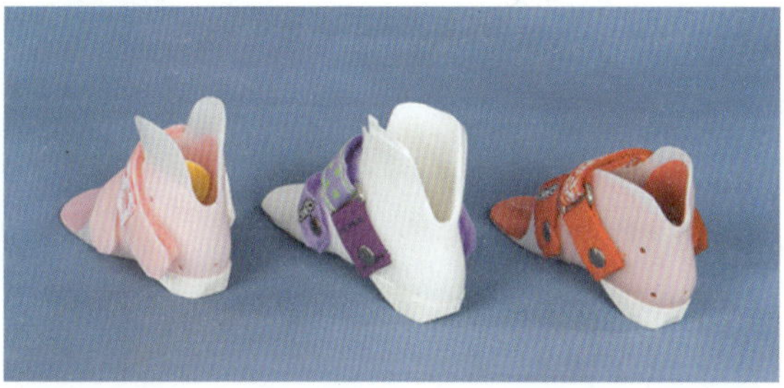

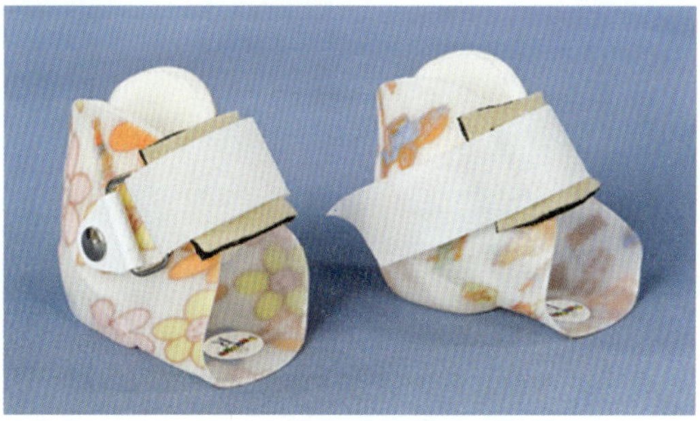

계속

발 보조기(FO)

특징
- 대개 낮으며, 신발 또는 스니커즈에 잘 맞음
- 엎침/뒤침 조절
- 후족 및 중족 조절

흔한 적응증
- 엎침/뒤침 조절; 후족 및 중족 움직임

흔한 적응증
- 보행 및 기능적 활동 시 엎침을 감소; 유연한 편평족
- 고난도 균형 훈련 시 발목/발의 동작을 지지

주의사항
- 발목 발등굽힘/발바닥쪽 굽힘의 조절 능력이 좋아야 함

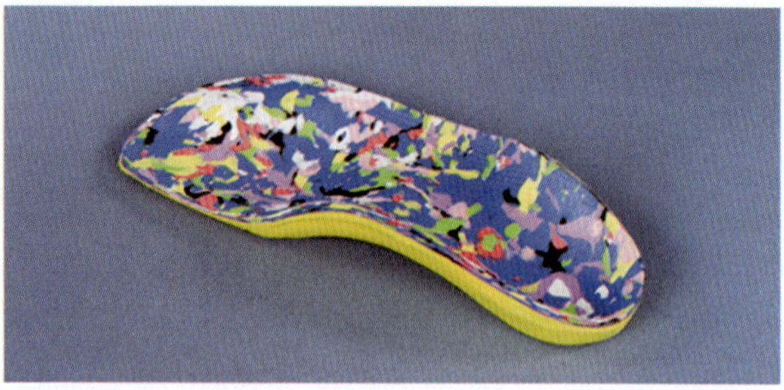

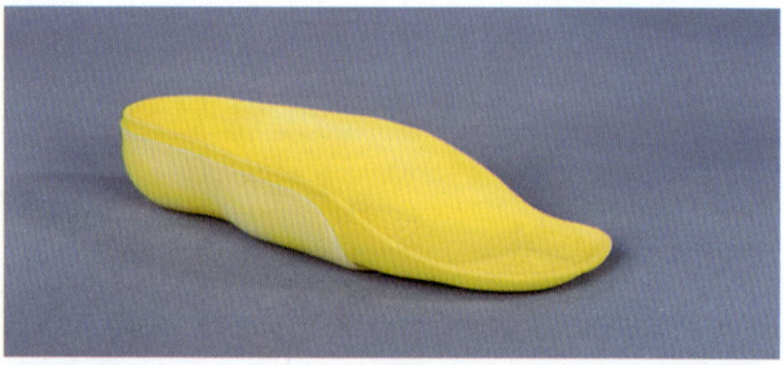

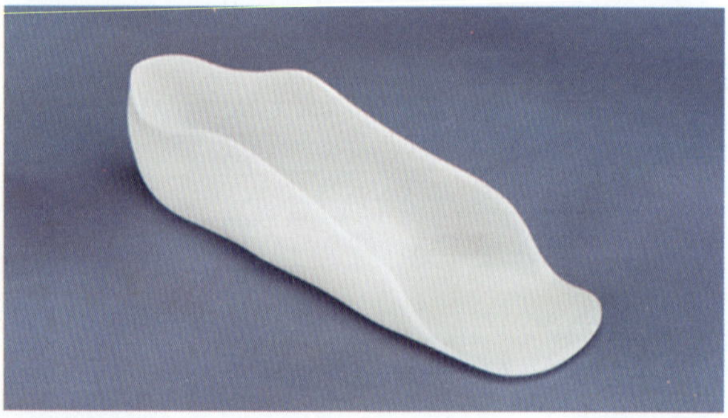

계속

보조 의복 예 (Orthotic Garment Examples)

전신 기구

특징

- 유연하고, 주문제작 가능하며 조절 가능
- 감각/고유감각을 제공

흔한 적응증

- 기능적 활동을 지지
- 근육 활동/조절에 영향

주의사항

- 입고 벗는 것이 어려울 수 있음
- 소아 및 가족의 협조

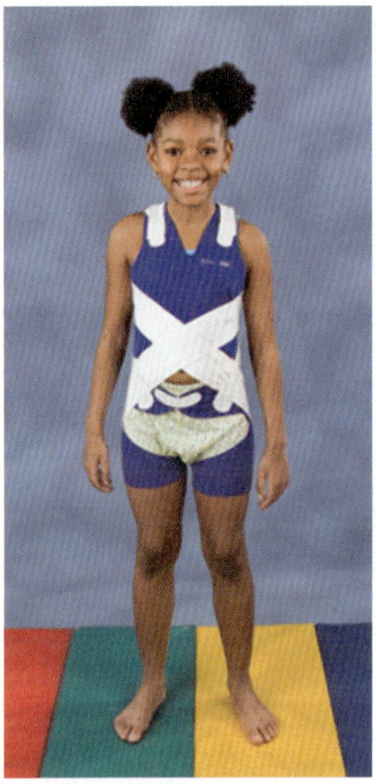

상지 보조기 예 (Upper Limb Orthotic Examples)

손 보조기(HO)

특징

- 손/엄지손가락의 움직임/자세 조절

흔한 적응증

- 자세/안정
- 자세를 잡거나 기능적 사용을 위해 엄지손가락을 맞섬 상태로 유지

주의사항

- 위생

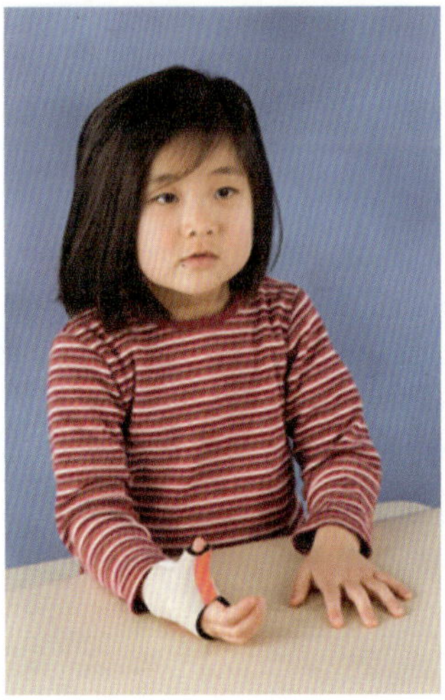

계속

손목 보조기(WO)/손목-손 보조기(WHO)

특징
- 손목 (및 손)의 움직임/자세 조절
- 손목-손 보조기는 엄지손가락을 맞섬 상태로 유지

흔한 적응증
- 자세/안정/보호
- 구축 방지
- 자세를 잡거나 기능적 사용을 위해 손목을 편 상태로 유지

주의사항
- 위생

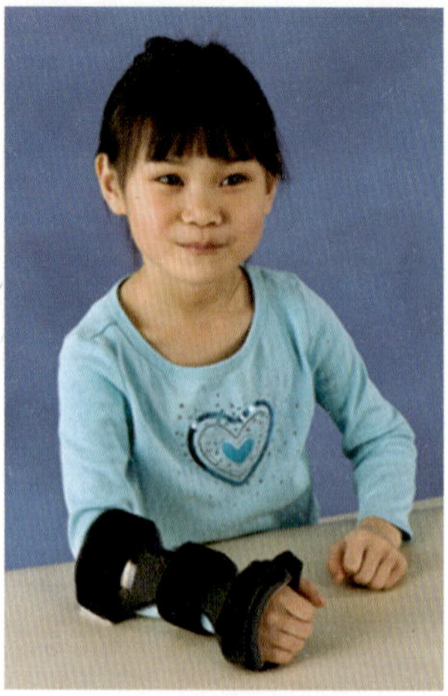
등쪽 손목 부목

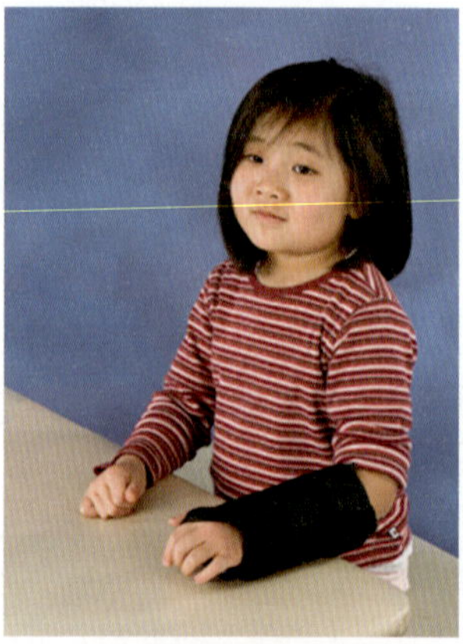
바닥쪽 손목 부목

팔꿈치 보조기(EO)

특징
- 팔꿈치 움직임을 조절/저항
- 주문제작 또는 기성제품

흔한 적응증
- 지속적인 신장
- 자세/안정/보호
- 구축 방지

주의사항
- 위생

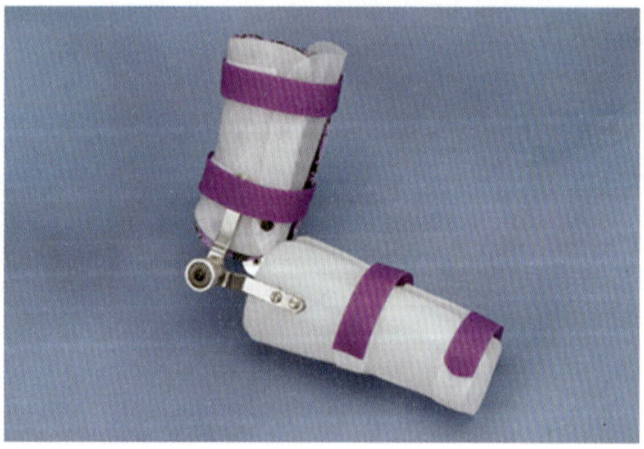

팔꿈치-손목-손 보조기(EWHO)/어깨-팔꿈치-손목-손 보조기(SEWHO)

특징

- 어깨(어깨-팔꿈치-손목-손 보조기의 경우), 팔꿈치, 손목 및 손 움직임을 조절

흔한 적응증

- 자세/안정/보호
- 수술 후

주의사항

- 위생

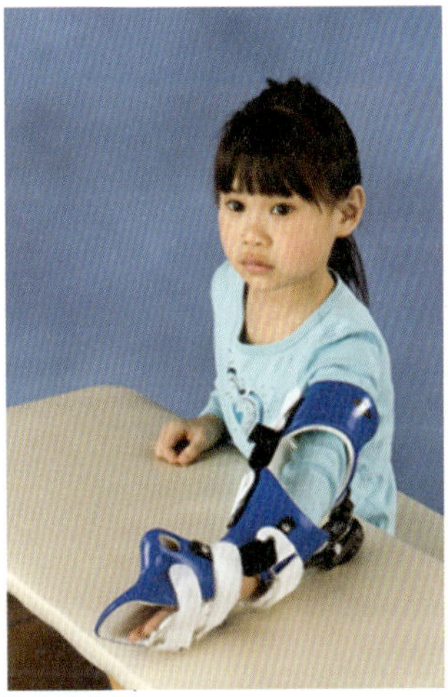

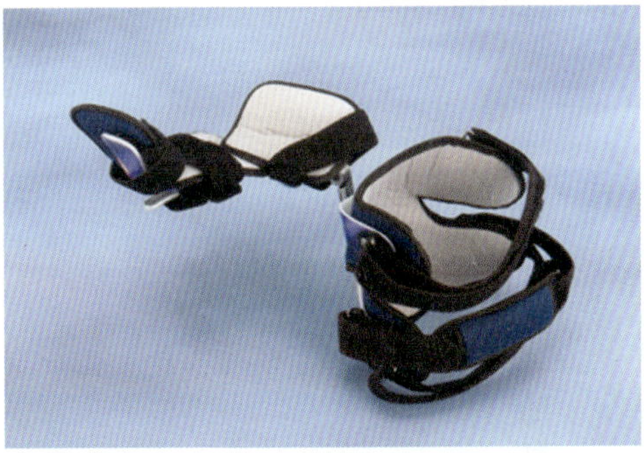

위팔신경 손상 시 수술후 사용되는 보조기

의지 기구 - 일반적 원칙 (Prosthetic Devices-General Principles)

- 소켓내 절단지의 체중 부하를 위해 압력에 강한 부위를 사용함
- 기구는 절단 높이에 따라 명명함
- 다양한 상지 기능을 수행/보상하기 위해 여러 가지 구성 요소를 사용함
- 음각 및 양각 틀이나 컴퓨터 고안을 사용하여 제작
- 의지의 종류 – 수술 후 의지, 임시 의지, 확정 의지
- 수술 시/선택적 또는 선천적 절단/사지 결핍에서 사용될 수 있음

선천성 사지 결손의 정의

결손의 종류(Categories of deficiencies)

- "세로" 결손 – 사지의 세로축을 따로 위치한 구조의 결손; 정상 골격이 결손 부위 아래로 존재할 수 있음; 전체 또는 부분 결손; 침범된 신체 부위에 따라 명명; "비표준적(nonstandard)" 의지가 종종 필요함
- "가로" 결손 – 먼쪽 구조가 존재하지 않는 사지 결손; 전체 또는 부분 결손; 침범된 신체 부위에 따라 명명

결손과 연관된 용어(Terms associated with deficiencies)

- 팔/다리없음(Amelia) – 전체 사지의 소실
- 가락뼈없음(Aphalagia) – 발가락 또는 손가락 소실
- 가락없음(Adactylia) – 발가락 또는 손가락 소실이 발허리뼈, 손허리뼈를 포함함
- 손/발없음(Apodia) – 발 또는 손 소실
- 갈린뼈(Bifid bone) – 뼈의 비정상적인 분리 존재
- 반쪽팔/다리증(Hemimelia) – 사지의 절반이 소실
- 저형성뼈 (Hypoplastic bone) – 뼈의 불완전발달 또는 발달부전
- 팔다리짧은증(Phocomelia) – 사지 분절의 소실, "flipper limb"을 유발
- 뼈붙음(Synostoses) – 두 개 이상의 뼈가 붙어서 하나의 뼈를 형성

사지 절단 레벨

상체/상지

- 어깨가슴사이절단(전사반부) [1]
- 어깨관절이단 [2]
- 상완절단 [3]
- 팔꿈치관절이단 [4]
- 전완절단 [5]
- 손목관절이단 [6]
- 수근절단(transcarpal)
- 중수골절단 [7]
- 수지골절단
- 부분 손절단

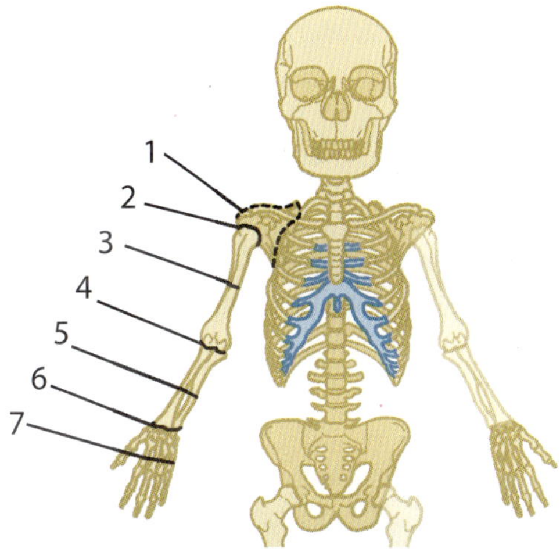

계속

사지 절단 레벨 – *계속*

하체/하지

- 반쪽골반절단 [1]
- 골반이단 [2]
- 대퇴절단 [3]
  - 짧은: 넙다리뼈의 35% 미만
  - 중간: 넙다리뼈의 35%-60%
  - 긴: 넙다리뼈의 60% 이상
- 관절융기위절단 [4]
- 무릎이단 [5]
- 하퇴절단 [6]
  - 매우 짧은: 정강뼈의 20% 미만
  - 표준: 정강뼈의 20%-50%
  - 긴: 정강뼈의 50% 이상
- 발목이단 또는 Syme 절단 – 뒤꿈치 패드는 체중부하를 위해 보존됨 [7]
- Lisfranc 절단 – 5개의 발허리뼈를 포함하여 발목발허리관절에서의 절단
- Chopart – 발목뼈중간을 통한 절단으로 목말발배관절 및 발꿈치입방관절 높이임; 발꿈치뼈 및 목말뼈는 정상 [8]
- 중족골절단 [9]
- 족지골절단 – 발가락이단을 동반한 발허리발가락뼈관절의 높이

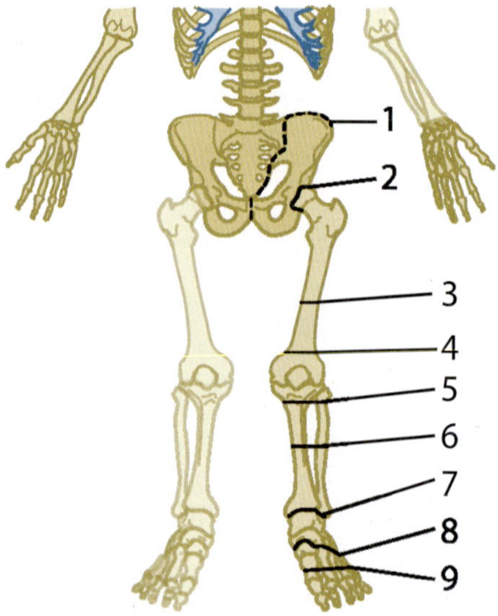

하지 요소 – 일반적 구성 (Lower Limb Components – General Design)

외골격형 (exoskeletal)	내골격형 또는 단위형* (endoskeletal or modular)
• 소켓 및 발이 견고한 외피에 덮힘 • 내구성이 높음	• 소켓 및 파일론이 부드러운 폼 커버에 덮힘 • 임시 또는 수술 후 의지에서도 사용

하지 요소 – 대퇴절단		
소켓 (sockets)	무릎장치 † (knees)	현가 장치 (suspension)
• 정사방형(quadrilateral)* • 좌골포함형(ischial containment)*	• 단축형 • 다축형* 마찰의 종류 • 기계식* • 공압식 • 유압식 (소아용도 가능) 제동/잠금/조절 • 입각기 조절* • 마이크로프로세서 조절 • 동적 유각기 조절 • 다양한 박자의 유각기 조절	흡입식 • 전통적 방식 • 실리콘 라이너 착용 • 저압식 • 연성 벨트 • TES(Total elastic suspension) 벨트* • 셀레시안 벨트* • 골반띠 및 엉덩관절

† 대부분의 영아/아주 어린 소아는 대퇴의지에서 무릎장치가 없거나 잠금형임

하지 요소 – 하퇴절단

소켓 (sockets)	라이너 (liners)	현가 장치 (suspension)	
• 슬개건부하형* (patellar tendon bearing; PTB) • 전면부하형 (total surface bearing; TSB)	• 펠라이트 • 점도탄력	• 관절융기위 커프* • 관절융기위 장치 • 관절융기위/무릎위 장치	• 넙다리 코르셋 • 허리벨트 • 슬리브 • 핀/셔틀

*어린 소아에게 권고되는 가장 흔한 요소

하지 요소 – 족부 장치의 종류

기존 (conventional)	동적–반응* (에너지저장형) 〔dynamic–response (energy storing)〕	관절형 동적–반응 (articulated dynamic–response)
• 단축형 • 다축형 • 새치형 (Solid ankle cushion heel; SACH) • SAFE (Stationary attachment flexible endoskeletal) • 에너지저장형 (stored–energy; STEN)	• 비관절형 긴 용골대 • Flex foot • Springlite • 비관절형 짧은 용골대 • Seattle foot • Carbon Copy II	• College park True Step

*어린 소아에게 권고되는 가장 흔한 요소

<table>
<tr><th colspan="2">소아의 흔한 의지 처방의 예</th></tr>
<tr><td>상완절단 (transhumeral)</td><td>전완절단 (transradial)</td></tr>
<tr><td>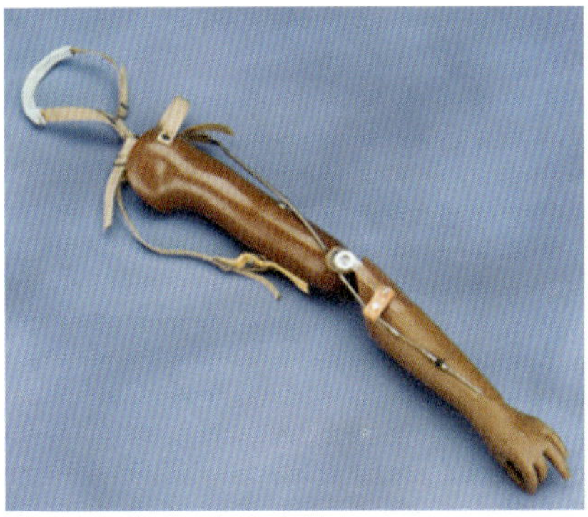</td><td>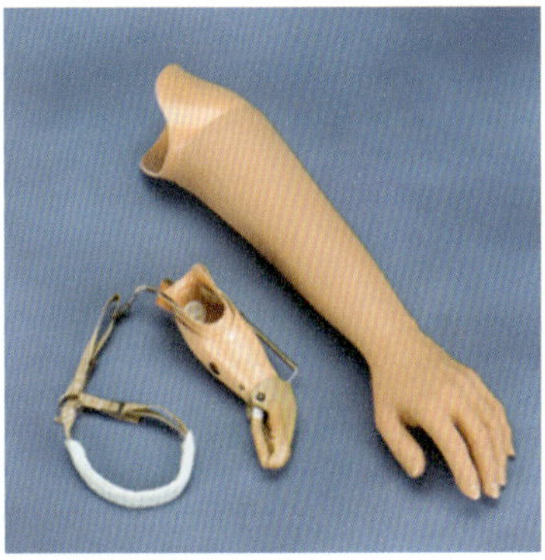</td></tr>
<tr><td colspan="2">대퇴절단 (transfemoral)</td></tr>
<tr><td>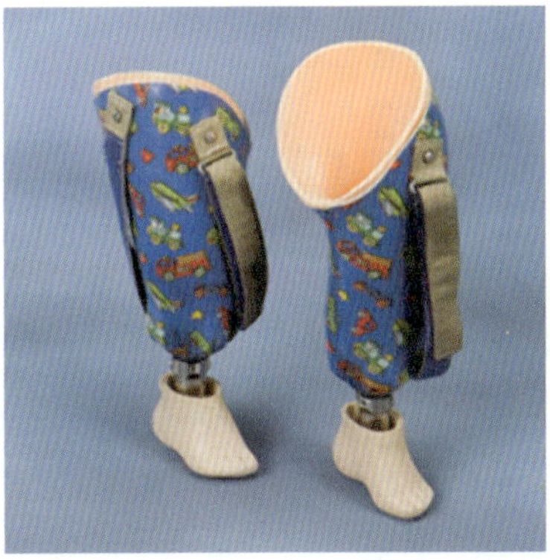</td><td>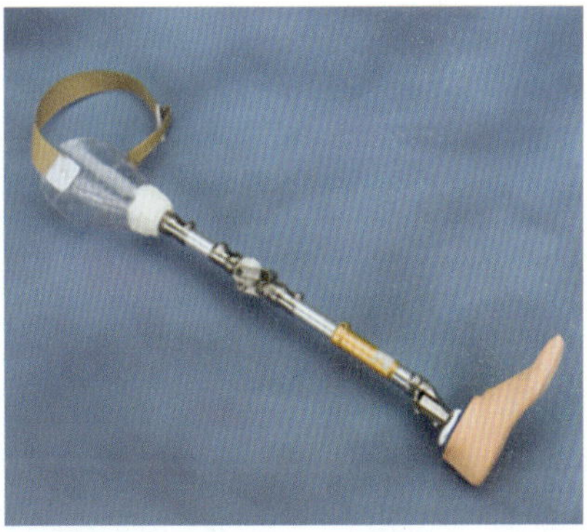</td></tr>
<tr><td colspan="2">하퇴절단 (transtibial)</td></tr>
<tr><td colspan="2">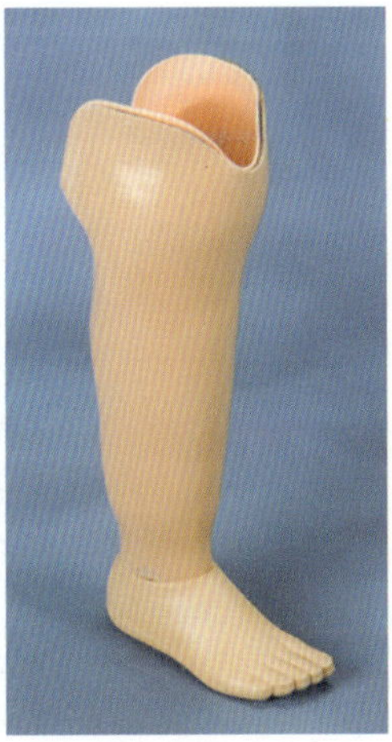</td></tr>
</table>

상지 요소 – 손 또는 "말단 장치"의 종류	
능동형 (나이 많은, 활발한 소아)	수동형 (영아, 어린 소아)
• 후크 • 수의적 열기형 (voluntary opening; VO) 구조 (안정 시 닫힘) • 수의적 닫기형 (voluntary closing; VC) 구조 (안정 시 열림) • 의지손 • 케이블 전력 공급형 • 외부 전력 공급형/근전동형	• 미용 • 기능

상지 요소 – 상완절단 및 전완절단			
소켓 (sockets)	관절 (joints)	케이블 조절 (cable control)	현가 장치 (suspension)
• 경성 프레임으로 유연한 안쪽 라이너를 포함 • 경성 안쪽 소켓 • 절단지의 변화에 조정하기 위한 성장 라이너	• 팔꿈치 • 유연한 힌지(hinge) • 경성 힌지 • 안쪽 잠금장치 • 손목 • 빠른 분리 장치 • 잠금 장치 • 굽힘 장치	• 단일–조절 케이블 (Bowden) • 이중–조절 케이블 • 신체 움직임 조절 • 오목위팔 앞쪽 굽힘 • 양쪽 어깨뼈 벌림 • 오목위팔 내림/올림 • 넛지(nudge) 조절	• 장구 기준 • 8자 모양 • 어깨 안장 및 가슴 띠 • 자가–현가 소켓 • Muester Northwester • 관절융기위 • 흡인 소켓 • 공기 밸브를 포함한 소켓 • 잠금 핀을 포함한 겔 슬리브

하지 의지 기본 점검 사항 – 검사 항목	

기립 시(In standing)	• 통증/불편감 호소를 확인
	• 앞뒤 정렬
	  • 바닥에 발이 편편하게 닿는지 여부
	  • 무릎 안정성의 유지
	• 안쪽—가쪽 정렬
	  • 바닥에 발이 편편하게 닿는지 여부
	  • 소켓 가장자리 압력 확인
	• 의지의 길이
	  • 골반의 높이
	  • 발 위치 확인
	  • 소켓이 잘 맞는지 확인
	  • 의지 길이 확인
	• 현가 장치—잘 맞는지/잘 지지하는지 확인
	• 바닥에 디디고 떼기, 무릎을 굽히고 다시 서기 등을 확인

좌위 시(In sitting)	• 엉덩이/무릎을 90° 에 놓고 편안한지 확인 • 균등한 체중 부하 • 소켓이 안정적으로 유지 • 오금부위 연부조직 확인 • 정확히 탈착용 가능한지 확인(소아 및 보호자)

보행 시(during walking)	• 보행 이상을 관찰—전두면, 시상면, 횡단면
	• 피스톤 작용을 확인
	  • 1/4인치를 넘어서면 안 됨
	  • 필요한 경우 현가 장치를 조정
	• 평평하거나 불규칙적인 표면(계단, 연석, 경사로)에서의 기능(무릎 안정성 및 발떼기)을 확인
	• 부품의 기능저하 또는 현가장치 이상을 나타낼 수 있는 소리를 확인

의지 제거 후 절단단 (Residual limb after removal of prosthesis)	• 절단지의 체중 부하 가능한 부위에 체중이 부과되는지 확인 • 피부 마찰 또는 손상여부를 확인

제 8 장

보조공학(Assistive Technology; AT)

정의 - 보조공학 (Definitions - Assistive Technology; AT)

• 보조공학*	• "보조공학 기기 또는 보조공학 서비스에 사용되기 위해 고안된 공학"
• 보조공학 기기*	• "장애를 지닌 개인의 기능적 능력을 증진, 유지 또는 향상시키기 위해 사용되는 항목, 기구, 또는 상품체계로 상용적으로 얻거나 수정 또는 주문제작될 수 있음"
• 보조공학 서비스* • 서비스 종류는 다음을 포함:	• "장애를 지닌 개인의 보조 기기 선택, 취득 또는 사용을 직접적으로 보조하는 서비스" • 보조공학의 필요/기능적 영향을 평가 • 기기의 구입, 리스, 취득 • 기기의 선택, 고안, 수정, 맞춰보기, 교정, 교체 • 훈련 및 기술적 보조
• 장애를 지닌 개인* • 기능적 분류	• "나이, 인종 또는 민족과는 상관없이 장애를 지니고, 현재 또는 미래에 보조공학 기기 또는 보조공학 서비스로 인해 기능적 퇴화를 최소화하고, 기능 수준을 유지하며 삶의 주요 활동에서 기능 수준을 높일 수 있는 모든 개인" • 개인위생 및 직장, 교육, 여가, 가정, 지역사회 관리 • 직장, 교육, 여가, 가정, 지역사회에서의 앉기 및 이동 • 직장, 교육, 여가, 가정, 지역사회에서의 운송 • 직장, 교육, 여가, 가정, 지역사회에서의 의사소통

* 1998년 보조공학법(Assitive Technology Act of 1998)에서의 정의
http://www.nifl.gov/linc/collections/policy/ata.txt

정의 - 보조공학 (Definitions - Assistive Technology; AT)

• "No-tech" 기기	통상적으로 전기적으로 전원이 공급되지 않는 기기를 칭하며 디자인 및 사용이 간단하고 훈련이 거의 필요없음
• "Low-tech" 기기	통상적으로 컴퓨터 하드웨어 또는 소프트웨어의 사용을 요하는 기기를 칭하며 대개 가격이 비싸고 훈련을 요함
• "High-tech" 기기	통상적으로 컴퓨터 하드웨어 또는 소프트웨어의 사용을 요하는 기기를 칭하며 대개 가격이 비싸고 훈련을 요함
• 보편적 설계	"가장 넓은 기능적 범위의 사람들에 의해 사용되어지는 제품 및 서비스를 고안하고 전달하는 개념 또는 철학으로 바로 접근이 가능한 (보조공학을 필요로 하지 않음) 제품 및 서비스와 보조공학과 상호 정보 교환이 가능한 제품 및 서비스를 포함함"

보조공학 평가 계획: SETT 체제 - *학생, 환경, 과제, 도구* (AT Evaluation Schemaes: SETT framework (*S*tudent, *E*nvironment, *T*ask, *T*ools)

온라인으로 접속 가능: http://sweb.uky.edu/~jszaba0/SETT2.html	
• *학생*	학생은 무슨 일을 할 필요가 있을까? 학생의 특수한 요구 및 현재 능력은 무엇일까?
• *환경*	어떤 교육적 또는 물리적인 모임이 있는가? 특별한 우려는 있는가? 현재 상황에서 어떤 교재 및 장비가 사용 가능한가? 학생 및 학생들과 매일 일하고 있는 사람들에게 어떤 지원이 가능한가? 주변 사람들의 태도 및 기대가 학생의 업무 수행에 어떤 영향을 미치는가?

계속

과제	• 학생이 자연 환경에서 목표를 달성하기 위해 어떤 활동을 하는가? 다른 사람들은 무엇을 하는가? 활동의 주요 요소는 무엇인가? 학생의 특별한 요구를 맞추기 위해 어떻게 활동을 수정해야 하는가?
도구	• 위의 요구를 지니고 위의 환경에서 위의 과제를 수행하는 학생을 위해 보조공학 시스템에 어떤 no-tech, low-tech 및 high-tech 선택 사항을 고려해야 하는가? 어떤 전략을 사용할 때 학생의 수행능력이 향상될 수 있는가? 일상적인 환경에서 학생이 제안된 도구 시스템을 어떻게 사용해 볼 수 있는가?

보조공학 평가 계획: FEAT (보조공학에 대한 기능적 평가)*
(AT Evaluation Schemes: FEAT–Functional Evaluation for Assistive Technology)

다섯가지 척도를 포함	
• 맥락 매칭 목록	• 구체적인 요구에 관한 정보; 선생님, 고용주, 가족 구성원 또는 학생/고용인이 보조공학 전문가와 상의하여 작성할 수 있음
• 장단점 체크리스트	• 개인별 특성에 관한 정보; 선생님, 고용주, 가족 구성원 또는 학생/고용인이 보조공학 전문가와 상의하여 작성할 수 있음
• 기술적 경험에 대한 체크리스트	• 과거/현재 기술의 사용을 포함한 개인별 특성에 관한 추가 정보; 선생님, 고용주, 가족 구성원 또는 학생/고용인이 보조공학 전문가와 상의하여 작성할 수 있음
• 기술적 특징 목록	• 기기별 특성에 관한 정보; 보조공학 전문가가 작성할 수 있음

계속

• 개인 기술 평가 척도	• 수용 시 제안된 보완 효과를 평가; 보조공학 전문가가 작성할 수 있음
요약 및 권고 사항 소책자	• 평가 정보, 권고사항 및 수행 평가를 위한 추후 예정된 방문에 대한 요약을 제공; 보조공학 전문가가 작성할 수 있음

*Raskind & Bryant (2002); available for purchase through National Professional Resources, Inc.
http://www.nprinc.com/assist_tech/feat.htm

보조공학 평가 계획: QIAT (보조공학에 대한 질적 지표)*
(AT Evaluation Schemes: QIAT–*Q*uality *I*ndicators for *A*ssistive *T*echnology)

보조공학의 평가에 대한 질적 지표

- 보조공학 평가의 모든 측면에 대한 과정이 명백하게 정의되고 지속적으로 적용되어야 함
- 보조공학 평가는 학생의 요구 및 능력, 일상 환경에서의 요구, 교육 목표 및 관련 활동을 강조하는 보조공학 솔루션을 결정하는데 필요한 종합적인 지식과 기술을 가진 팀에 의해 수행되어야 함
- 모든 보조공학 평가는 학생의 일상환경 즉, 교실, 식당, 놀이터, 가정, 지역사회 환경 또는 직장에서의 기능적 평가를 포함
- 시험을 포함한 보조공학 평가는 합리적인 시기내에 완료해야 함
- 보조공학 평가로부터의 권고사항은 학생, 환경 및 과제에 대한 데이터를 기반으로 해야 함
- 평가는 개별화 교육 계획(Individual Education Plan/Program; IEP) 팀에게 보조공학 기기 및 서비스의 선택, 취득 및 사용에 관한 명확한 권고사항을 제공 받아야 함
- 학생, 환경 또는 과제의 변화로 인해 현재 기기 또는 서비스로 학생의 요구를 맞출 수 없는 경우에는 보조공학의 필요성을 언제든지 재평가함

*The QIAT Consortium (Revised, 2005). *Quality Indicators for Assistive Technology Services.*

보조공학의 효과 평가에 대한 질적 지표

- 팀 구성원들은 데이터가 유능하고 신뢰할 수 있는 팀 구성원에 의해 수집되고 평가되며 해석되는 것을 보장한다는 명확하게 정의된 책임을 공유함
- 데이터는 팀에 의해 확인되고, 하나 이상의 목표와 관련된 구체적인 학생의 성취에 대해서 수집함
- 효과에 대한 평가는 학생의 수행 및 성취에 있어서 양적, 질적 변화를 포함함
- 효과는 자연적으로 발생하는 활동 및 조직화된 활동 등 여러 환경에서 평가됨
- 학생의 성취를 분석하고 보조공학의 사용에 영향을 미치는 지원 및 장애를 확인하여 어떤 변화가 필요한지를 결정하기 위해 데이터를 수집하여 팀에게 제공된다.
- 평가 데이터상 학생의 수행을 위해 변화가 필요한 경우에는 학생의 보조공학 서비스 및 교육 프로그램에 변화를 줌
- 효과에 대한 평가는 주기적으로 확인해야 하는 동적이고, 반응적이며, 지속적인 과정임

질적 지표

질적 지표는 다음에서도 확인가능하다 (http://www.qiat.org 참조):

- 보조공학 필요 고려에 대한 질적 지표
- 개별화 교육 계획에서 보조공학을 포함한 질적 지표
- 보조공학 수행에 대한 질적 지표
- 보조공학 이행에 대한 질적 지표
- 보조공학 서비스의 행정적 지원에 대한 질적 지표
- 보조공학의 전문적 개발 및 훈련에 대한 질적 지표

개별화 교육 계획팀에 대한 보조공학 고려사항*
(AT Considerations for the IEP [Individual Education Plan/Program] Team)

고려대상 영역/과제; 각각에 대해 다음을 기술:

- 현재 사용하는 전략, 조절, 도구
- 과제와 관련되어 접할 수 있는 지속적인 장애요인
- 추후 시도되거나 연구되어야 할 새로운/추가적인 보조공학
- 보조공학 전문가와의 협의 필요성

신체적	의사소통
• 시각 및 청각 • 건강 • 운동 활동/이동성 • 발화 기전 • 자세/앉기 • 쓰기의 역학 • 컴퓨터 접근성	• 언어 생성 및 사용 • 수용 및 표현 언어 • 음성 • 유창성 • 강화 또는 대체 의사 소통
인지	**사회적 능력**
• 적성 • 사고 과정 • 지식 적용 • 문제 해결 • 학습 및 공부	• 수용적 행동 • 사회적 기술 • 환경적 필요 • 책임감
학업 수행능력	**직업적 기능**
• 기초 읽기/이해 • 수학적 계산 • 사고 및 적용 • 문서 및 언어적 표현 • 학습 스타일 • 장애의 영향	• 작업 행동 • 지시 수행 • 직장내 보조의 필요성 • 직장 관심/선호도 • 직업 특이적 능력 • 대인관계 • 사회화
여가/레저 기능	**환경 기능**
• 자유시간의 이용 • 건강 유지 • 지역사회 여가 이용 • 사회적 참여	• 가족과의 관계 • 동료와의 관계 • 모국어 • 문화적 영향 • 가족의 기대 • 일상생활동작 및 환경 조절 • 받는 서비스 • 경제적 영향

Source: Adapted from Denham, A.P., and Zabala, J.S.: Assistive Technology Consideration Guide for IEP Teams. 1999.

보조공학 기기 훈련 시 고려사항 (AT Training Considerations)

<table>
<tr><td colspan="2">

훈련은 학습자의 필요에 맞게 제공되어야 함.
다음의 사람은 훈련을 고려해야 함:
• 보조공학 기기의 사용자/아이
• 아이의 가족 및 보호자
• 아이의 담당 선생님
• 아이가 보조공학 기기를 사용할 때 대면할 수 있는 보조교사 및 교직원
• 아이가 보조공학 기기를 사용할 때 대면할 수 있는 관련 서비스 종사자

</td></tr>
<tr><td colspan="2">고려해야 할 질문:</td></tr>
<tr><td>

• 기기의 목적은 무엇인가?
• 기기의 장단점은 무엇인가?
• 기기 사용이 상대적으로 쉽고 편안한가?
• 아이가 기기 사용에 대해 어떻게 느낄 것인가?
• 어떤 상황 및 환경에서 기기를 사용할 것인가?
• 기기 사용 시 전력 공급을 위해 전기 또는 배터리 사용을 고려해야 하는가?
• 얼마나 오랫동안 기기를 사용할 수 있는가(기기 수명)?
• 기기의 신뢰성 및 내구성은 어떤가?

</td><td>

• 기기를 바로 사용할 수 있는가? 기기를 사용하기 전에 준비할 것이 있는가?
• 아이, 가족, 학교 직원 및 보호자가 기기의 안전 및 효과적 사용을 위해 알아야 할 것은 무엇인가?
• (직접 또는 매뉴얼을 통한) 훈련이 기기 제작자에 의해 제공되는가? 추가적인 훈련에 대한 비용은?
• 훈련에 필요한 시간은?
• 수리, 유지 및 업그레이드는 누가 시행하며 비용은 누가 지불하는가?
• 대여가 가능한가?

</td></tr>
</table>

Source: Adapted from Illinois Assistive Technology Program Funding Manual.
http://www.iltech.org/fm-considerations_choosing.asp

체크목록 - 보조공학 기기에 대한 의학적 필요성에 관한 서류 (Checklist-Letters of Medical Necessity for AT)

작성 전 확인 사항

- 아이의 보험 보장 부분을 확인
- 보험 보장 부분이 아이의 진단을 포함하는지 확인
- 보험 보장 부분이 필요한 기기를 포함하는지 확인
- 장비 업자가 보험 보장 부분에 맞는 제공자인지 확인
- 처방전으로부터의 관련 정보 확인

역학적 정보

- 처방전/보고서의 작성 날짜
- 아이의 이름 및 생년월일
- 보험회사/정책 이름
- 치료사 및 의사 이름
- 아이의 최근 검사/평가 날짜
- 관련된 진단 코드

관련된 병력 및 검사/평가

- 관련된 발달력, 병력 및 수술력
- 관련된 의학적 진단 및 상세 설명
- 관련된 발달, 의학적 및 기능적 평가 정보
- 예후에 관한 관련된 정보
- 관련된 이전 치료의 결과
- 얻어질 개선점에 대한 아이의 제한 사항을 제공

처방전의 중심내용

- 필요한 기기에 대한 구체적 세부사항
- 필요한 추가적 또는 보조적 선택사항이나 요소
- 각각의 기기/요소에 대한 필요 이유

- 동일하거나 유사한 기기로 시행한 성공적인 사례 결과
- 대체 또는 보다 저렴한 기기가 아이의 필요성을 만족시키지 못하는 이유를 설명

의학적 필요성 기록

- 기기 사용으로 인한 기능적 향상, 독립성 증가, 장애 예방, 기형의 교정/감소, 잠재적 추가 비용 감소, 연령에 따른 사회적 참여 증진에 관해 기록
- 기존의 기기를 교체하는 경우, 교체의 합당한 사유
- 시간에 따른 성장 및 변화에 관한 정보
- 보험제공자를 위한 의학적 필요성에 대한 정의; 예를 들어 메디케이드의 경우 해당 주의 요구사항을 확인
- 선택된 기기에 관한 주요 세부사항, 선택된 이유, 사용에 관한 합당성, 아이의 필요에 대한 기기의 특징

요약

- 처방전/보고서의 중요 사항을 반복
- 비용 절감 또는 다른 기기/서비스의 대체를 포함하여 아이가 기기로부터 얻을 수 있는 혜택에 대한 논리적 결론을 강조
- 보험제공자의 기기 지불 영역에 대한 요약
- 개별적 처방전의 서명, 연락처 기입
- 적절한 경우, 아이가 기기를 사용하기 전/후 사진을 포함(동의하에)
- 관련 의뢰서/처방전 사본 포함
- 아이의 가족 및 관련 의료인에게 처방전 사본을 제공

거절된 후 이의신청시 고려사항

- 처방전 및 관련 문서 사본을 항상 보관
- 이미 시행하지 않았을 경우, 사본을 확보하고 혜택 관련 소책자 및 관련 정책 정의에 관해 자문을 얻음
- 이의 신청 시 정해진 시간에 대해 유념

- 제공되지 않은 경우, 거절의 상세한 이유를 파악; 피보험자로부터 요구받을 수 있음
- 거절된 개별적 사유에 대한 이의 제기에 집중 – 특히, 의학적 필요성에 대한 반박, 신속한 정책적 예외 또는 변경, 암시된 정책 예외
- 각 거절 항목에 대해 반박할 증거를 제시

기타 중요한 개념

- 보험 영역은 보험제공자와 피보험자간의 계약임
- 보험제공자는 정책적으로 보험 지불되는 영역 및 포함되지 않는 영역에 대해 알려야 함
- "청중"을 고려; 은어, 머리글자, 약어를 피함
- 언제라도 보험 회사에 질문하기 위해 연락하는 것을 주저하면 안 됨; 이러한 모든 연락을 문서화함
- 아이를 대신하여 거절에 대한 직접 이의신청을 하려하지 않으려면, 피보험자에게 고지하여 그들이 원할 경우 직접 조치를 취하도록 함

자금 옵션

- **의학적** – 사보험, 메디케어, 메디케이드, 주에서 운행하는 소아보험프로그램(Children's Insurance Programs; CHIPs)
- **교육적** – 미국 장애인 교육법 (Individuals with Diabilities Education Act; IDEA)의 파트 B(학령기) 및 파트 C(조기 치료)
- **직업/재단** – 주 직업 재활 기관, 독립적 생활 센터(예를 들어, 과도기 청소년 및 성인을 위한), 자동차 제조업체의 보조기구 상환 프로그램, 국가 보조공학 지지 프로젝트 협회(MDA, UCPA, 라이온스 클럽, AMBUCS 등)
- **정부** – 주 또는 지역 보조공학 프로젝트/대여 프로그램 (예를 들어, 보조공학 기구 대여 프로그램, 자택 근무 기구 대여 프로그램 등), 주 원거리통신 장비 분배 프로그램

보조공학 기구의 예*
(Assistive Technology Examples)

개인위생 관리	
욕실 보조기구 – 목욕, 화장실 사용	일상생활동작 – 옷입기, 식사
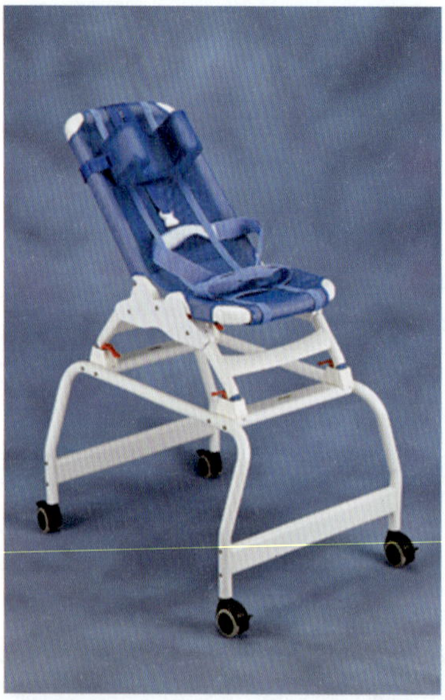 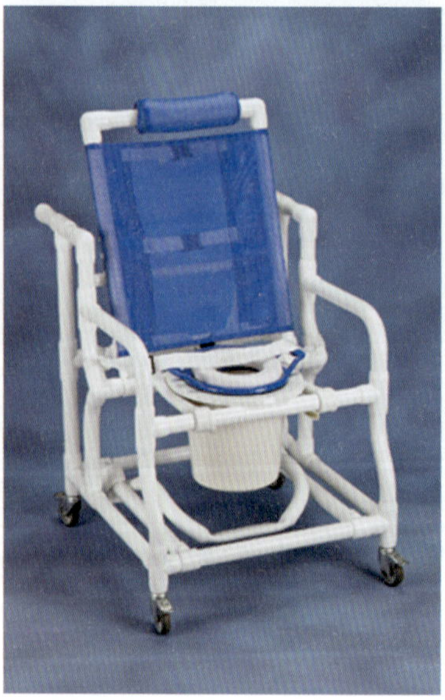	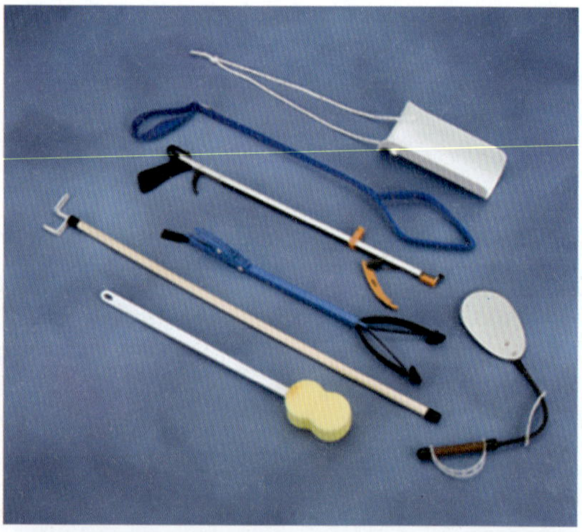 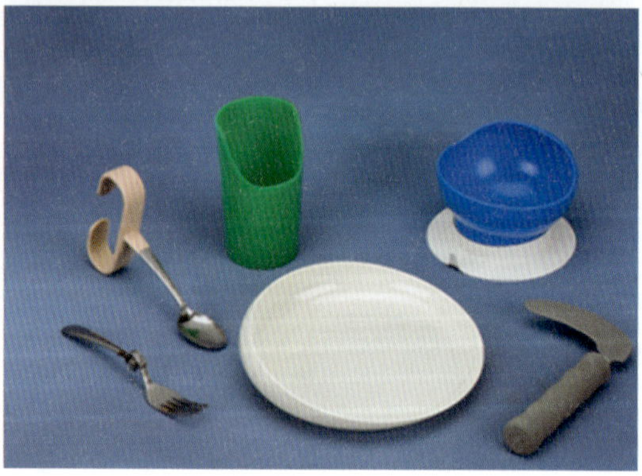

계속

환경 조절	배변 보조
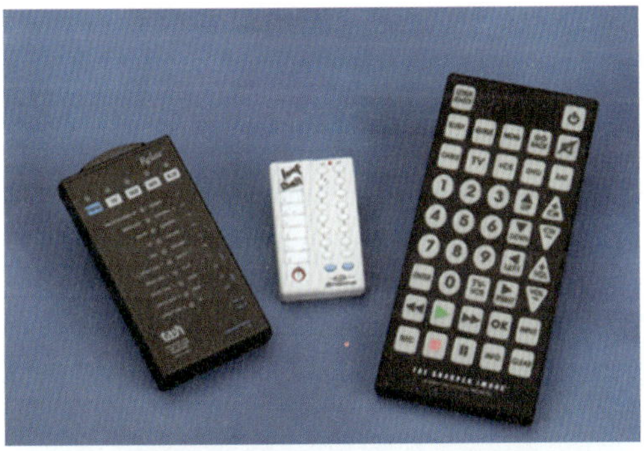 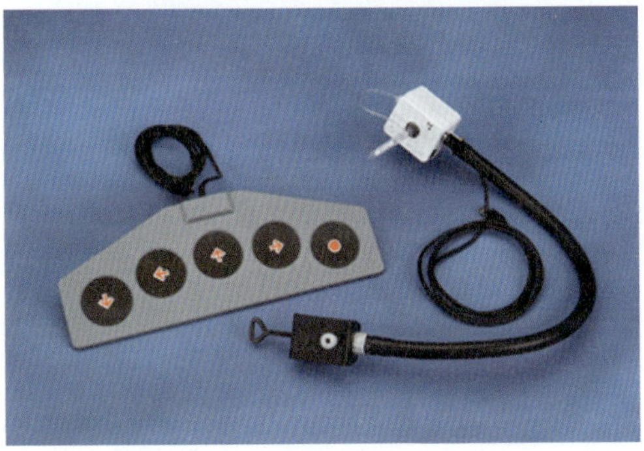	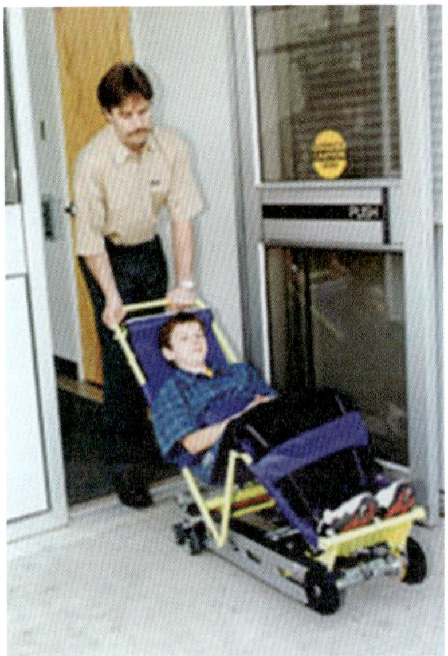 Garaventa Lift Company(Evacu Trac)의 허가를 얻은 사진 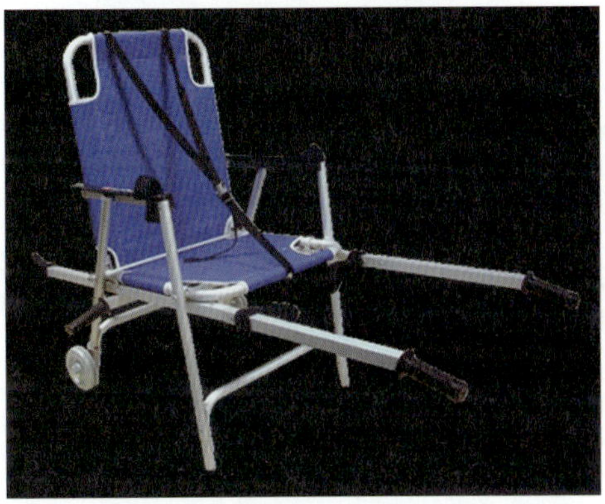 Safety Chairs, Santa Rosa, CA의 허가를 얻은 사진

*예로 제시된 기구는 실례를 보여주기 위한 목적으로 모든 제품 및 기기의 종류를 포함하지는 않음

<table>
<tr><th colspan="2">앉기 및 이동</th></tr>
<tr><td>앉기 및 자세</td><td></td></tr>
<tr><td>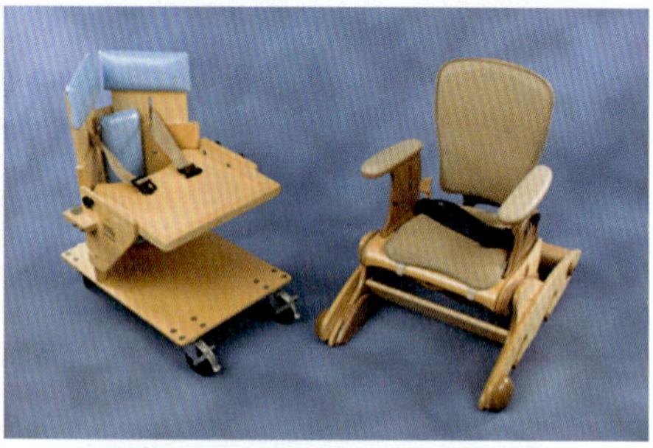
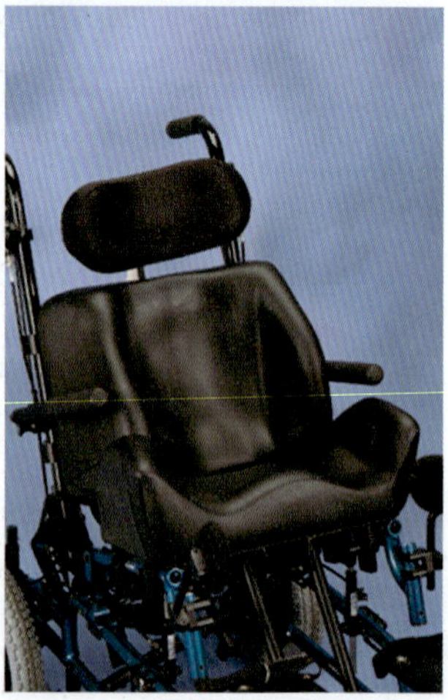</td><td>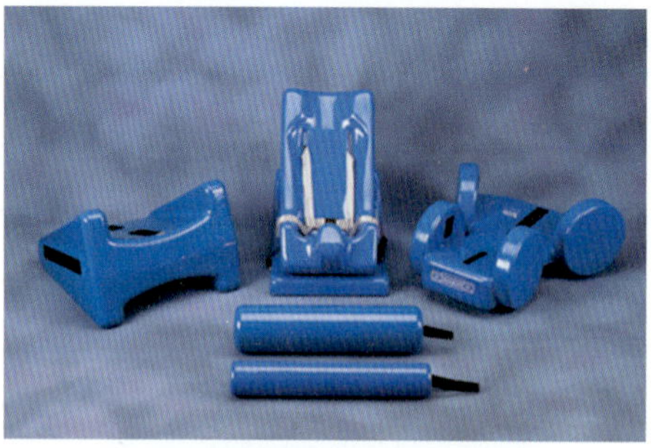
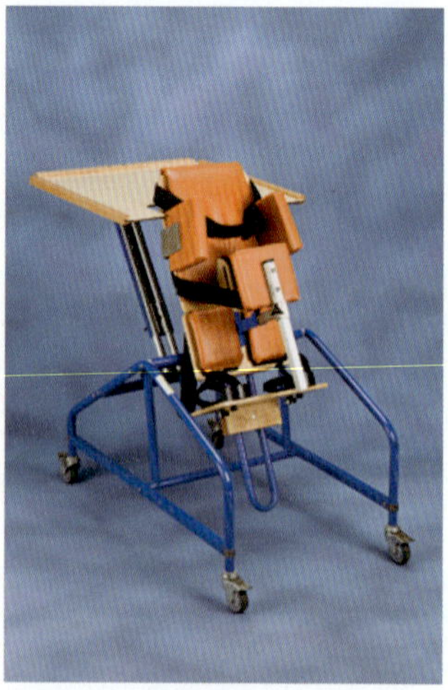</td></tr>
<tr><td>휠체어/이동</td><td></td></tr>
<tr><td>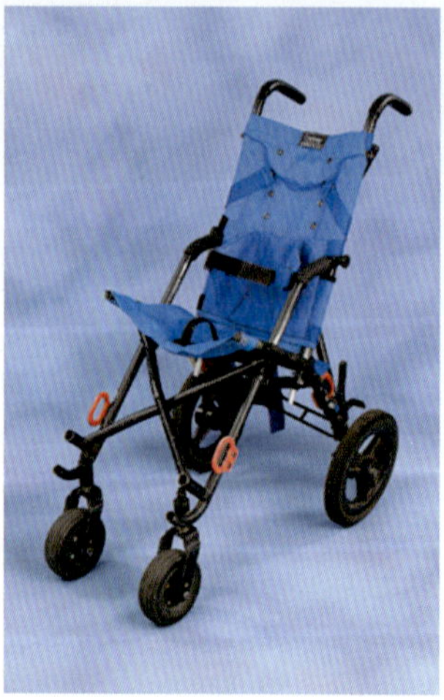</td><td>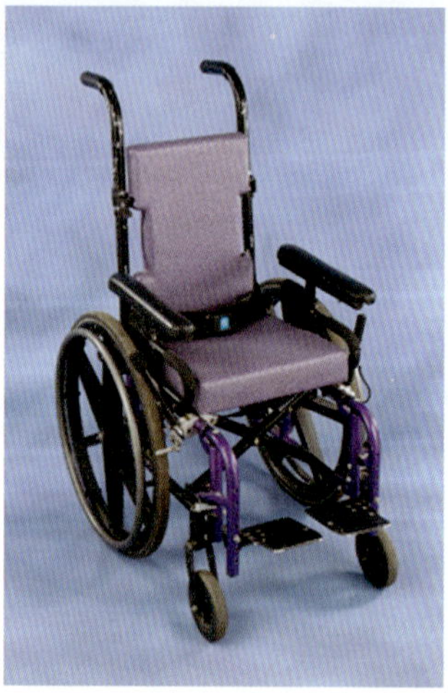</td></tr>
</table>

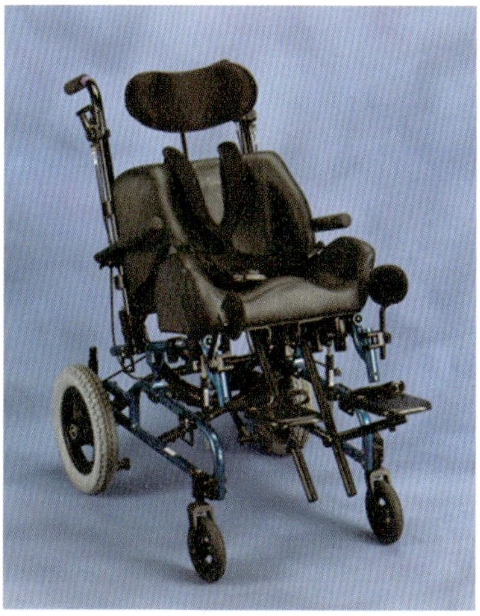	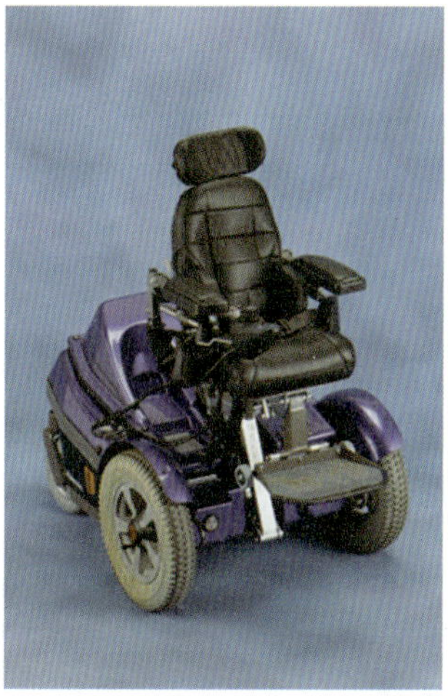

앉기 및 이동	
보행 보조	
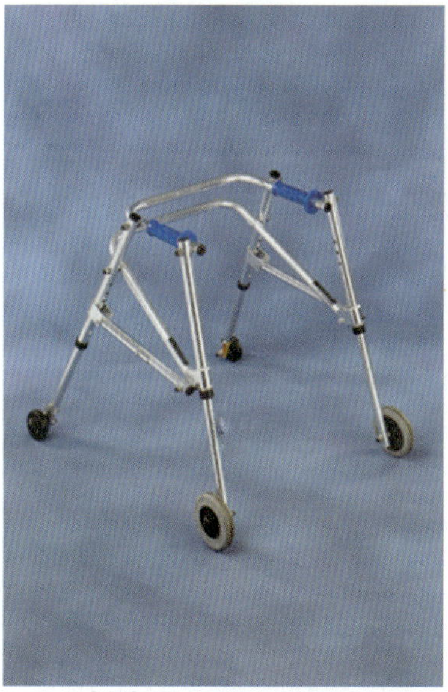	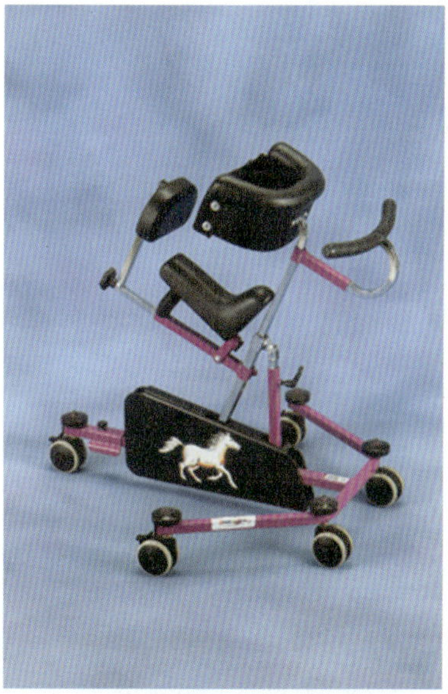

계속

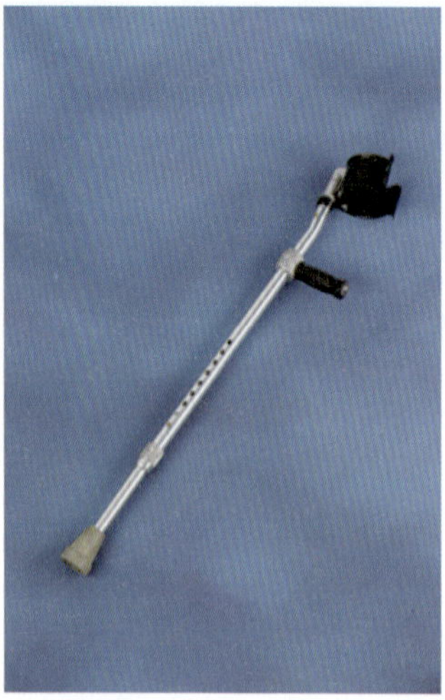	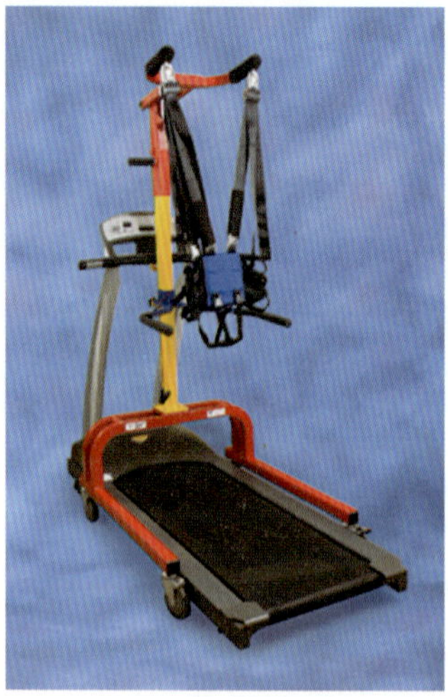
여가목적의 이동	
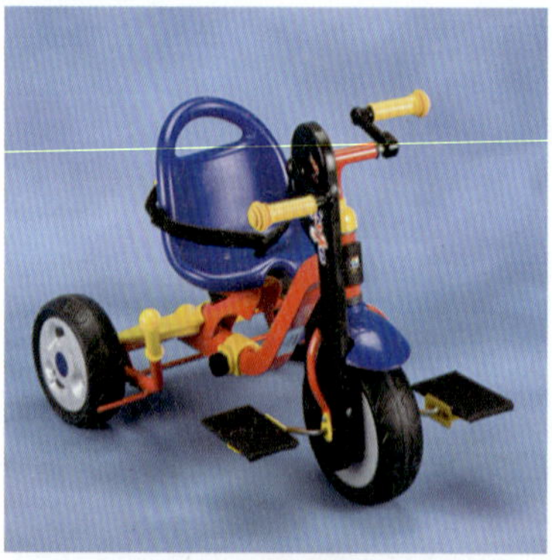 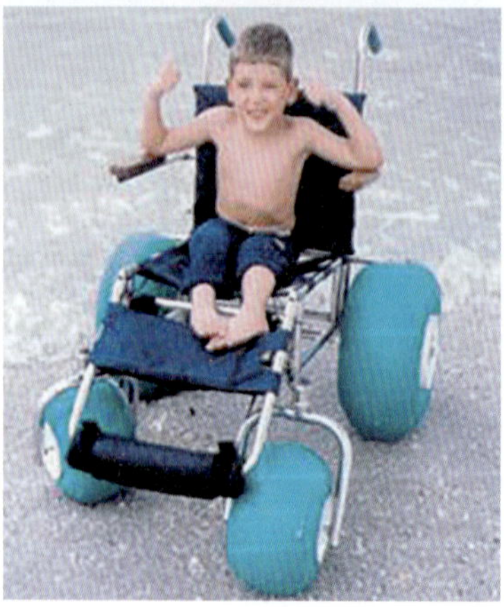 Flaghouse Inc, ©2009의 허가를 얻은 사진	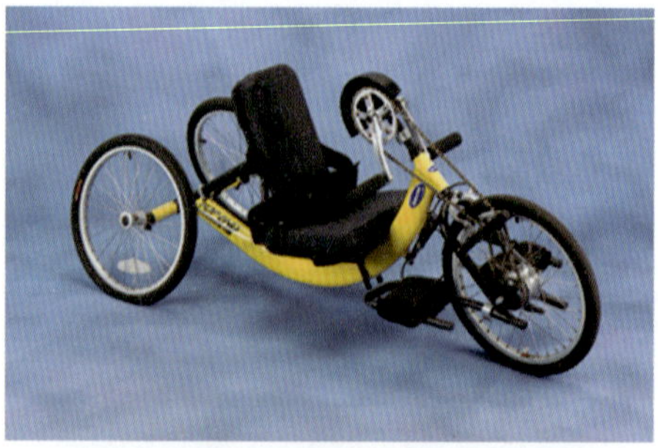 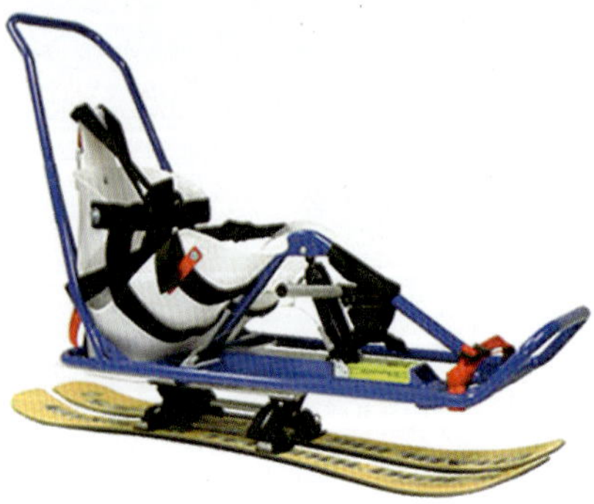 Enabling Technology, LLC. ©2005의 허가를 얻은 사진

교통수단 및 환경 접근	
자동차 및 버스 안전	
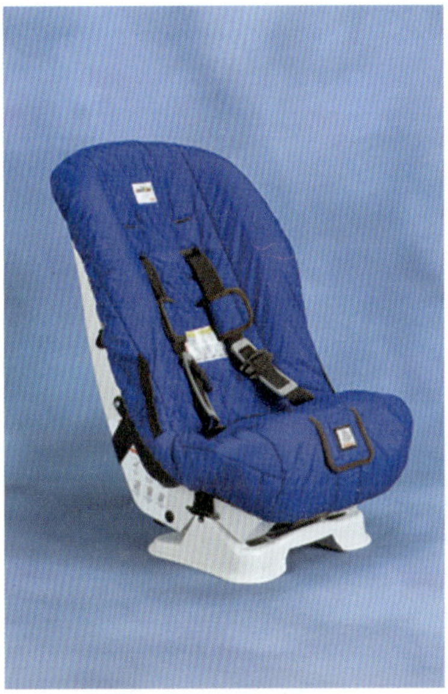 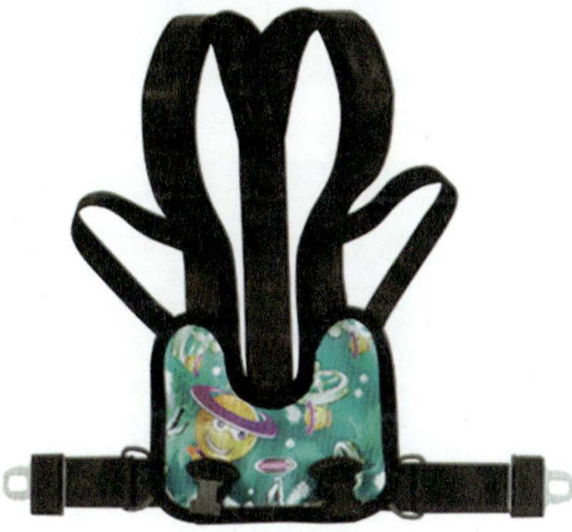 Qstraint의 허가를 얻은 사진	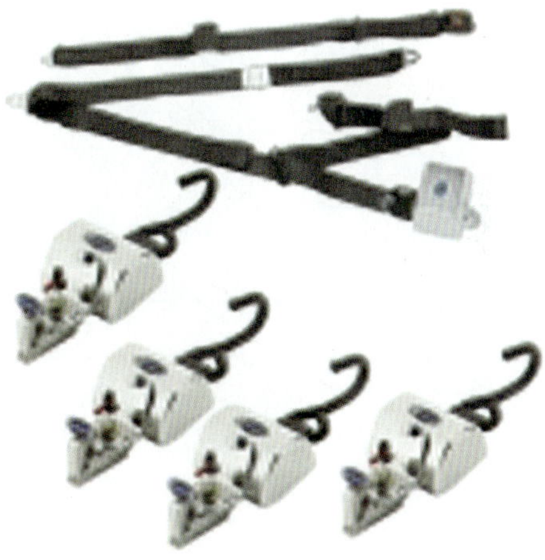 Qstraint의 허가를 얻은 사진

계속

경사로 및 리프트	차량 개조
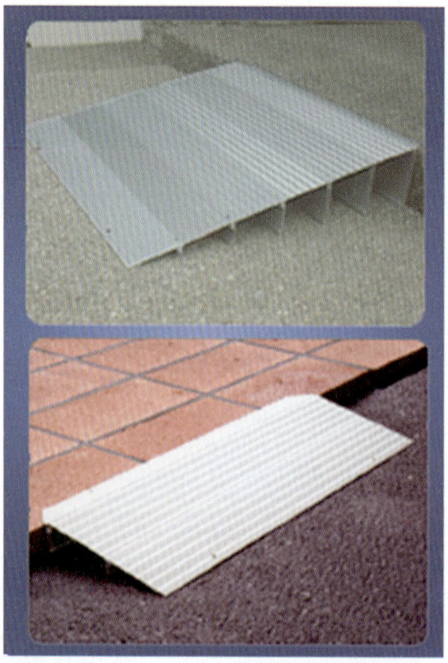 Sammons Preston의 허가를 얻은 사진 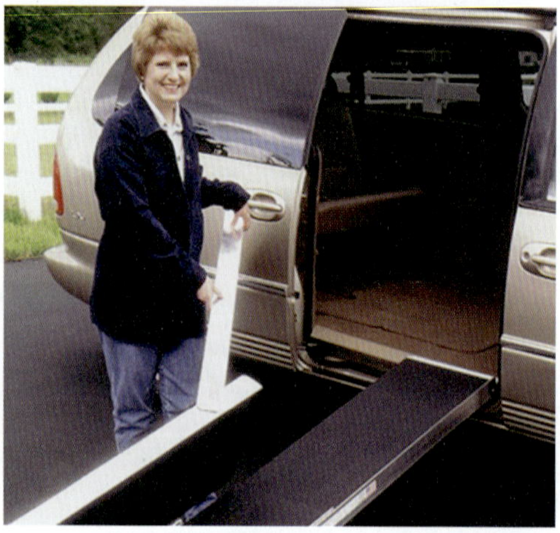 Flaghouse, Inc ©2009.의 허가를 얻은 사진	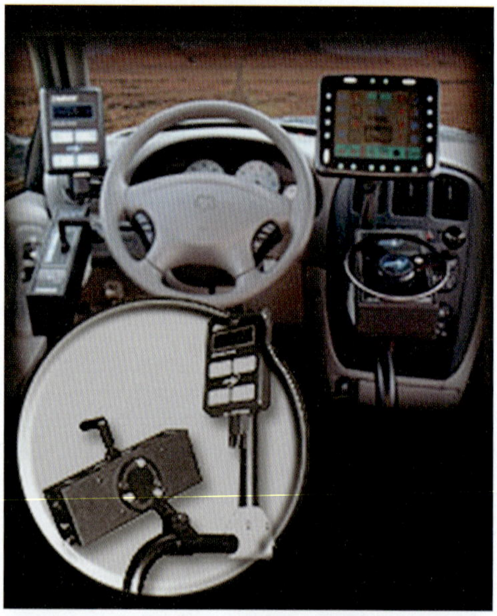 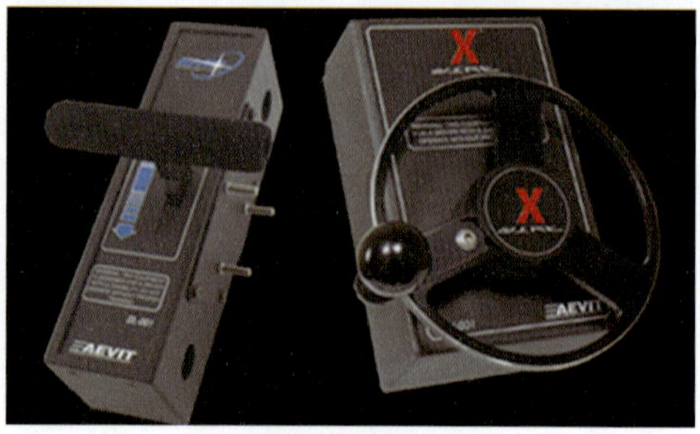 AEVIT의 허가를 얻은 사진

<table>
<tr><th colspan="2">의사소통 – 증강 및 대체 기기</th></tr>
<tr><td>No 및 low-tech</td><td></td></tr>
<tr><td>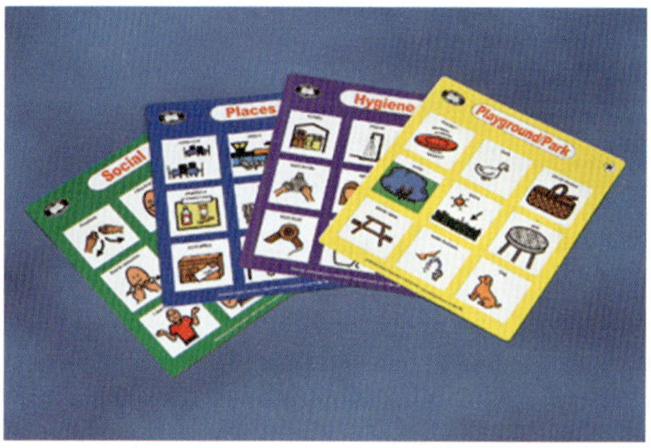
</td><td>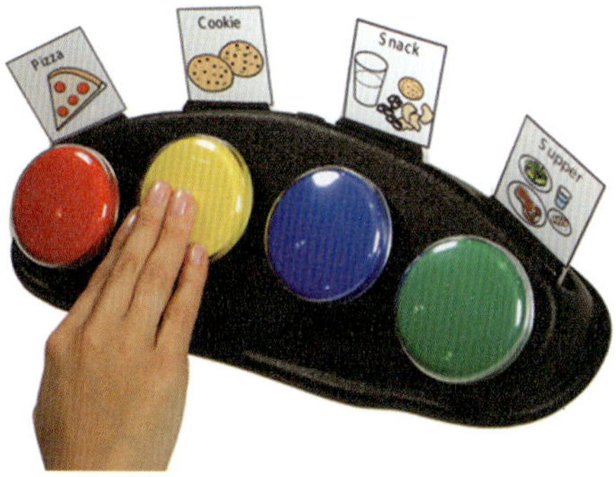

Enabling Devices의 허가를 얻은 사진</td></tr>
<tr><td>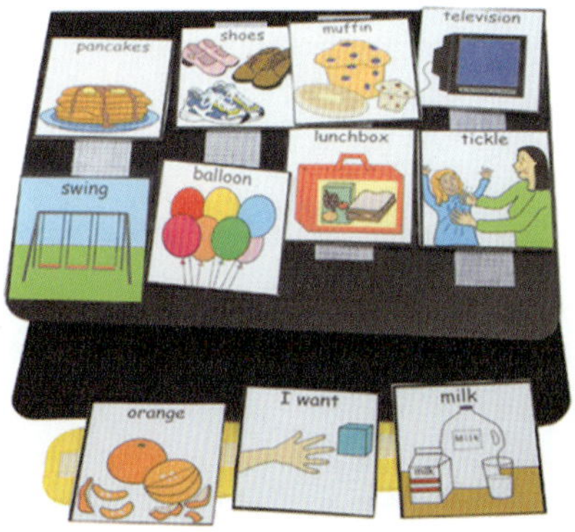

Enabling Devices의 허가를 얻은 사진</td><td>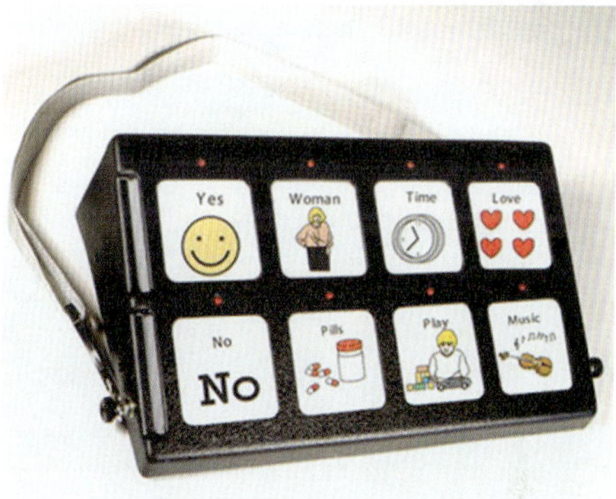

Enabling Devices의 허가를 얻은 사진</td></tr>
<tr><td>High-tech</td><td></td></tr>
<tr><td>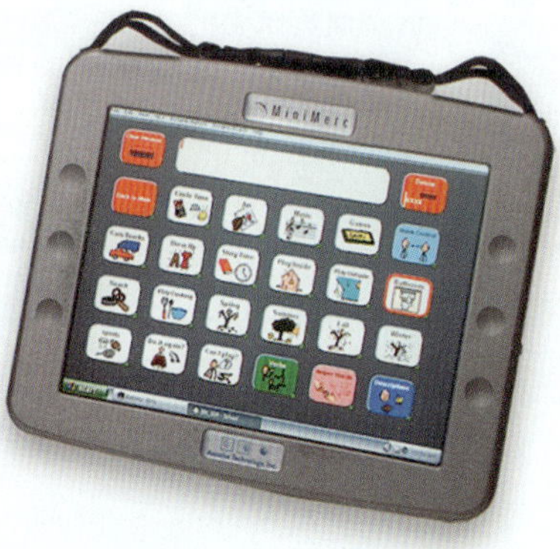
Tobii ATI의 허가를 얻은 사진</td><td>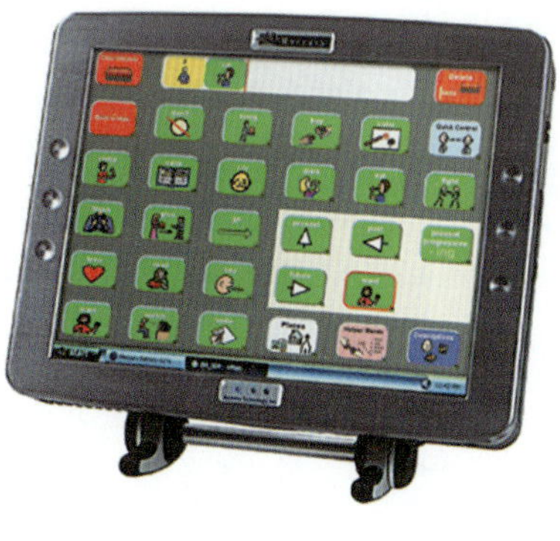
Tobii ATI의 허가를 얻은 사진</td></tr>
</table>

<table>
<tr><th colspan="2">컴퓨터 접근성</th></tr>
<tr><td colspan="2">대체 입력 소프트웨어/하드웨어
대체 출력 소프트웨어/하드웨 및 필기 보조도구</td></tr>
<tr><td>• 대체/개조 키보드
• 화면내 키보드
• 키 보호대
• 대체 포인팅 기기/마우스/트랙볼
• 터치 스크린
• 음성-문자/받아쓰기/음식인식</td><td>• 문자-음성
• 스크린 리더
• 단어 예측/맞추기
• 확대경
• Braille 디스플레이
• Braille 부각기/프린터
• 큰 모니터
• 시스템 접근 소프트웨어</td></tr>
<tr><td>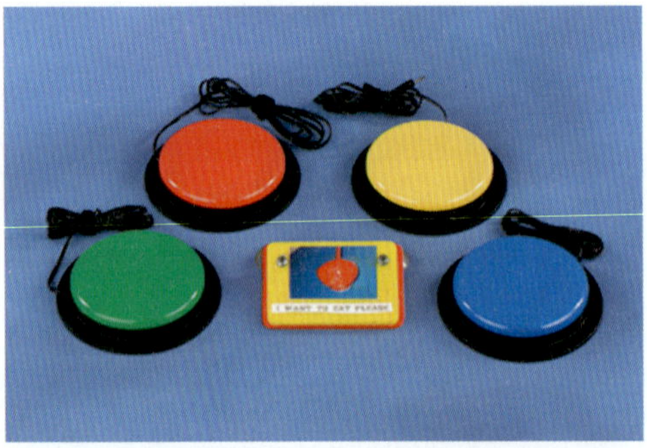
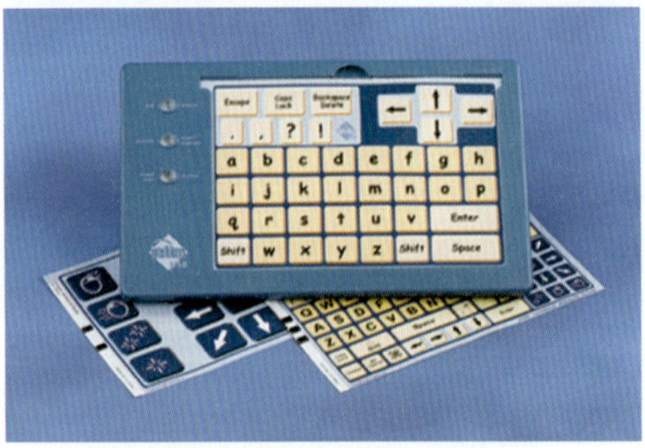</td><td>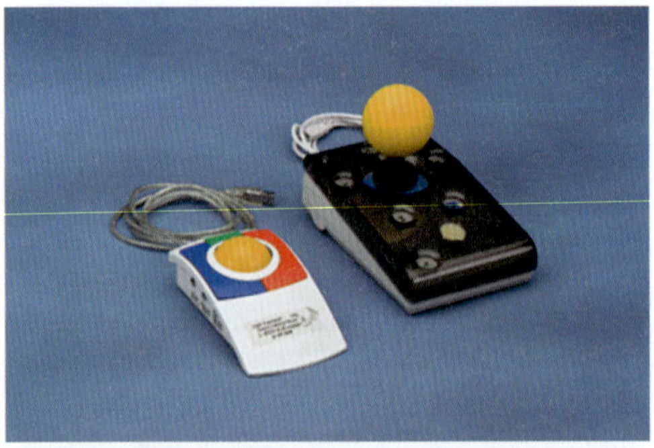
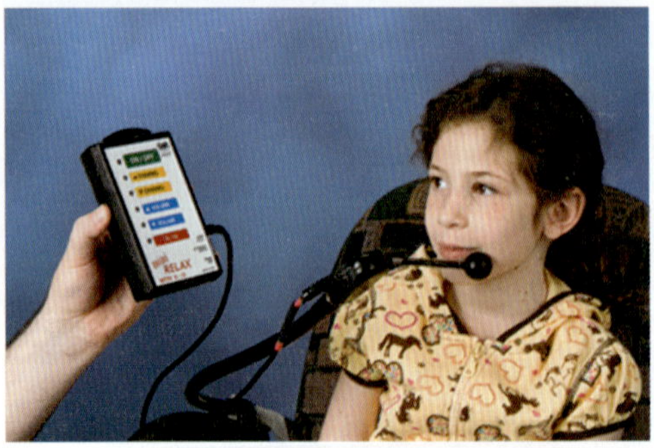</td></tr>
</table>

<table>
<tr><th colspan="2">학교 및 놀이</th></tr>
<tr><td>교실 지원</td><td></td></tr>
<tr><td>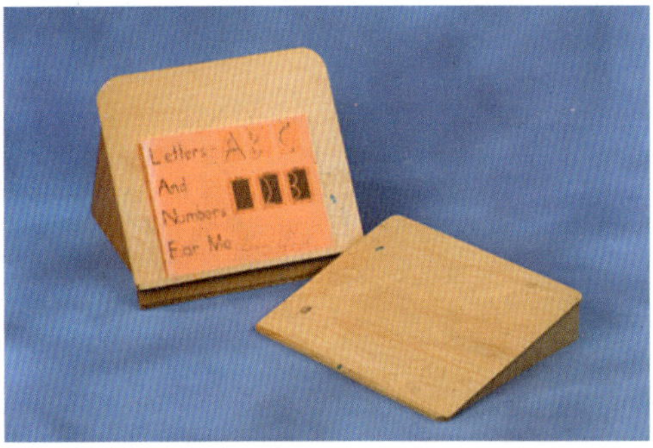</td><td>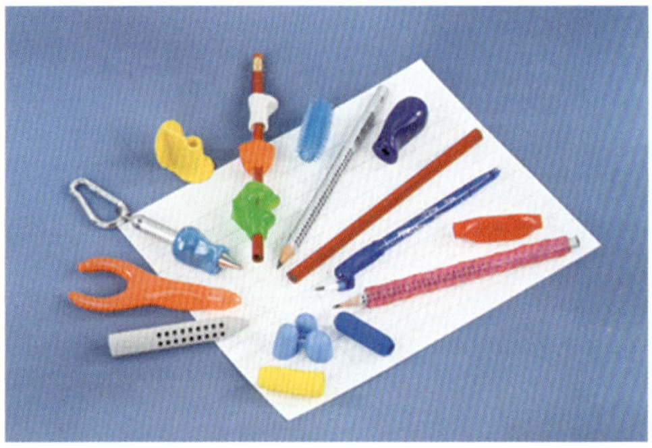</td></tr>
<tr><td>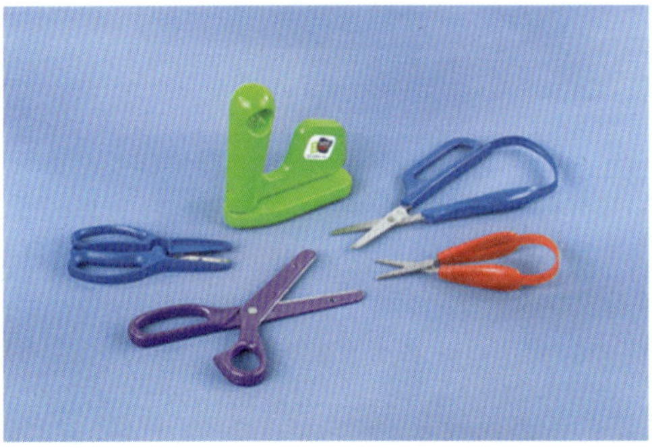</td><td>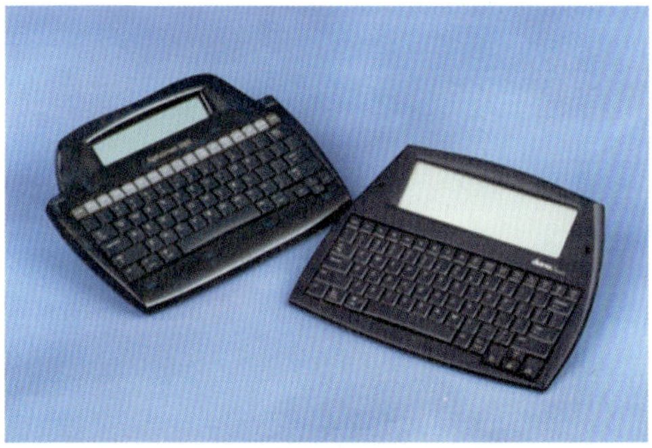</td></tr>
<tr><td>개조 장비 – 놀이터 및 신체 교육</td><td></td></tr>
<tr><td>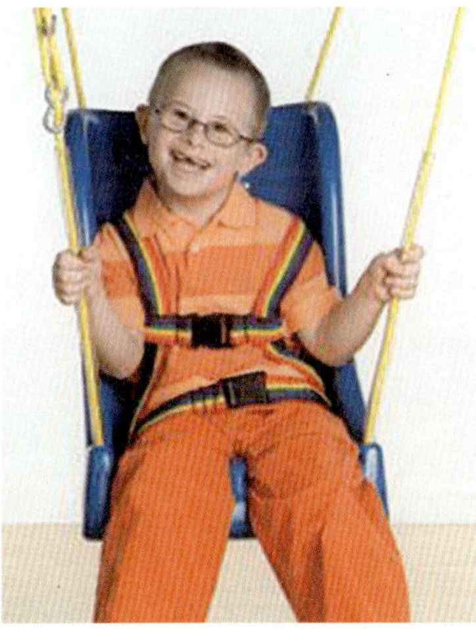
Flaghouse, Inc. ©2009의 허가를 얻은 사진</td><td>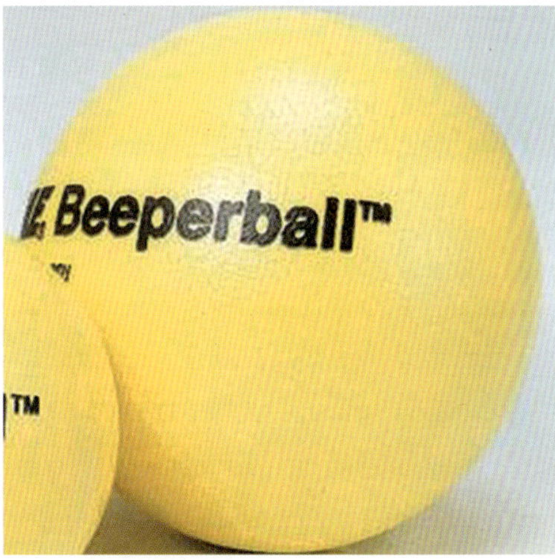

Flaghouse, Inc. ©2009의 허가를 얻은 사진</td></tr>
</table>

계속

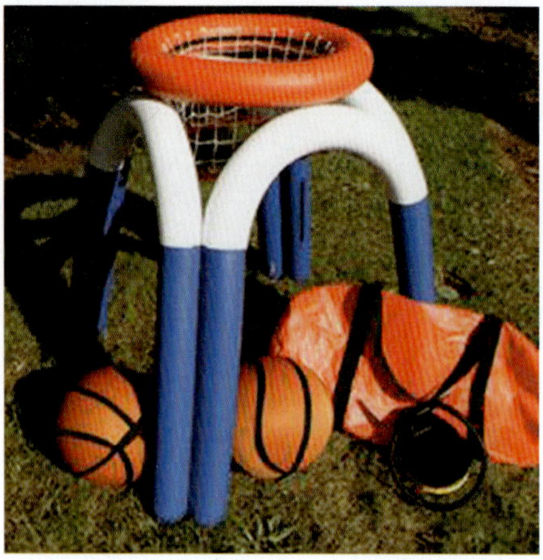

Flaghouse, Inc. ©2009의 허가를 얻은 사진

장별 참고문헌 (Select References by Tab)

법적보호

- *Americans with Disabilities Act.* 1990. Retrieved June 15, 2008, from http://www.ada.gov/pubs/ada.htm.
- *Assistive Technology Act of 1998; Amended 2004.* 2004. Retrieved June 15, 2008, from http://frwebgate.access.gpo.gov/cgi-bin/getdoc.cgi? dbname=108_cong_public_laws&docid=f:publ364.108.
- *Child Abuse Prevention and Treatment Act as Amended by the Keeping Children and Families Safe Act of 2003.* 2003. Retrieved June 15, 2008, from http://www.acf.hhs.gov/programs/cb/laws_policies/cblaws/capta03/index.htm.
- *Health Insurance Portability and Accountability Act of 1996.* 1996. Retrieved June 15, 2008, from http://aspe.hhs.gov/admnsimp/ pl104191.htm.
- *Individuals with Disabilities Education Improvement Act of 2004.* 2004. Retrieved June 15, 2008, from http://frwebgate.access.gpo.gov/cgi-bin/getdoc.cgi?dbname=108_cong_public_laws&docid=f:publ446.108.
- *Rehabilitation Act of 1973.* 1973. Retrieved June 15,2008, from http://www.dotcr.ost.dot.gov/Documents/ycr/REHABACT.HTM.
- *Social Security Online. Benefits for Children with Disabilities.* 2008. Retrieved August 4, 2008, from http://www.ssa.gov/pubs/10026.html.

검사/평가

- American Physical Therapy Association: Guide to physical therapist practice. 2nd ed. *Physical Ther.* 2001; 81:9–746.
- Ammani Prasad, S., Randall, S.C., and Balfour–Lynn, L.M.: Fifteen–count breathlessness score: An objective measure for children. *Pediatr Pulmonol.* 2000; 30:56–62.
- Atwater, S.W., Crowe, T.K., Deitz, J.C., and Richardson, P.K.: Interrater and test–retest reliability of two pediatric balance tests. *Physical Ther.* 1990; 70: 79–87.
- Balfour–Lynn, I.M., Prasad, S.A., Lavery, A., et al: A step in the right direction: Assessing exercise tolerance in cystic fibrosis. *Pediatr Pulmonol.* 1998; 25:278–284.
- Bartlett, B., and Birmingham, T.: Validity and reliability of a pediatric reach test. *Pediatr Physical Ther.* 2003; 15:84–92.
- Bedros, A.A., and Mann, J.P.: Lymphadenopathy in children. *Adv Pediatr.* 1981; 28:341–376.
- Bohannon, R.W., and Smith, M.B.: Interrater reliability of a modified Ashworth scale of muscle spasticity. *Phys Ther.* 1987; 67:207–208.
- Borg, G.A.V.: Psychophysical bases of perceived exertion. *Med Sci Sports Exerc.* 1982; 14:377–381.
- Butler, P., Engelbrecht, M., et al.: Physiological cost index of walking for normal children and its use as an indicator of physical handicap. *Dev Med Child Neurol.* 1984; 26:607–612.
- Cusick, B.D., and Stuberg, W.A.: Assessment of lower–extremity align–ment in the transverse plane: Implications for management of children with neuromotor dysfunction. *Phys Ther.* 1992; 73:3–5.
- Daley, A.J., Copeland, R.J., Wright, N.P., and Wales, J.K.H.: Protocol for: Sheffield obesity trial (SHOT): A randomised clinical controlled trial of exercise therapy and mental health outcomes in obese adoles–cents. *BMC Public Health.* 5:113, 2005. Accessed June 15, 2009, from http://www.biomedcentral.com/1471–2458/5/113.
- Donohoe, B., Turner, D., and Worrell, T.: The use of functional reach as a measurement of balance in boys and girls ages 5 to 15 years. *Pediatr Physical Ther.* 1994; 6:189–193.

■ Effgen, S.K.: *Meeting the Physical Therapy Needs of Children.* Philadelphia: F.A. Davis, 2005.

■ Ewing-Cobbs, L., Levin, H.S., Fletcher, J.M., Miner, M.E., and Eisenberg, H.M.: The children's orientation and amnesia test: Relationship to severity of acute head injury and to recovery of memory. *Neurosurgery.* 1990; 27:683-691.

■ Florence, J.M., Pandya, S., King, W.M., Robison, J.D., Baty, J., Schlerbecker, J., and Signore, L.C.: Intrarater reliability of manual muscle test (Medical Research Council Scale) grades in Duchenne's muscular dystrophy. *Phys Ther.* 1992; 72:115-126.

■ Franjoine, M.R., Gunther, J.S., and Taylor, M.J.: Pediatric balance scale: A modified version of the Berg balance scale for the school-aged child with mild to moderate motor impairment. *Pediatr Physical Ther.* 2003; 15:114-128.

■ Glascoe, F.P.: *Commonly Used Screening Tools.* 2007. Accessed February 2, 2008, from http://www.dbpeds.org/articles/detail.cfm?textid 539.

■ Jacquemier, M., Glard, Y., Pomero, V., Viehweger, E., Jouve, J., and Bollini, G.: Rotational profile of the lower limb in 1319 healthy children. *Gait Posture.* 2008; 28:187-193.

■ Keren, R., Tereschuk, M., and Luan, X.: Evaluation of a novel method for grading heart murmur intensity. *Arch Pediatr Adolesc Med.* 2005; 159:329-334.

■ Krebs, D.E., Edelstein, J.E., and Fishman, S.: Reliability of observational kinematic gait analysis. *Phys Ther.* 1985; 65:1027-1033.

■ Lammers, A.E., Hislop, A.A., Flynn, Y., and Haworth, S.G.: The six minute walk test: Normal values for children 4-11 years of age. Arch Dis Child. 2007; 93:464-468.

■ Li, A.M., Yin, J., Au, J.T., et al.: Standard reference for the six-minute walk test in healthy children aged 7-16 years. *Am J Respir Crit Care Med.* 2007; 176:174-180.

■ Ling Yam, W.K., and Mei Leung, M.S.: Interrater reliability of modified Ashworth scale and modified Tardieu scale in children with spastic cerebral palsy. *J Child Neurol.* 2006; 21:1031-1035.

■ Maher, C.A., Williams, M.T., and Olds, T.S.: The six-minute walk test for children with cerebral palsy. *Intl J Rehabil Res.* 2008; 31:185-188.

■ McConnell, M.E., Adkins, S.B., and Hannon, D.W.: Heart murmurs in pediatric patients: When do you refer? *Am Fam Physician.* 1999; 60:558-565.

- McGrath, P.J., Pianosi, P.T., Unruh, A.M., and Buckley, C.P.: Dalhousie dyspnea scales: Construct and content validity of pictorial scales for measuring dyspnea. *BMC Pediatr.* 5:33, 2005. Accessed January 25, 2009, from http://www.biomedcentral.com/content/pdf/1471-2431-5-33.pdf.
- Nippold, M.A.: Language norms in school-age children and adoles-cents. *Language, Speech, and Hearing Services in Schools.* 1995; 26:307-308.
- Norkin, C.C., and White, D.J.: *Measurement of Joint Motion: A Guide to Goniometry.* Philadelphia: F.A. Davis, 2003.
- Norris, R.A., Wilder, E., and Norton, J.: The functional reach test in 3- to 5-year-old children without disabilities. *Pediatr Physical Ther.* 2008; 20:47-52.
- Ouvrier, R., Hendy, J., Bornholt, L., and Black, F.: SYSTEMS: School-years screening test for the evaluation of mental status. *J Child Neurol.* 1999; 14:772-780.
- Penn, R.D., Savoy, S.M., Corcos, D., Latash, M., Gottlieb, G., Parke, B., and Kroin, J.S.: Intrathecal baclofen for severe spinal spasticity. *N Engl J Med.* 1989; 320:1517-1521.
- Raja, K., Joseph, B., Benjamin, S., Minocha, V., and Rana, B.: Physiological cost index in cerebral palsy: Its role in evaluating efficiency in ambulation. *J Pediatr Orthop.* 2007; 27:130-136.
- Ruwe, P.A., Gage, J.R., Ozonoff, M.B., and DeLuca, P.A.: Clinical determination of femoral anteversion: A comparison with established techniques. *J Bone Joint Surg Am.* 1992; 74:820-830.
- Scheffler, F., Vogel, D., Astern, R., Burgess, J., Conneally, T., and Salerno, K.: Screening for communication and cognitive disorders in infants and toddlers. *Pediatr Nurs.* 2007; 33:473-480.
- Shumway-Cook, A., and Woolacott, M.H.: *Motor Control: Theory and Practical Applications,* ed 3. Philadelphia: Lippincott Williams & Wilkins, 2006.
- Simpson, D.A., Cockington, R.A., Hanieh, A., Raftos, J., and Reilly, P.L.: Head injuries in infants and young children: The value of the Paediatric Coma Scale. Review of literature and report on a study. *Childs Nerv Syst.* 1991; 7:183-190.

- Staheli, L.T., Corbett, M., Wyss, C., King, H.: Lower-extremity rotational problems in children. Normal values to guide management. *J Bone Joint Surg.* 1985; 67:39-47.
- Staheli, L.T., and Engel, G.M.: Tibial torsion: A method of assessment and a survey of normal children. *Clin Orthop Relat Res.* 1972; 86:183-186.
- Sutherland, D.H., Olshen, R.A., Biden, E.N., and Wyatt, M.P.: *The Development of Mature Walking.* Philadelphia: J.B. Lippincott, 1988.
- The University of Western Australia__ School of Sport Science, Exercise and Health: Stay in Step: *A Gross Motor Screening Test for Children Aged 5 to 7 Years.* Accessed June 15, 2009, from http://www.sseh.uwa.edu.au/about/services/unigym/movement_assessment/balance_on_one_foot.
- Westcott, S., Crowe, T., Deitz, J., and Richardson, P.K.: Test-retest reliability of the pediatric clinical test of sensory interaction for balance (P-CTSIB). *Physical Occup Ther Pediatr.* 1994; 14:1-22.
- WHO Multicentre Growth Reference Study Group: WHO Motor Development Study: Windows of achievement for six gross motor development milestones . *Acta Paediatr Suppl.* 2006; 450:86-95.
- Williams, E.N., Carroll, S.G., Reddihough, D.S., Phillips, B.A., and Galea, M.P.: Investigation of the timed 'up and go' test in children. *Dev Med Child Neurol.* 2005; 47:518-524.
- Zaino, C.A. Marchese, V.G., and Westcott, S.L.:Timed up and down stairs test: Preliminary reliability and validity of a new measure of functional mobility. *Ped Phys Ther.* 2004; 16: 90-98.

진단

- Kaplan, B.J., Wilson, B.N., Dewey, D., and Crawford, S.G.: DCD may not be a discrete disorder. *Hum Mov Sci.* 1998; 17:471-490.
- Kissel, J.T., and Mendell, J.R.: Muscular dystrophy: Historical overview and classification in the genetic era. *Semin Neurol.* 1999; 19:5-7.
- Langenskiöld, A.: Tibia vara: A critical review. *Clin Orthop.* 1989; 246:195-207.
- *Medscape- emedicine Powered by WebMD.* Accessed November 20, 2008, from http://www.medscape.com.

- National Heart, Lung and Blood Institute: Expert Panel Report 3 (EPR-3): *Guidelines for the Diagnosis and Management of Asthma_ Summary Report 2007.* 2007. Accessed February 28, 2009, from http:// www.nhlbi.nih.gov/guidelines/asthma/asthsumm.htm.
- Palisano, R., Rosenbaum, P., Bartlett, D., and Livingston, M.: *GMFCS-E & R: Gross Motor Classification System Expanded and Revised. 2007.* Accessed February 28, 2009, from http://www.netchild.nl/pdf/herziene-gmfcs-2007-met-uitbr-voor-leeftijd12-18%20jaar,gmfcs-er-engels.pdf.
- Sunderland, S.A.: Classification of peripheral nerve injuries producing loss of function. *Brain.* 1951; 74:491-516.
- Van Campenhout, A., Moens, P., and Fabry, G.: Serial bone scintigraphy in Legg-Calvé-Perthes disease: Correlation with the Catterall and Herring classification. *J Pediatr Orthop.* 2006; 15:6-10.

임상검사 및 진단적 검사

- Barriero, T.J., and Perillo, I.: An approach to interpreting spirometry. *Am Fam Physician.* 2004; 69:1107-1114.
- Centers for Disease Control and Prevention: *2008 Child and Adolescent Immunization Schedules.* 2008. Retrieved June 15, 2008, from http://www.cdc.gov/vaccines/recs/schedules/child-schedule.htm.
- Hopkins, T.B.: *Lab Notes: Guide to Lab and Diagnostic Tests.* Philadelphia: F.A. Davis, 2005.
- Hosford, D., and Hurd, K.: *Diagnostic Imaging for the Physical Therapist.* 1997. Retrieved June 15, 2008, from http://www.ptcentral.com/radiology/.
- LeFever Kee, J.: *Laboratory and Diagnostic Tests with Nursing Implications,* ed 7. Upper Saddle River, NJ: Prentice-Hall, 2005.
- Salzman, S.: Pulmonary function testing: Tips on how to interpret the results. *J Respir Dis.* 1999; 20:809-822.
- Springhouse, (ed): *ECG Interpretation: A 2-in-1 Reference for Nurses.* Philadelphia: Lippincott Williams & Wilkins, 2004.
- Wong, D.L., Perry, S.E., Hockenberry, M.J., and Lowdermilk, D.L.: *Maternal Child Nursing Care,* ed 3. St. Louis: Mosby, 2005.

흔히 쓰이는 약제

- About.Com: Pediatrics. *Pharmacology and Childhood Medications*. 2008. Retrieved June 15, 2008, from http://pediatrics.about.com/od/childhoodmedications/Pharmacology_and_Childhood_Medications.htm.
- *Drugs.Com: Drug Information Online*. 2008. Retrieved June 15, 2008, from http://www.drugs.com/.
- *PDR Health: Physicians Desktop Reference. Prescription Drugs A–Z*. 2008. Retrieved June 15, 2008, from http://www.pdrhealth.com/drugs/rx/rx-a-z.aspx.

중재

- Adams, J.A.: A closed loop theory of motor learning. *J Motor Behav*. 1971; 3:111–150.
- American Association for Respiratory Care: Clinical practice guideline: Postural drainage therapy. *Respir Care*. 1991; 36:1418–1426.
- American Physical Therapy Association: *APTA's Defensible Documentation for Patient/Client Management*. 2007. Retrieved June 15, 2008, from http://www.apta.org/AM/Template.cfm?Section Documentation4&CONTENTID 36994&NAVMENUID 2505&TEMPLATE /MembersOnly.cfm&DIRECTLIST COMBOIND=D.
- Angulo–Barroso, R., Burghardt, A.R., Lloyd, M., and Ulrich, D.A.: Physical activity in infants with Down syndrome receiving a treadmill intervention. *Infant Behav Dev*. 2008; 31:255–269.
- Butler, C., and Darrah, J.: Effects of neurodevelopmental treatment (NDT) for cerebral palsy: An AACPDM evidence report. *Dev Med Child Neurol*. 2001; 43:778–790.
- Camp, B., Blom, G., Herert, F., Van Doorwick, W.: *Think Aloud: A Program for Developing Self–Control in Young Aggressive Boys*. University of Colorado School of Medicine: 1976.
- Carmick, J.: Guidelines for the clinical application of neuromuscular electrical stimulation (NMES) for children with cerebral palsy. *Pediatr Physical Ther*. 1997; 9:128–136.

- Center for Evidence-Based Practice: *Young Children with Challenging Behavior. Functional Behavioral Assessment.* Retrieved June 15, 2008, from http://challengingbehavior.fmhi.usf.edu/fba.htm.
- Charles, J.R., Wolf, S.L., Schneider, J.A., and Gordon, A.M.: Efficacy of a childfriendly form of constraint-induced movement therapy in hemiplegic cerebral palsy: A randomized control trial. *Dev Med Child Neurol.* 2006; 48:635-642.
- Connolly, B.H., and Montgomery, P.: *Therapeutic Exercise in the Developmental Disabilities, ed* 3. Thorofare, NJ: SLACK Incorporated, 2004.
- Council on Sports Medicine and Fitness: Strength training by children and adolescents. *Pediatrics* 2008 ; 121:835-840. http://pediatrics.aappublications.org/cgi/reprint/pediatrics;121/4/835.
- Darrah, J., Watkins, B., Chen, L., Bonin, C.: Conductive education inter-vention for children with cerebral palsy: An AACPDM evidence report. *Dev Med Child Neuro.* 2004; 46:187-203.
- Dodd, K.D., and Foley, S.: Partial body-weight supported treadmill training can improve walking in children with cerebral palsy: A clinical controlled trial. *Dev Med Child Neurol.* 2007; 49:101-105.
- Dole, R.L., Arvidson, K., Byrne, E., Robbins, J., and Schasberger, B.: Consensus among experts in pediatric occupational and physical therapy on elements of individualized education programs. *Pediatr Physical Ther.* 2003; 15:159-166.
- Dyspraxia/DCD Association: *Developmental Coordination Disorder (DCD): Practical Tips for Parents.* 2003. Retrieved June 15, 2008, from http://www.sess.ie/sess/Files/DCD_Practical_Tips.pdf.
- Fitts, P.M., and Posner, M.I.: *Learning and Skilled Performance in Human Performance.* Belmont, CA: Brock-Cole; 1967.
- Getz, M., Hutzler, Y., and Vermeer, A.: Effects of aquatic interventions in children with neuromotor impairments: A systematic review of the literature. *Clin Rehabil.* 2006; 20:927-936.
- Gulick, D.T.: *Ortho Notes.* Philadelphia: F.A. Davis, 2005.
- Gulick, D.T.: *Screening Notes.* Philadelphia: F.A. Davis, 2006.
- Long, T., and Toscano, K.: *Handbook of Pediatric Physical Therapy.* Philadelphia: Lippincott Williams & Wilkins, 2001.

- Meichenbaum, D.: *Cognitive Behavior Modification.* New York: Plenum Press, 1977.
- Miller, L.T., Polatajko, H.J., Missiuna, C., Mandich, A.D., and Macnab, J.J.: A pilot trial of a cognitive treatment for children with developmental coordination disorder. *Hum Mov Sci.* 2001; 20:183–210.
- Missiuna, C. (ed): *Children with Developmental Coordination Disorder: Strategies for Success.* Binghamton, NY: The Haworth Press, Inc, 2001.
- National Pressure Ulcer Advisory Panel: *Updated Staging System.* 2007. Retrieved June 15, 2008, from http://www.npuap.org/pr2.htm.
- Palisano, R., Rosenbaum, P., Walter, S., Russell, D., Wood, E., and Galuppi, B.: *Gross Motor Classification System.* Hamilton, ON, Canada: CanChild Center for Childhood Disability Research, 1997.
- Polatajko, H.J., Mandich, A.D., Missiuna, C., et al.: Cognitive orientation to daily occupational performance (CO-OP): Part III– The protocol in brief. *Phys Occup Ther Pediatr.* 2001; 20:107–123.
- Schmidt, R.A.: A schema theory of discrete motor skill learning. *Psychol Rev.* 1975; 82:225–260.
- Snider, L., Korner-Bitensky, N., Kammann, C., Warner, S., Saleh, M. Horseback riding as therapy for children with cerebral palsy: Is there evidence of its effectiveness? *Phys Occup Ther Pediatr.* 2007; 27:5–23.
- Sullivan, K.J., Kantak, S.S., and Bur tner, P.A.: Motor learning in children: Feedback effects on skill acquisition. *Physical Ther.* 2008; 88:720–732.
- Thorpe, D.E., and Valvano, J.: The effects of knowledge of performance and cognitive strategies on motor skill learning in children with cerebral palsy. *Pediatr Physical Ther.* 2002; 14:2–15.
- Ulrich, D.A., Ulrich, B.D., Angulo-Kinzler, R.M., and Yun, J.: Treadmill training of infants with Down syndrome: Evidence-based developmental outcomes. *Pediatrics.* 2001; 108:E84.
- United States Office of Special Education Programs: *Technical Assistance Center on School-Wide Positive Behavioral Interventions and Supports.* Retrieved June 15, 2008, from http://www.pbis.org/files/brochure.pdf.
- Vargas, S., and Camilli, G.: A meta-analysis of research on sensory inte-gration treatment. *Am J Occup Ther.* 1999; 53:189–198.
- Wilson, P.H.: Practitioner review: Approaches to assessment and treat-ment of children with DCD: An evaluative review. *J Child Psychol Psychiatry.* 2005; 46:806–823.

- Winstein, C.J.: Knowledge of results and motor learning_ implications for physical therapy. *Physical Ther.* 1991; 71:140-149.
- Woollacott, M.H., and Burtner, P.: Neural and musculoskeletal contribu-tions to the development of stance balance control in typical children and in children with cerebral palsy. *Acta Paediatr.* 1996; 85:58-62.
- Woollacott, M.H., and Shumway-Cook, A.: Changes in posture control across the life span_ a systems approach. *Physical Ther.* 1990; 70:799-807.
- Wong, D.L., Perry, S.E., Hockenberry, M.J., and Lowdermilk, D.L.: *Maternal Child Nursing Care.* ed 3. St. Louis: Mosby, 2005.

보조기 및 의지

- Seymour, R.: *Prosthetics and Orthotics: Lower Limb and Spinal.* Baltimore: Lippincott Williams & Wilkins, 2002.
- Shurr, D.G., and Michael, J.W.: *Prosthetics and Orthotics,* ed 2. Upper Saddle River, NJ: Prentice-Hall, 2000.

보조공학

- *Assistive Technology Act of 1998.* 1998. Retrieved June 15, 2008, from http://www.nifl.gov/lincs/collections/policy/ata.txt.
- Denham, A.P., and Zabala, J.S.: *Assistive Technology Consideration Guide for IEP Teams.* 1999. Retrieved May 15, 2009. from http://natri.uky.edu/assoc_projects/qiat/documents/ATConsiderationGuideADJZ.pdf.
- Illinois Assistive Technology Program. *Illinois Assistive Technology Program Funding Manual.* Retrieved June 15, 2008, from http://www.iltech.org/fm-considerations_choosing.asp.
- Raskind, M.H., and Bryant, B.R.: *Functional Evaluation for Assistive Technology.* Port Chester, NY: National Professional Resources, Inc., 2002. Retrieved June 15, 2008, from http://www.nprinc.com/assist_tech/feat.htm.
- RESNA: Association for the Advancement of Rehabilitation Technology: *RESNA Resource Guide for Assistive Technology Outcomes: Developing Domains of Need and Criteria of Services. Volume III.* Eric Document Reproduction Service (No. ED428500), 1998.

- Rifton Equipment. *Eleven Point Checklist for Writing an Effective Letter of Medical Necessity.* Retrieved June 15, 2008, from http://www.rifton.com/resources/lettersofmedicalneed/MedNecChecklist.pdf.
- Rollman, S.: *Letters of Medical Necessity.* Retrieved June 15, 2008, from http://www.wheelchairnet.org/wcn_prodserv/Docs/TeamRehab/RR_98/9802art1.PDF.
- The QIAT Consortium: *Quality Indicators for Assistive Technology Services.* 2005. Retrieved May 15, 2009, from http://www.qiat.org.
- Zabala, J.: The SETT framework: *Critical issues to consider when making informed assistive technology decisions.* ERIC Document Reproduction Service (No. ED381 962), 1995.

찾아보기 (Index)

【 ㄱ 】

【 ㄴ 】

【 ㅇ 】

【 ㅍ 】

【 ㅎ 】